Die Macht der Hormone

Mit richtiger Ernährung zu hormoneller Balance

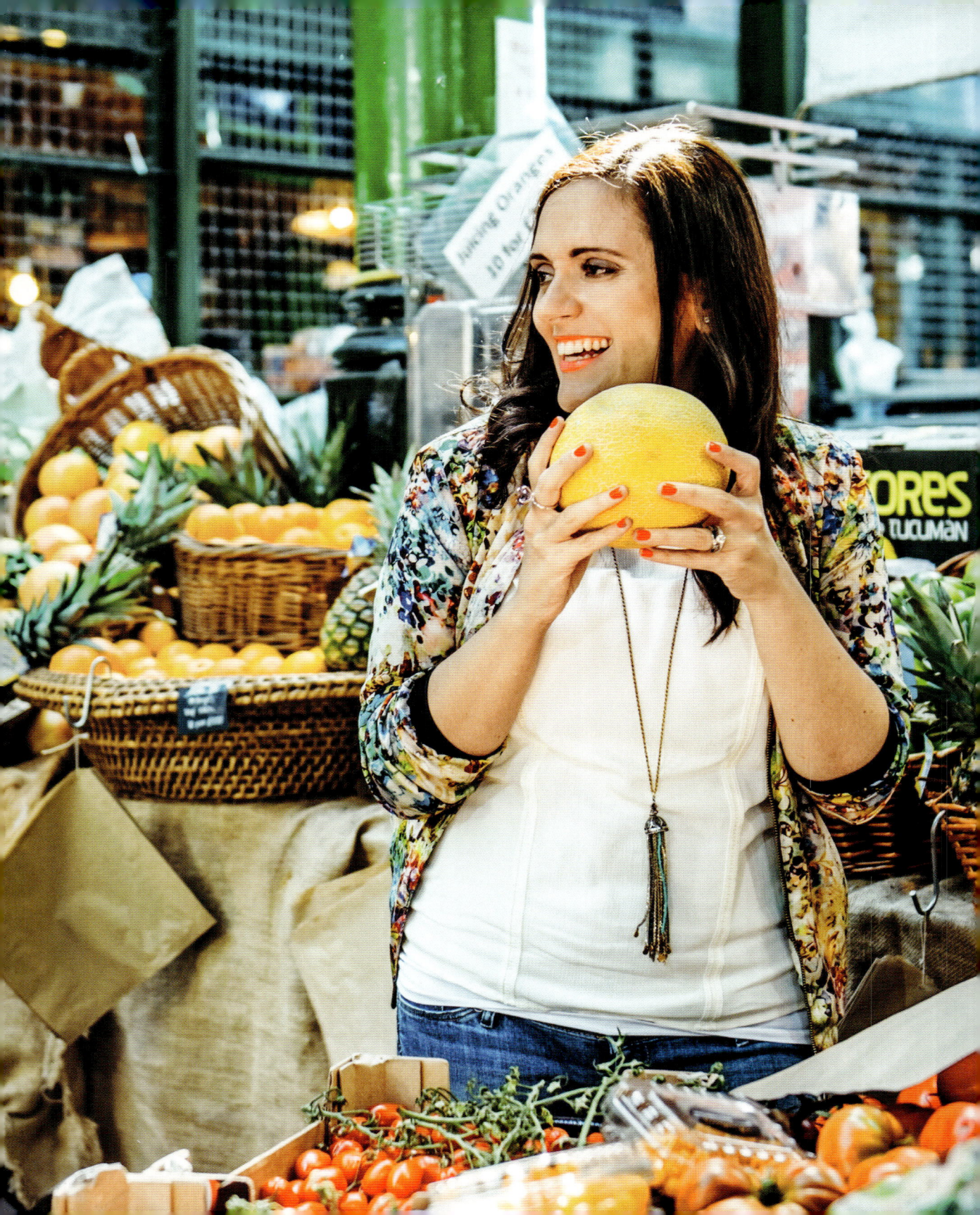

Die Macht der Hormone

Mit richtiger Ernährung zu hormoneller Balance

Angelique Panagos

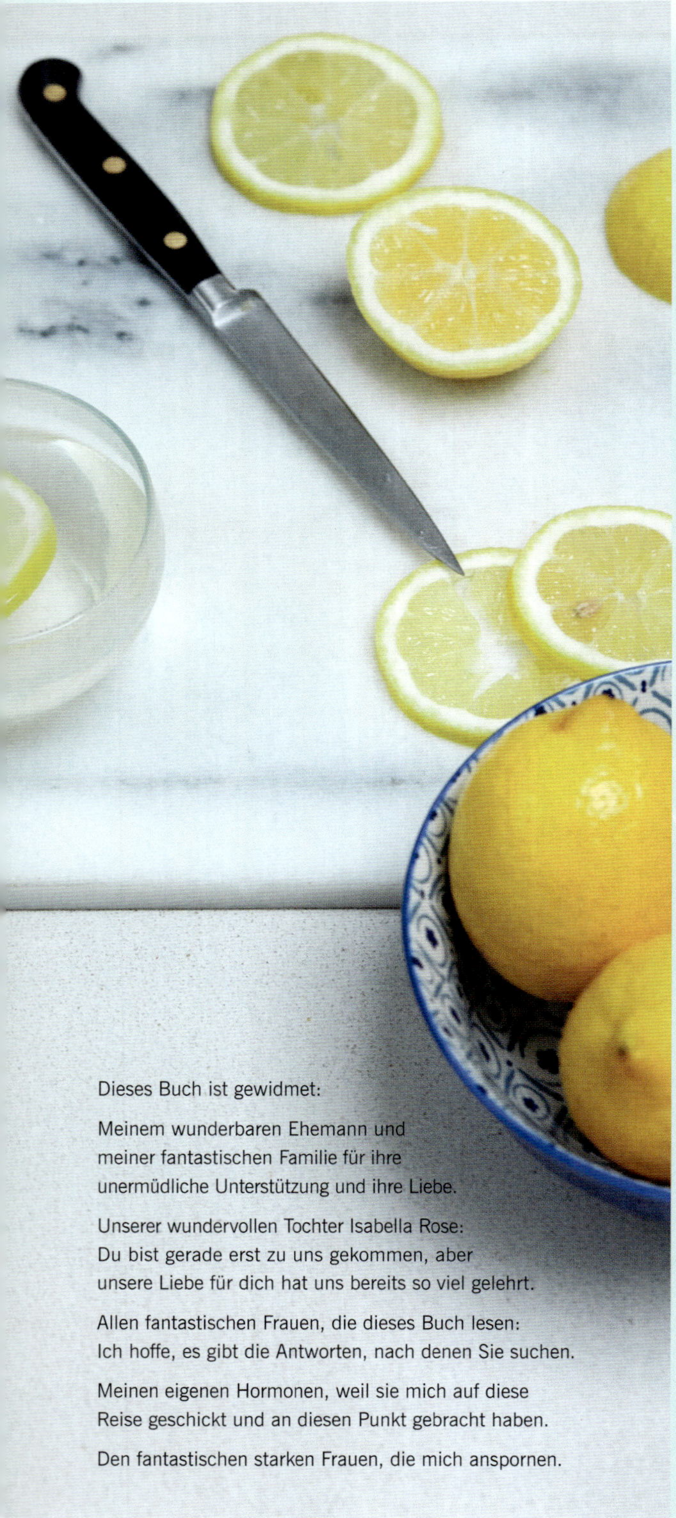

Produktmanagement: Raffaela Niermann
Übersetzung aus dem Englischen: Vera Bahlk
Textredaktion: Anja Ashauer Schupp
Korrektur: Susanne Langer
Satz: Martin Feuerstein, wigel
Umschlaggestaltung: Caroline Daphne Georgiadis, Daphne Design

Gesamtherstellung Verlagshaus GeraNova Bruckmann GmbH

Sind Sie mit diesem Titel zufrieden? Dann würden wir uns über Ihre Weiterempfehlung freuen. Erzählen Sie es im Freundeskreis, berichten Sie Ihrem Buchhändler, oder bewerten Sie bei Onlinekauf. Und wenn Sie Kritik, Korrekturen, Aktualisierungen haben, freuen wir uns über Ihre Nachricht an: Christian Verlag, Postfach 40 02 09, D-80702 München oder per E-Mail an lektorat@verlagshaus.de.

Unser komplettes Programm finden Sie unter

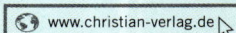

Alle Angaben dieses Werkes wurden von der Autorin sorgfältig recherchiert und auf den neuesten Stand gebracht sowie vom Verlag geprüft. Für die Richtigkeit der Angaben kann jedoch keine Haftung übernommen werden.

Die Deutsche Nationalbibliothek verzeichnet diese Publikation in der Deutschen Nationalbibliografie; detaillierte bibliografische Daten sind im Internet über http://dnb.d-nb.de abrufbar.

Copyright © 2018 für die deutschsprachige Ausgabe: Christian Verlag GmbH, München

Die Originalausgabe mit dem Titel *The Balance Plan* wurde erstmals 2017 im Verlag Octopus Publishing Group Ltd veröffentlicht.

Copyright © 2017 für den Text: Angelique Panagos

Copyright © 2017 für die Fotos: Clare Winfield, außer Seiten 2, 8, 74 und 224 Copyright © 2017 Ian Sidebottom

Copyright © 2017 für Layout und Design: Octopus Publishing Limited

Alle deutschsprachigen Rechte vorbehalten.

ISBN 978-3-95961-141-1

Dieses Buch ist gewidmet:

Meinem wunderbaren Ehemann und meiner fantastischen Familie für ihre unermüdliche Unterstützung und ihre Liebe.

Unserer wundervollen Tochter Isabella Rose: Du bist gerade erst zu uns gekommen, aber unsere Liebe für dich hat uns bereits so viel gelehrt.

Allen fantastischen Frauen, die dieses Buch lesen: Ich hoffe, es gibt die Antworten, nach denen Sie suchen.

Meinen eigenen Hormonen, weil sie mich auf diese Reise geschickt und an diesen Punkt gebracht haben.

Den fantastischen starken Frauen, die mich anspornen.

Inhalt

6 Einleitung

TEIL 1

14 Wie Hormone funktionieren
- 20 Progesteron
- 22 Testosteron
- 24 Östrogen
- 26 Cortisol
- 28 Schilddrüsenhormone
- 30 Insulin

TEIL 2

32 Störfaktoren
- 36 Prämenstruelles Syndrom (PMS)
- 38 Giftstoffe
- 42 Die moderne Ernährung
- 44 Chronischer Stress
- 46 Schlechte Verdauung
- 50 PCOS & Endometriose
- 54 Perimenopause

TEIL 3

56 Die sechs Säulen des hormonellen Gleichgewichts
- 60 Ernährung
- 64 Gleichgewicht
- 68 Fürsorge
- 72 Reinigung
- 76 Bewegung
- 78 Stärkung

TEIL 4

82 Ihr persönlicher Plan
- 84 Ihr Ernährungstagebuch
- 98 Speisepläne

106 REZEPTE
- 108 Frühstück
- 130 Mittag- & Abendessen
- 184 Beilagen & Snacks
- 202 Süßes

- 214 Literaturangaben
- 218 Register
- 223 Hinweise / Die Autorin
- 224 Danksagung

Einleitung

Auf meinem Weg zu hormoneller Gesundheit und gesunder Ernährung habe ich nicht mein ganzes Leben lang super gesund und mit perfektem hormonellem Gleichgewicht gelebt. Im Gegenteil: Der Weg war gesäumt von Selbstsabotage, Heilung und Entdeckung. Der Monatszyklus kann eine verrückte Achterbahnfahrt sein, bei der man das Gefühl hat, dass es kein Entkommen gibt. Meine erste Bekanntschaft mit den Hormonen im Alter von zehn Jahren (meine erste Menstruation) bildete da keine Ausnahme.

Es war von Anfang an eine gestörte Beziehung – ich war das Mädchen, das von der Schule und später von der Arbeit mit Regelschmerzen und lähmenden Kopfschmerzen nach Hause gehen musste. Das Mädchen mit den Stimmungsschwankungen und den starken Blähungen. Ich litt an Schlaflosigkeit und versuchte, mich am Tag mit Koffein, Zucker und Diätgetränken wach zu halten. Mein Gewicht und mein Selbstwertgefühl schwankten von Monat zu Monat, und ich hatte ständig das Bedürfnis, meinen Bauch mitsamt meinem Top in die Hose zu stecken. Ich spürte keine Verbindung zu meinem Körper. Wir waren Fremde, wenn nicht sogar Feinde. Als mein Gewicht außer Kontrolle geriet, versuchte ich, meine schreckliche Gemütslage und extreme Müdigkeit mit Alkohol, Fast Food und Zucker zu betäuben. Meine Regel trat so sporadisch auf, dass ich keinen monatlichen Zyklus mehr ausmachen konnte.

Als ich Anfang 20 war und mein höchstes Gewicht (und mein größtes Stimmungstief) hatte, war ich fest entschlossen, die Kontrolle über meinen Körper zu erlangen. Ich begann, exzessiv Sport zu treiben, und drosselte die Nahrungszufuhr, was schließlich zu Anorexie und Bulimie führte. Meine Regel blieb sechs Monate aus, und mir begannen sogar die Haare auszufallen. Ich entwickelte Hashimoto-Thyreoiditis, eine Autoimmunerkrankung, bei der meine Schilddrüse sich selbst angriff. Als ich wieder mehr aß, konnte ich nicht mehr aufhören. Wie sehr ich mich auch anstrengte, der Heißhunger war stärker, und mein Gewicht schoss in die Höhe, obwohl ich nach wie vor wie besessen trainierte.

Zwischen meinem 20. und 30. Lebensjahr fühlte ich mich die meiste Zeit aufgebläht, erschöpft und ständig prämenstruell, obwohl ich meine Regel nur etwa alle drei Monate hatte. Ich hatte 20 Kilogramm Übergewicht und erhielt die Diagnose polyzystisches Ovarialsyndrom (PCOS). Ich fühlte mich allein und war verzweifelt. Mit 27 Jahren raffte ich mich schließlich auf und begann, in kleinen, zielgerichteten Schritten, mir Wissen über Ernährung und hormonelles Gleichgewicht anzueignen. Ich lernte nicht nur, dass Stress und schlechte Ernährung verheerenden Schaden an unseren Hormonen anrichten, sondern auch, wie wichtig die Darmgesundheit und eine gute Verdauung für unser gesamtes Wohlbefinden sind. Ich nahm 18 Kilogramm ab, hatte wieder regelmäßig meine Periode – eine wesentliche Verbesserung für Körper und Seele.

Meine größte Erkenntnis war, dass die Optimierung meiner Hormone ein langer Weg ist, der aus ständigen, sanften, konsequenten Veränderungen besteht. Das ist auch meine Botschaft: Bei einem Lebensstil, der das hormonelle Gleichgewicht fördert, geht es um Beständigkeit, nicht um Perfektion. Es geht um Wohlergehen, nicht um Entbehrung. Heute ehre ich meinen Körper, indem ich seinen Zyklus respektiere und mit ihm arbeite, nicht gegen ihn.

Mein Weg zur Heilung ist noch nicht zu Ende. Ich hatte – wie viele andere Frauen auch – Schwierigkeiten, schwanger zu werden und Fehlgeburten, leider sogar zwei, bis wir unsere wunderschöne Tochter in die Arme schließen konnten. Das hat meinen Wunsch, anderen Frauen zu helfen, ihr hormonelles Gleichgewicht zu verstehen und zu unterstützen, weiter gestärkt. Für mich ist dies in erster Linie die Entwicklung eines Lebensstils: kleine, zielgerichtete Schritte im Lauf der Zeit. Wir müssen unsere Zyklen nicht fürchten und betäuben, sondern wir können eine im Gleichgewicht befindliche hormonelle Gesundheit für unser ganzes Leben erreichen. Wir können uns informieren, einander unterstützen und lernen, unseren weiblichen Zyklus zu feiern. Wir können uns besser und lebendiger denn je fühlen. Es ist nie zu spät.

Meine Geschichte ist der Beweis für die erstaunliche Regenerationsfähigkeit des Körpers, wenn wir auf unsere hormonelle Gesundheit achten.

Angelique xo

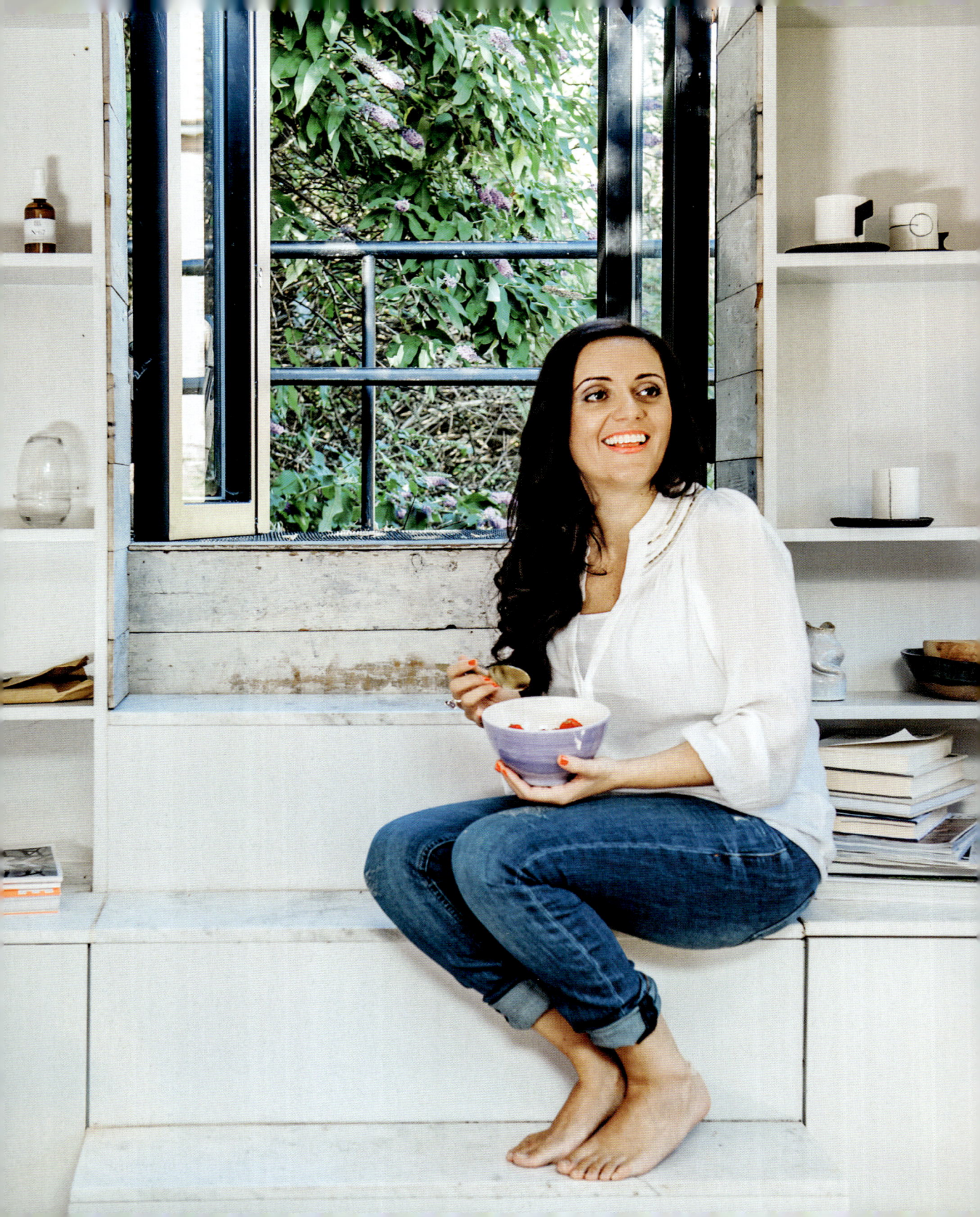

Wie fühlen Sie sich?

»Ich fühle mich erschöpft.«

»Ich brauche meine tägliche Portion Schokolade.«

»Ich habe fürchterliche, unkontrollierbare Stimmungsschwankungen.«

»Ich bin hungriger als früher, aber nicht zufrieden, wenn ich mehr esse.«

»Ich nehme einfach nicht ab, egal was ich versuche.«

»Lust auf Sex? Was ist das?«

Kommt Ihnen das bekannt vor? Sie sind nicht allein. Solche Klagen höre ich täglich. Immer und immer wieder – und sie haben eine gemeinsame Ursache: hormonelles Ungleichgewicht.

Viele der Frauen, die in meine Klinik kommen, versuchen alles, um sich gut zu fühlen und sind verwirrt, weil nichts zu funktionieren scheint. Fast keine von ihnen vermutet, dass ein hormonelles Ungleichgewicht die Ursache für ihre Qualen sein könnte. Stattdessen schieben sie es auf ihre mangelnde Willenskraft, geben sich selbst die Schuld und sind frustriert.

Seien wir ehrlich: Wir sind gestresst, erschöpft und fühlen uns in unterschiedlichen Abstufungen hundeelend, vor allem während unserer Menstruation. Dieses allgemeine Unwohlsein ist nicht so gravierend, dass wir einen Arzt aufsuchen würden, aber es kann uns das Leben schwerer machen, als es eigentlich sein müsste. Wenn wir uns über einen langen Zeitraum gestresst und müde fühlen, vergessen wir, wie gut wir uns eigentlich fühlen können. Wir haben aufgehört, auf unseren Körper zu hören und mit seinem natürlichen, zyklischen Rhythmus zusammenzuarbeiten. Stattdessen betäuben oder stimulieren wir uns mit Zucker,

Wir haben aufgehört, auf unseren Körper zu hören und mit seinem natürlichen, zyklischen Rhythmus zusammenzuarbeiten.

Mögliche Symptome

Ein hormonelles Ungleichgewicht kann die verschiedensten Symptome haben:

— Schlaflosigkeit
— Verstopfung
— Blähungen
— Hautausschlag
— Akne
— Erschöpfung
— kraftloses Haar
— Gewichtszunahme
— Angstzustände
— Kopfschmerzen
— Migräne
— PMS
— starke, schmerzhafte oder unregelmäßige Menstruation
— geringes (oder kein) sexuelles Interesse
— Vergesslichkeit
— Depression
— Traurigkeit
— Reizbarkeit
— geringe Stresstoleranz
— getrübte Stimmung
— Stimmungsschwankungen
— Heißhunger
— fettiges Haar
— Benommenheit
— empfindliche Brüste
— geschwollene Brüste
— Antriebslosigkeit
— kalte Hände und Füße
— Blähungen und weicher Stuhl

verarbeiteten Lebensmitteln und Koffein. Der Preis für diese Entfremdung von unserem Körper und unseren schnellen Lebensstil ist, dass wir uns die meiste Zeit, wenn nicht sogar ständig, antriebslos, lethargisch und aus dem Gleichgewicht geraten fühlen.

Verschlimmert werden die Probleme, wenn wir bequem zuzubereitende, aber nährstoffarme Lebensmittel essen. Hinzu kommt, dass wir wenig schlafen, viel Stress haben und nicht zur Ruhe kommen. Wenn wir ständig im »AN«-Modus sind, wird unser empfindliches hormonelles Gleichgewicht gestört.

Hormone werden oft als rätselhafte Erscheinungen betrachtet, die viele Frauen zu »der gewissen Zeit im Monat« in Angst versetzen. Die Periode ist eine berüchtigte Zeit unbeherrschbarer Stimmungsschwankungen und unersättlichen Heißhungers geworden, eine Zeit, in der viele Frauen das Gefühl haben, nicht sie selbst zu sein. Viele Frauen ergeben sich einfach diesem Gefühl, weil sie nicht wissen, wie sie es langfristig ändern können. Ihre Strategie läuft auf einen kurzfristigen Kampf dagegen hinaus – mit Schmerztabletten, Zucker oder Koffein. Ein Teil dieses Problems besteht darin, dass die meisten von uns fast nichts darüber wissen, wie unsere Hormone funktionieren und wir folglich nicht mit ihnen zusammenarbeiten. Unsere Hormone wirken sich auf alles aus, von unserem Menstruationszyklus – und den damit verbundenen Herausforderungen – bis hin zu gesundheitlichen Problemen wie Fibrome, Fehlgeburten, Unfruchtbarkeit, das polyzystische Ovarialsyndrom (PCOS) und Endometriose.

Wie der Balance-Plan helfen kann

Ziel dieses Buches ist es, Sie zu einer Diskussion über Hormone einzuladen, die wir aus einer anderen Perspektive betrachten, indem wir die zugrunde liegenden Ursachen ansprechen, ein Gleichgewicht schaffen und nicht einfach alles nur mit einem Pflaster zukleben und hoffen, dass es vorübergeht. Ich möchte Ihnen helfen zu verstehen, warum Sie sich erschöpft, gereizt und dick fühlen, und ich möchte Ihnen sagen, was Sie dagegen tun können. Gemeinsam bringen wir wieder Ausgewogenheit und Lebendigkeit in Ihr Leben und holen die Kontrolle über Ihren Körper zurück.

Ich mache Sie mit meiner 6-Schritte-Methode zur Schaffung eines optimalen hormonellen Gleichgewichts bekannt. Sie erfahren etwas über die medizinische Wirkung der Ernährung, mit leckeren Rezepten, die Sie in meinem 28-Tage-Programm ausprobieren können. Und Sie lernen Schritte zur Optimierung Ihres Lebensstils kennen – kleine, zielgerichtete Veränderungen über einen längeren Zeitraum, die ihre hormonelle Gesundheit verbessern. Dies ist keine weitere Modediät oder schnelle Lösung. Es geht auch nicht um strenge Regeln oder Perfektion. Vielmehr handelt es sich um eine tragfähige, langfristige Lösung, die für mich und für viele andere funktioniert hat.

Ich möchte Sie auf Ihrem Weg unterstützen. Was auch immer Ihre Motivation ist: Wenn Ihre Hormone im Gleichgewicht sind, werden Sie mehr Freude am Leben, an sich selbst und an Ihren Möglichkeiten haben. Egal, ob Sie sich ausgeglichener fühlen oder den ganzen Monat über Energie haben möchten, ob Sie eine gesunde Schwangerschaft erleben oder relativ symptomfrei durch die Wechseljahre kommen möchten oder ob Sie unabhängig von Ihrem Alter einfach Ihre hormonelle Gesundheit optimieren möchten – dieses Buch ist für Sie geschrieben.

Was auch immer Ihre Motivation ist, wenn Ihre Hormone im Gleichgewicht sind, werden Sie mehr Freude am Leben, an sich selbst und an Ihren Möglichkeiten haben.

Bereit, Ihr Leben umzukrempeln?

Machen Sie sich bereit, sich auf Ihre Hormone einzustimmen und die erforderlichen Veränderungen vorzunehmen, um sie ins Gleichgewicht zu bringen. Gehen Sie die sechs Schritte, folgen Sie dem 28-Tage-Plan, verändern Sie Ihr Leben und Sie werden:

— besser schlafen
— Stress reduzieren
— die Verdauung verbessern
— mehr Energie haben
— abnehmen
— sich glücklicher fühlen

Willkommen zum Hormon-Balance-Plan

Dass es mir mit Ende 20 endlich gelungen war, die Achterbahnfahrt meiner Hormone zu stoppen, hat mich zur Entwicklung des Hormon-Balance-Plans gebracht. Ich wollte anderen dabei helfen, zu verstehen, was für komplexe Geschöpfe wir Frauen sind und wie leicht unser hormonelles Gleichgewicht gestört werden kann, aber auch wie einfach wir es mit der richtigen Ernährung und Lebensführung positiv beeinflussen können. Ich habe diesen Plan zunächst an mir selbst und meiner Familie getestet, und die Ergebnisse waren so fantastisch, dass ich diese Methode mit anderen teilen wollte. Ich konnte es einfach nicht für mich behalten, und meine Klinik war ein guter Ausgangspunkt. Mein Ziel als Ernährungsberaterin war, die Menschen dahin zu bringen, dass sie mich nicht mehr brauchen. Ich wollte ihnen die Werkzeuge an die Hand geben, um ihr eigenes Heilungspotenzial zu entfalten, dass sie diesen neuen Lebensstil der hormonellen Entwicklung weiterführen und so leicht durch die verschiedenen Phasen des Lebens kommen.

Die auf Ernährung und funktioneller Medizin basierende Methode hat bei folgenden Gruppen erstaunliche Ergebnisse gezeigt: Frauen mit unregelmäßiger, schmerzvoller und schwerer Menstruation, Kopfschmerzen, niedriger Libido, Knochenabbau, Eierstockzysten, Fibromen, Stimmungsschwankungen, Schlaflosigkeit, hartnäckiger Gewichtszunahme, extremer Müdigkeit, PMS, Blasenentzündungen, Endometriose, PCOS, Fruchtbarkeitsproblemen sowie bei Frauen im Wochenbett, in der Perimenopause oder im Klimakterium (Wechseljahre). Sie ist flexibel und lässt sich an die individuellen biochemischen Voraussetzungen jeder Frau anpassen.

Jetzt kann ich sie mit Ihnen allen teilen. Wir schaffen eine Gemeinschaft einander unterstützender Frauen, die sich von den hormonellen Turbulenzen befreit haben – es ist mir eine Ehre, dazuzugehören.

Der Plan – eine Übersicht

In diesem Buch werden wir untersuchen, wie unsere Hormone funktionieren, wobei wir uns besonders auf die Hormone konzentrieren, die ich die Verwegenen Sechs nenne (siehe Teil 1; Seite 14–31). Wir identifizieren auch sieben Störfaktoren (siehe Teil 2; Seite 32–55) – die verbreitetsten Behinderer eines hormonellen Gleichgewichts. Das Herzstück des Balance-Plans sind folgende sechs Säulen des hormonellen Gleichgewichts (ausführlich dargestellt in Teil 3, siehe Seite 56–81):

Säule eins: Ernährung

Für eine optimale Funktion müssen die Hormone ständig mit Nährstoffen aus unserem Speiseplan versorgt werden. Leider wird dies durch unsere moderne westliche Ernährung in keiner Weise erreicht. Mein Ziel ist es, unsere Einstellung zur Ernährung zu ändern. Konsequente, erreichbare Änderungen können einen großen Unterschied für unser hormonelles Gleichgewicht machen, und zwar praktisch sofort. Das, was wir essen, hat tatsächlich eine so große Wirkung.

Säule zwei: Gleichgewicht

Die Schaffung und Aufrechterhaltung eines gleichmäßigen Blutzuckerspiegels hilft bei der Stabilisierung unserer Hormone. Das führt zu besserer Laune, besserem Schlaf, weniger PMS-Symptomen und einer Reduzierung des Bauchfetts. Bei dieser Säule geht es auch um ein Gleichgewicht in unserem Verdauungssystem. Etwa 80 Prozent der Frauen, die zu mir in die Klinik kommen, haben Probleme mit der Verdauung. Es besteht ein enger Zusammenhang zwischen der hormonellen und der Darmgesundheit.

Säule drei: Fürsorge

Das Signal Stress schaltet alle anderen Botschaften im Körper aus. Zu viel oder zu wenig vom Stresshormon Cortisol bringt unsere Hormone aus dem Gleichgewicht. So wirkt es sich beispielsweise negativ auf die Schilddrüsenfunktion aus, was zu Müdigkeit, Gewichtszunahme und Haarausfall führen kann. Bei dieser Säule geht es also darum, unseren wichtigsten Stress- und Stoffwechseldrüsen (Nebennieren und Schilddrüse) mit liebevoller Aufmerksamkeit zu begegnen.

Säule vier: Reinigung

Wissenschaftliche Forschungsergebnisse haben zahlreiche Verbindungen zwischen Umweltgiften und unseren Hormonen nachgewiesen, insbesondere da unsere Leber für die Verpackung und Entfernung verbrauchter Hormone zuständig ist. Bei Säule vier geht es um die Reinigung unseres Körpers – und unseres Umfelds – von toxischer Belastung.

Säule fünf: Bewegung

Bewegung ist von entscheidender Bedeutung für die hormonelle Gesundheit. Wir haben einen sitzenden Lebensstil, bei dem Bequemlichkeit einen immer höheren Stellenwert erhält. Das wirkt sich nachteilig auf unsere Hormone und unsere Gesundheit aus, sodass Sitzen inzwischen als das »neue Rauchen« gilt. Aber auch Qualität und Umfang der Bewegung sind wichtig. Diese Säule hilft Ihnen, das richtige Maß zu finden.

Säule sechs: Stärkung

Hier geht es darum, seine innere Ruhe zu finden. Das ist vor allem wichtig für die Stressreduzierung, die Stimmungsaufhellung sowie für eine gute Verdauung, alles Faktoren, die zum hormonellen Gleichgewicht beitragen. Wir beschäftigen uns mit der Verbesserung unseres Schlafs, der Reparatur- und Heilungsprozesse fördert, sowie mit »Zeit für mich«, Meditation und Dankbarkeit.

Nachdem ich Sie durch die sechs Säulen geführt und Ihnen gezeigt habe, wie man sie schaffen und aufrechterhalten kann, sehen wir uns die Ernährungsgrundlagen für meinen Plan an. In Teil 4 (siehe Seite 82–105) führen wir einige Messungen durch, stellen sicher, dass Sie gut vorbereitet sind, und beginnen mit einem Ernährungstagebuch. Ich gebe Ihnen alle notwendigen Voraussetzungen, um meinen 4-Wochen-Plan durchzuführen, sowie Ratschläge, was Sie essen können, wenn Sie eingeladen sind, und wie Sie nach diesen vier Wochen fortfahren.

Ich liebe meine Arbeit und betrachte es als Privileg, so viele inspirierende Frauen zu treffen. Ich freue mich darauf, Sie auf Ihrem Weg in ein Leben in Harmonie mit Ihren Hormonen zu begleiten. Fangen wir an …

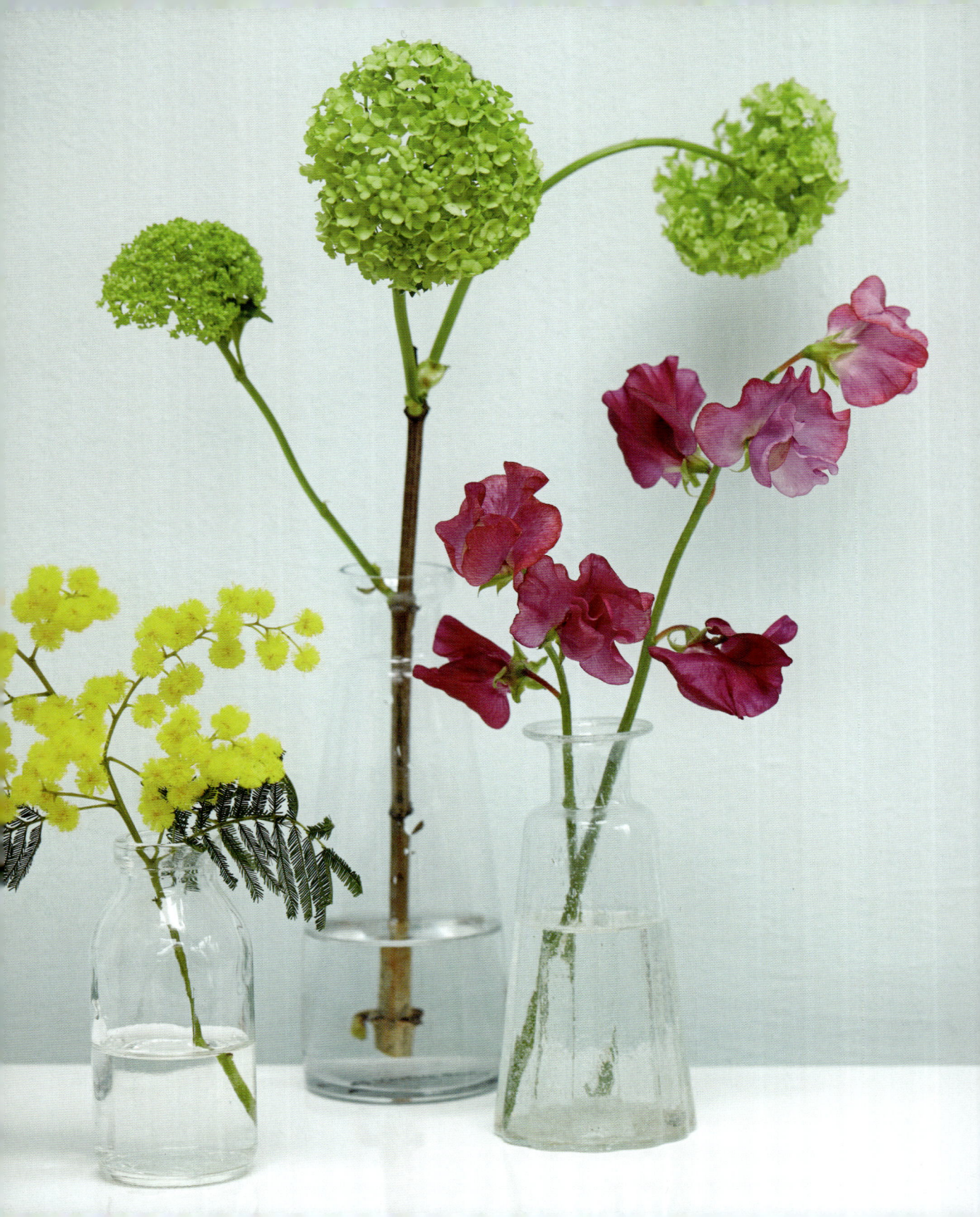

TEIL 1

Wie Hormone funktionieren

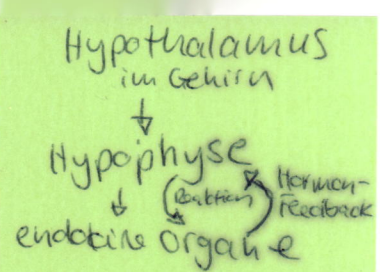

Das Einmaleins der Hormone

Wenn der Menstruationszyklus ein Tanz ist, wo kommt dann die Musik her? Betrachten Sie Ihre Hormone als Symphonie, gespielt von dem aus verschiedenen Drüsen und Organen bestehenden Hormonsystem. Dazu gehören der Hypothalamus, die Hypophyse, die Schilddrüse, die Bauchspeicheldrüse, die Nebennieren und die Eierstöcke (bei Frauen) und die Hoden (bei Männern). Sie scheinen allein zu stehen, aber sie kommunizieren miteinander und arbeiten zusammen, wie verschiedene Instrumente in einem Orchester.

Unsere Drüsen steuern wichtige physiologische Funktionen, indem sie kraftvolle chemische Botenstoffe (Hormone) in das Blut absondern. Der Begriff »Hormon« kommt aus dem Griechischen, er bedeutet »antreiben«, »erregen« – und genau das tun unsere Hormone: Sie setzen Prozesse in Organen und Körperteilen in Gang.

Ein empfindliches Gleichgewicht

Dies ist ein kompliziertes dreistufiges System, das wie ein effizient geführtes Unternehmen funktioniert – der Hypothalamus im Gehirn ist der Geschäftsführer und schickt eine anregende oder hemmende Hormonnachricht an die Hypophyse (den Manager), mit der er ihr mitteilt, was zu tun ist. Dann kommuniziert die Hypophyse durch Hormonnachrichten mit den anderen endokrinen Organen (der Belegschaft) und weist sie an, was sie tun sollen. Sobald diese Kettenreaktion abgeschlossen ist, gibt es eine sogenannte Rückkopplungsschleife, bei der die Hormone der Endorgane dem Hypothalamus Rückmeldung geben. Diese Nachricht informiert den Hypothalamus über den aktuellen Hormonspiegel, sodass er den nächsten Befehl geben kann.

Darf ich vorstellen, die Verwegenen Sechs

Es gibt jede Menge Hormone, die in Ihrem Körper agieren, aber ich möchte Sie vor allem mit sechs wichtigen Akteuren bekannt machen. Ich nenne sie die Verwegenen Sechs, denn jeder von ihnen spielt eine wichtige Rolle dabei, dass Sie sich so richtig verwegen fühlen können. Dies sind: Progesteron, Testosteron, Östrogen, Cortisol, die Schilddrüsenhormone und Insulin. Keines dieser Hormone wirkt für sich allein, sie wirken alle zusammen und idealerweise im Gleichgewicht.

Die ersten vier unserer Verwegenen Sechs werden als Steroidhormone bezeichnet. Steroidhormone leiten sich aus Lipiden ab,

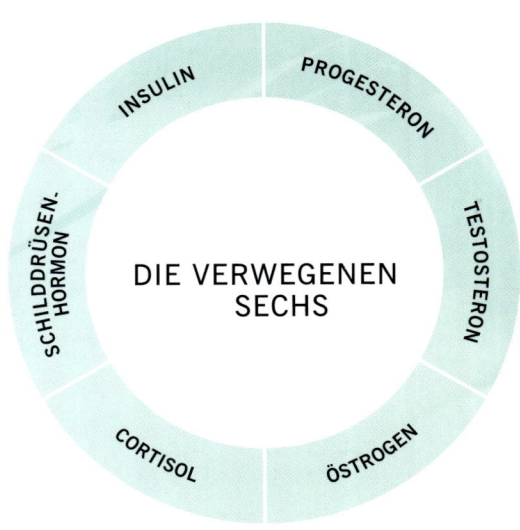

das sind Fette, Cholesterin und zirkulierendem LDL (das auch als »schlechtes« Cholesterin bezeichnet wird) in den Blutkreislauf. In der Leber wird aus Cholesterin ein Prohormon der Steroidhormone mit der Bezeichnung Pregnenolon gebildet. Aus Pregnenolon werden dann unsere anderen Steroidhormone synthetisiert. Für die Hormonproduktion ist es also von großer Bedeutung, dass unsere Ernährung die richtigen Fette enthält und unsere Leber optimal funktioniert. Die Umwandlung von Cholesterin in Pregnenolon ist ein energieintensiver Prozess, wobei die dafür erforderliche zelluläre Energie aus einer nährstoffreichen Ernährung kommt. Schilddrüsenhormon und Insulin sind Peptidhormone, die mithilfe von als Cofaktoren bezeichneten Nährstoffen wie Vitamin B oder Selen aus Proteinen (Aminosäuren) synthetisiert werden. Bereits hier sieht man die Bedeutung der Ernährung für die hormonelle Gesundheit.

Was passiert also, wenn Ihre Hormone nicht im Gleichgewicht sind?

Kein Fett? Nein danke

Vergessen Sie alle fettarmen oder fettlosen Diäten. Warum? Weil unsere Sexualhormone aus Lipiden, das heißt Fetten, gebildet werden. Wenn Sie nicht genügend essenzielle Fettsäuren in Ihre Ernährung integrieren, kann Ihr Körper nicht den benötigten Östrogen-, Progesteron- und Testosteronspiegel erreichen. Die Sexualhormone sind lebenswichtig und eine Voraussetzung dafür, sich selbstsicher, lebendig und energiegeladen zu fühlen.

Dann können zahlreiche Symptome auftreten, hier nur einige Beispiele:
— ein zu niedriger Progesteronspiegel kann zu einem unregelmäßigen Menstruationszyklus sowie zu Reizbarkeit, Unfruchtbarkeit, Fehlgeburten, Schlaflosigkeit und PMS führen.
— ein zu niedriger Testosteronspiegel kann zu einem geringen Selbstwertgefühl sowie zu Gewichtszunahme, geringer Libido und Stimmungsschwankungen führen
— ein zu hoher Testosteronspiegel kann zu Reizbarkeit, Gewichtszunahme, Unfruchtbarkeit, Wut, Gesichtsbehaarung und Akne führen
— ein zu niedriger Östrogenspiegel kann zu Kopfschmerzen, Panikattacken, depressiver Verstimmung, Knochenabbau, Scheidentrockenheit und übermäßigem Bauchfett führen
— ein zu hoher Östrogenspiegel kann zu Brustschmerzen, PMS, starken Regelblutungen, Fibromen, Endometriose, Zysten und auch zu Brustkrebs führen
— durch einen zu niedrigen Cortisolspiegel fühlen Sie sich erschöpft und energielos, traurig, haben starke PMS-Symptome und sind reizbar
— ein zu hoher Cortisolspiegel verursacht Müdigkeit, ein »eigenartiges« Gefühl, Ängstlichkeit, Schlaflosigkeit und übermäßiges Bauchfett
— ein zu niedriger Spiegel an Schilddrüsenhormonen verursacht Benommenheit, Müdigkeit, Gewichtszunahme, Verstopfung, kalte Hände und Füße, Haarausfall und Fehlgeburten
— ein zu hoher Insulinspiegel führt zu Übergewicht sowie zu PMS, ständigem Hunger, zu hohen Testosteronwerten, zu hohen Cortisolwerten, Insulinresistenz und Typ-2-Diabetes

Bevor wir uns die Verwegenen Sechs näher ansehen und untersuchen, was passiert, wenn sie nicht im Gleichgewicht sind, wollen wir einen Blick auf den monatlichen Tanz der Hormone, den weiblichen Zyklus, werfen …

Unser monatlicher Tanz der Hormone

Wenn sie im Gleichgewicht sind, können unsere Hormone einen wunderschönen, synchronisierten Tanz aufführen, ähnlich einem eleganten Wiener Walzer. Für viele von uns ist jedoch dieser monatliche Tanz eher wie ein Reihentanz, bei dem man mit dem falschen Fuß angefangen hat. Zweck dieses Tanzes ist es, den Körper bei jedem Zyklus auf eine mögliche Schwangerschaft vorzubereiten. Das ist wirklich etwas Fantastisches. Es ist das wahre Wesen unserer weiblichen Kraft, und ich finde, wir sollten es mit ganzem Herzen annehmen. Je mehr wir unseren Zyklus verstehen und dazu beitragen, ihn ins Gleichgewicht zu bringen, desto eleganter wird der Tanz. Die Menstruation (Blutung) ist nur ein Teil des Zyklus, der zwischen 21 und 35 Tage dauern kann (ich würde eher 25–35 Tage sagen). Sehen wir uns jede einzelne der drei Phasen an.

1. Die Follikelphase oder Proliferationsphase

Ich unterteile die Follikelphase (auch als Proliferationsphase bezeichnet) gern in zwei Abschnitte: die Menstruation und die präovulatorische Phase (die Phase vor dem Eisprung). Alles beginnt mit der Menstruation. Beginnend mit dem ersten Tag der Blutung wird die im vorangegangenen Monat aufgebaute Gebärmutterschleimhaut abgestoßen (wenn es zu keiner Schwangerschaft gekommen ist). Diese Phase dauert 3–7 Tage.

Hormonaktivität
Zu diesem Zeitpunkt ist der Spiegel unserer wichtigsten Hormone niedrig. Der Hypothalamus setzt Gonadoliberin (auch Gonadotropin-Releasing-Hormon, GnRH) frei, das die Hypophyse zur Produktion des follikelstimulierenden Hormons (FSH) auffordert. Das ist der Beginn der 7–10 Tage andauernden präovulatorischen Phase. Das FSH-Hormon jagt durch das Blut, um die Eierstöcke zu erreichen, wo es die Entwicklung von Eiern in den Follikeln der Eierstöcke stimuliert. Jeder Follikel enthält ein einzelnes Ei, und jeden Monat entwickeln mehrere Follikel ihre Eier, aber nur ein Ei erreicht eine vorherrschende Stellung. Die reifenden Follikel beginnen auch mit der Produktion von Östrogen, das wiederum eine Verdickung der Gebärmutterschleimhaut (Endometrium) in Vorbereitung auf ein mögliches Einnisten eines befruchteten Eis stimuliert.

Wahrnehmbare Veränderungen
Mit dem Beginn der Menstruation erleben Sie vielleicht ein Gefühl der Erleichterung, gefolgt von Rastlosigkeit oder Reizbarkeit, insbesondere wenn Sie Krämpfe haben und Ihr Energieniveau etwas absinkt. Wenn sich der Östrogenspiegel wieder erhöht, spüren Sie an Tag zwei und drei eventuell einen Energieschub. Zum Ende dieser Phase hin erscheint die Konsistenz Ihrer Scheidenflüssigkeit (Ausfluss) feuchter und cremiger, ihr Aussehen milchiger.

2. Die Ovulations- oder Eisprungphase

Dies ist der Höhepunkt des Zyklus, auf den alles hinausläuft. Für viele beginnt diese kürzeste Phase des Zyklus, die nur 2–4 Tage andauert, in der zweiten Woche. Die Östrogenproduktion durch die Follikel, die die Gebärmutterschleimhaut dicker werden lässt und weiter vorbereitet, erreicht einen Höhepunkt, den die Hypophyse registriert. Als Reaktion darauf schüttet die Hypophyse das Luteinisierende Hormon (LH) aus, was auch als LH-Anstieg bezeichnet wird. Das erhöhte LH-Niveau führt dazu, dass das reifste Ei vom Follikel freigegeben wird und in den Eileiter gelangt, wo es innerhalb von 12–24 Stunden befruchtet werden kann. Kommt es zu keiner Befruchtung, wird das Ei vom Körper resorbiert oder mit der nächsten Menstruation ausgestoßen.

Hormonaktivität
Kurz vor dem Eisprung kommt es für kurze Zeit zu einer kräftigen Erhöhung des Testosteronspiegels. Kommt es zu einer Befruchtung, produziert der Körper humanes Choriongonadotropin (hCG), das Hormon, das die meisten Schwangerschaftstests nachweisen. Das zunächst vom Embryo produzierte hCG-Hormon signalisiert dem Gelbkörper, weiterhin Progesteron und Östrogen auszuschütten, um die Schwangerschaft aufrechtzuerhalten.

Wahrnehmbare Veränderungen
Das Energieniveau steigt, und der erhöhte Testosteronspiegel steigert den Sexualtrieb und die Lebensfreude – Sie fühlen sich selbstbewusst und ergreifen eher die Initiative beim Sex. Die Scheidenflüssigkeit wird feuchter und ist klar, ihre Konsistenz erinnert an rohes Eiweiß, das zwischen den Fingern gezogen werden kann. Dies signalisiert, dass der Eisprung unmittelbar bevorsteht. Sie können eventuell auch einen leicht blutigen Ausfluss beobachten, der auch als Ovulationsblutung bezeichnet wird. Manche Frauen fühlen einen dumpfen oder stechenden Schmerz im Unterbauch, der auch Mittelschmerz oder Ovulationsschmerz genannt wird. Mit dem Eisprung steigt die Körpertemperatur leicht an.

3. Gelbkörper- oder Lutealphase
Die Lutealphase (auch sekretorische Phase) ist die längste und dauert in der Regel 12–14 Tage. Nach dem Eisprung wird aus den Zellen des betreffenden Follikels die endokrine Drüse Corpus luteum (Gelbkörper) gebildet. Diese bleibt an der Wand des Eierstocks.

Hormonaktivität
Der Gelbkörper beginnt mit der Produktion von Progesteron. Dieses verhindert für den Rest des Zyklus einen weiteren Eisprung, indem es der Hypophyse signalisiert, die Ausschüttung von FSH und LH zu beenden, sodass nur ein Eisprung erfolgt. Es sorgt auch für eine weitere Verdickung der Gebärmutterschleimhaut und die Abgabe von nährstoffhaltigem Sekret zur Ernährung eines potenziellen Embryos. Zu diesem Zeitpunkt sind der Progesteron- und der Östrogenspiegel nach wie vor hoch (Progesteron etwa 200-mal höher) und auch der Testosteronspiegel steigt noch einmal kurzzeitig an. Wenn es zu keiner Befruchtung eines Eis gekommen ist, geht der Gelbkörper im Eierstock zugrunde und wird resorbiert. Nun versiegt die Östrogen- und Progesteronproduktion, und die Gebärmutterschleimhaut wird abgestoßen, womit ein neuer Zyklus beginnt.

Wahrnehmbare Veränderungen
Durch das Progesteron bleibt die Körpertemperatur etwas erhöht. Der zervikale Schleim wird klebriger, trockener und trübe. In der zweiten Hälfte dieser Phase sind Sie aufgrund der beruhigenden Wirkung von Progesteron weniger energiegeladen. Leider ist diese Phase oft auch mit PMS-Symptomen wie Blähungen, empfindliche Brüste, Schlaflosigkeit und Heißhunger verbunden.

DIE VERWEGENEN SECHS

Progesteron
– der Zen-Meister

Das aus dem Prohormon Pregnenolon gebildete Progesteron hilft bei der Vorbereitung unseres Körpers auf Empfängnis und Schwangerschaft und reguliert den Menstruationszyklus. Es wird während der Lutealphase unseres monatlichen Hormontanzes in großen Mengen in den Eierstöcken produziert, während einer Schwangerschaft in der Plazenta und während des gesamten Lebens in kleinen Mengen in den Nebennieren.

Progesteron hat eine positive Wirkung auf:
— den Knochenaufbau
— das Ausgleichen von Östrogen (einem weiteren Hormon der Verwegenen Sechs)
— die Brustgesundheit
— die Gesundheit des Herz-Kreislauf-Systems
— die Gesundheit des Nervensystems
— die Gehirnfunktion
— die Vorbeugung von Angstzuständen, Reizbarkeit, PMS und Stimmungsschwankungen
— den Schlaf
— die GABA-Rezeptoren im Gehirn

Es ist außerdem ein Prohormon: Im gesamten Körper gibt es Rezeptorstellen für Progesteron, und drei unserer anderen Verwegenen Sechs können daraus synthetisiert werden – Testosteron, Östrogen und Cortisol.

Gründe für ein Ungleichgewicht

Der Körper trifft ständig die Entscheidung zwischen der Produktion von mehr Sexualhormonen wie Progesteron, Testosteron und Östrogen oder von mehr Stresshormonen wie Cortisol. Wir sind genetisch so programmiert, dass Stress alle anderen Botschaften im Körper ausschaltet, denn er könnte eine lebensbedrohliche Situation signalisieren. Allerdings führen wir heute nicht mehr das Leben, dass dieser genetischen Programmierung entspricht. Vielmehr leben wir in einem Zustand von chronischem Stress, der ständig signalisiert: »SOS! Produziere Cortisol anstatt von Progesteron! Es geht ums Überleben! Diese Frau wird ständig bedroht«. Dies wird auch als »Pregnenolon-Diebstahl« (auch Progesteron-Diebstahl oder Cortisol-Weiche) bezeichnet. Kurz gesagt heißt das: Wenn eine Frau emotional oder körperlich gestresst ist, räumt ihr Körper der Produktion von Cortisol Priorität ein. Das kann zu einem suboptimalen Pregnenolon- und Progesteronspiegel führen, was wiederum bedeutet, dass nicht genügend Ausgangsstoffe zur Synthetisierung der anderen Sexualhormone zur Verfügung stehen.

Aber Stress ist nicht der einzige Grund für einen suboptimalen Progesteronspiegel. Weitere Faktoren sind:
— genetische Faktoren
— Lutealphasendefekt
— Alter
— Perimenopause
— Wechseljahre

- zu wenig Schilddrüsenhormone (Teil unserer Verwegenen Sechs)
- PCOS
- Mangel an Vitaminen und Mineralstoffen wie Magnesium, Vitamin A, B6 und C sowie Zink
- hoher Prolaktinspiegel
- wenige LH-Hormone
- Essstörungen
- nährstoffarme Ernährung
- hoher Zuckerkonsum (genau, die berüchtigten Kekse)

Auswirkungen eines Progesteron-Ungleichgewichts

- Störungen des monatlichen Zyklus
- starke Menstruationsblutungen
- Zwischenblutungen
- Fehlgeburten
- Osteoporose
- PMS
- Stimmungsschwankungen
- Reizbarkeit
- Angstzustände
- Schlaflosigkeit

Wenn wir die richtige Menge Progesteron produzieren, funktionieren wir besser, unser Zyklus verläuft leichter und wir fühlen uns ausgeglichener, entspannter und ruhiger.

Abhilfe

Es ist wichtig herauszufinden, wie wir unsere Lebensgewohnheiten verändern können, um das Progesteron wieder ins Gleichgewicht zu bringen. Eine Tablette oder Creme (wie bei oraler Empfängnisverhütung, Hormonersatztherapie oder HET) sollte nicht der erste Schritt sein, eher der letzte. Wir wollen die Dinge ausgehend vom Funktionsmodell angehen – dauerhafte Veränderungen der Gewohnheiten zur Korrektur der Ursachen des Ungleichgewichts. Die sechs Säulen des hormonellen Gleichgewichts, auf Seite 60–81, sind dabei Ihr Ausgangspunkt.

Progesteron und Osteoporose

Ein Mangel an Progesteron (und Östrogen) kann negative Auswirkungen auf die Knochengesundheit haben und eine der Ursachen für die Entwicklung von Osteoporose sein. Auf dem Höhepunkt meiner Anorexie hatte ich mehr als sechs Monate lang keine Regelblutung – ein Zustand, der auch als Amenorrhö bezeichnet wird. Als ich mit einem Arzt darüber sprach, erklärte der mir, dass aufgrund meines geringen Körpergewichts nicht genügend Ausgangsstoffe zur Bildung von Hormonen und nicht genügend Nährstoffe zur Unterstützung einer Knochengesundheit vorhanden seien. Das würde zu einem Rückgang der Knochenneubildung (Osteoblastenaktivität) führen, und ohne eine Lösung dieses Problems würden meine Knochen in naher Zukunft spröde und brüchig.

DIE VERWEGENEN SECHS

Testosteron
– der König auf dem Platz

Die meisten Frauen, mit denen ich spreche, haben keine Vorstellung davon, dass Testosteron Teil des weiblichen Hormoncocktails sein könnte. Aber es ist so. Ja, Testosteron wird normalerweise als »männliches Hormon« betrachtet, aber es gehört zu einer Klasse von Hormonen, die als Androgene bezeichnet werden, und die auch wir Frauen haben. Wenn Sie sich im Gleichgewicht befinden, haben diese Androgene eine positive Wirkung auf:
— Vitalität
— Stimmung
— Gedächtnis
— Stärkung der Bänder
— Aufbau von Muskeln und Knochen
— Gehirnfunktion
— Durchsetzungsfähigkeit
— Wohlbefinden
— Selbstvertrauen
— Libido

Testosteron wird in den Nebennieren und Eierstöcken erzeugt (allerdings in wesentlich geringeren Mengen als in den Hoden und Nebennieren der Männer) und spielt eine wichtige Rolle in unserem Menstruationszyklus. Testosteron wird in Östrogen umgewandelt, was es außerordentlich wichtig für das hormonelle Gleichgewicht im weiblichen Körper macht. Das geschieht über ein Enzym mit der Bezeichnung Aromatase, das in vielen Geweben wie in den Nebennieren, den Eierstöcken, der Plazenta, dem Fettgewebe und dem Gehirn zu finden ist.

Testosteron wird durch ein in der Leber produziertes Eiweiß mit der Bezeichnung Sexualhormon-bindendes Globulin (SHBG) in Schach gehalten. Es bindet das freie Testosteron, damit es nicht im Blutkreislauf herumschwimmt und Chaos anrichtet.

Gründe für ein Ungleichgewicht

Zu viel Testosteron
Bei einem zu hohen Insulinspiegel, hervorgerufen durch übermäßigen Konsum von Zucker, verarbeiteten Lebensmitteln und Stimulanzien, produzieren die Eierstöcke mehr Testosteron, um die Aromataseaktivität zu beschleunigen und die Menge an SHBG zu reduzieren. Auf diese Weise schwirrt mehr freies Testosteron durch den Körper, und es wird mehr Östrogen erzeugt. Dies kann zu Gewichtszunahme und einem Überschuss an Östrogen/Östrogendominanz führen.

Testosteron als »männliches Hormon« zu bezeichnen, ist falsch – sorry, Jungs, ihr habt nicht das Monopol darauf.

Je mehr Fettzellen man hat, desto mehr Aromatase wird gebildet und desto stärker sinkt der SHBG-Spiegel ab – ein Teufelskreis.

Weitere Ursachen für zu viele Androgene und zu viel Testosteron sind extensiver Sport sowie eine ungesunde Ernährung mit zu viel raffinierten Kohlenhydraten und Zucker und zu wenig Fett, Gemüse und Eiweiß.

Zu wenig Testosteron

Stress bringt das Pregnenolon auf den Cortisol-Weg und reduziert damit die Menge an Ausgangsstoffen für die Bildung von Androgenen und Testosteron.

Weitere Faktoren für einen zu niedrigen Testosteronspiegel bei Frauen sind unter anderem eine fettarme Ernährung, Depressionen, Endometriose, Klimakterium, Umweltgifte, Bewegungsmangel und psychologische Traumata.

Die Pille und eine geringe Libido

Die Pille zur Empfängnisverhütung erhöht die SHBG-Menge. Auch wenn dies zunächst als etwas Positives erscheinen mag, bindet ein zu hoher SHBG-Spiegel zu viel freies Testosteron und inaktiviert es. Wenn also der SHBG-Spiegel im Körper steigt, senkt er die Menge an freiem Testosteron, was sich negativ auf die Libido und die Energie auswirkt. Wir brauchen also eine optimale Menge an SHBG, damit wir weder zu wenig noch zu viel freies Testosteron im Körper haben. Ich weiß, ich weiß, es ist kompliziert.

Auswirkungen eines Testosteron-Ungleichgewichts

— fettige Haut
— Akne
— übermäßiger Haarwuchs im Gesicht und am Körper (Hirsutismus)
— Müdigkeit
— schlaffe Haut
— Angstzustände
— Depressionen
— Gewichtszunahme
— männlicher Haarausfall
— unregelmäßige Menstruation
— geringes sexuelles Interesse
— Fruchtbarkeitsprobleme
— in einigen Fällen PCOS

Abhilfe

Überdenken Sie Ihre gegenwärtigen Lebensgewohnheiten, Ihre Ernährung und Ihre Reaktion auf Stress. All das wird in unseren sechs Säulen angesprochen – Säule eins: Ernährung, Säule zwei: Gleichgewicht und Säule drei: Fürsorge (siehe Seite 60–71) sind dabei besonders wichtig.

DIE VERWEGENEN SECHS

Östrogen
– die schwierigen Drillinge

Östrogen ist eine Sammelbezeichnung für eine Gruppe von Hormonen, wobei die drei wichtigsten, natürlich im weiblichen Körper vorkommenden Hormone Östron (E1), Östradiol (E2) und Östriol (E3) sind – daher die »Drillinge«. Aus Gründen der Einfachheit bezeichnen wir sie alle zusammen als Östrogen. Östrogen, das vor allem in den Eierstöcken, aber auch in den Nebennieren und im Fettgewebe sowie während der Schwangerschaft auch in der Plazenta produziert wird, ist das Hormon, das uns weiblich macht. Es sorgt nicht nur dafür, dass unser Menstruationszyklus problemfrei abläuft, sondern schenkt uns Brüste, Hüften, weiche Haut, Schamhaare und die Skelettreifung und beeinflusst auch unsere weibliche Stimmlage.

Überall in unserem Körper haben wir Östrogenrezeptoren: im Gehirn, in den Knochen, im Darm, in den Brüsten, im Herz, in der Lunge, in der Blase, in den Muskeln und Eierstöcken sowie in der Scheide. Diese Rezeptoren sind von entscheidender Bedeutung dafür, dass das Östrogen mehr als 300 Funktionen im Körper ausführen kann. Neben den bereits genannten gehören dazu:

— Aufrechterhaltung von Knochendichte und Muskelmasse
— Schutz des Gehirns
— positive Beeinflussung unserer Stimmung durch Unterstützung der Bildung von Serotonin
— weiche und jugendliche Haut durch die Aufrechterhaltung des Kollagen- und Wassergehalts
— Schutz des Herzens durch Aufrechterhaltung von offenen und elastischen Arterien
— Durchfeuchtung der Scheide
— Unterstützung von Konzentration und logischem Denken
— Verstärkung der Magnesiumaufnahme und Verbesserung des Insulinspiegels

Gründe für ein Ungleichgewicht

Zu viel Östrogen kann zu einer Östrogendominanz führen. Nicht durch Progesteron gehemmtes Östrogen senkt die Libido, verstärkt PMS-Symptome und kann das Risiko für fibrozystische Mastopathie, Fibrome in der Gebärmutter und östrogeninduzierte Krebsarten erhöhen.

Ein niedriger Progesteronspiegel ist allerdings nicht der einzige Grund. Ein erhöhter Insulinspiegel verstärkt durch erhöhte Aromataseaktivität die Umwandlung von Testosteron in Östrogen, aber SHBG bindet auch freies Östrogen – mehr Insulin und weniger SHGB bedeuten mehr im Körper zirkulierendes freies Östrogen.

*Zu viel Bauchfett?
Ein zu hoher Östrogenspiegel könnte die Ursache sein.*

Durch Übergewicht und Fettpolster, insbesondere im Bauchbereich, auch bekannt als Viszeralfett, wird ebenfalls Östrogen gebildet. Übergewicht verstärkt auch Entzündungen im Körper, was zu einer weiteren Umwandlung von Östrogen führt.

Verstopfung und eine gestörte Entgiftung sind weitere Gründe – unsere Leber muss das verbrauchte Östrogen verpacken, das dann über den Stuhl ausgeschieden wird. Erhöhter Stress, Xenoöstrogene, Umweltgifte sowie Alkohol und Koffein können ebenfalls den Östrogenspiegel erhöhen.

Zu den Gründen für einen niedrigen Östrogenspiegel gehören:
— Einnahme der Antibabypille
— Entfernung der Gebärmutter
— Krebsbehandlung wie Chemotherapie und Strahlentherapie
— genetische Erkrankungen

Östrogen und die Wechseljahre

Der wichtigste natürliche Grund für einen niedrigen Östrogenspiegel sind die Wechseljahre, da die Eierstöcke kein Östrogen mehr produzieren. Die Nebennieren produzieren es allerdings weiter im peripheren Gewebe wie Gehirn, Fett und Haut. Das ist jedoch vorwiegend bei jüngeren Frauen der Fall. Bei Frauen vor den Wechseljahren kann die Östrogenproduktion schwanken, wobei sich hohe und niedrige Östrogenspiegel abwechseln.

— Schilddrüsenprobleme
— Anorexie

Auswirkungen eines Ungleichgewichts

— Stimmungsschwankungen
— Gedächtnisverlust
— Fokussierung auf Probleme
— unregelmäßige/schmerzvolle Menstruation
— vaginale Trockenheit
— Reizbarkeit
— Müdigkeit
— Hitzewallungen
— nächtliches Schwitzen
— Stress
— Angstzustände
— Verlust an Knochendichte
— Depressionen
— empfindliche Brüste
— PMS
— Endometriose
— Gewichtszunahme
— Unfruchtbarkeit

Abhilfe

Wir brauchen relativ geringe Mengen Östrogen, damit der Körper funktioniert. Allerdings erhöht dies die Notwendigkeit, dass wir beständig auf unseren Lebensstil und die Ernährung achten und gleichzeitig die Toxine, denen wir ausgesetzt sind, im Auge behalten. Für das Östrogen sind alle sechs Säulen wichtig (siehe Seite 60–81).

DIE VERWEGENEN SECHS

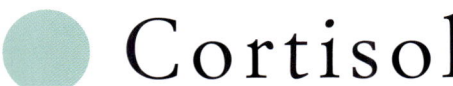Cortisol
– der Lebensretter

Cortisol, oft auch als »Stresshormon« bezeichnet, stammt aus den Nebennieren, oberhalb der Nieren sitzenden kleinen, aber wichtigen Drüsen. Dies ist eines der Hormone, von denen wir im Alter mehr produzieren. Cortisol hat eine Reihe von wichtigen Funktionen und spielt unter anderem eine Rolle in folgenden Bereichen:
— Ausgleich des Blutzuckerspiegels
— Gewichtsregulierung
— Immunsystem
— Stressreaktion
— erholsamer Schlaf
— Stimmung

Die Nebennieren reagieren auf das Signal vom Hypothalamus und produzieren Adrenalin, Cortisol und Dehydroepiandrosteron (DHEA). Wie alles kontrolliert dies der Körper genau. Dieser Regelkreis, auch als Hypothalamus-Hypophysen-Nebennieren-Achse (HPA) bezeichnet, ist unser körpereigener Mechanismus zum Stressabbau … wenn wir ihn nicht missbrauchen.

Gründe für ein Ungleichgewicht

Der normale Cortisolspiegel kann durch verschiedene Faktoren beeinträchtigt werden. Dazu gehören Depression, ungesunde Ernährung und ein moderner, stressiger Lebensstil.

In prähistorischer Zeit kam Stress vorwiegend in Form von Bedrohungen für unser Überleben. Unser Körper entwickelte sich dahingehend, dass er mit einer »Kampf-oder-Flucht-Reaktion« auf Stress reagierte und uns auf eine sofortige Aktivität vorbereitete. Bei Stress beendet der Körper alles, was in diesem Moment nicht wichtig ist (wie Verdauung und Sekretion von Sexualhormonen). Dieser Energieschub ist kurzlebig: Entweder wir laufen oder wir kämpfen um unser Leben. Sobald die Bedrohung und der Stress vorüber sind, sollte unser Körper die Möglichkeit haben, sich auszuruhen und wieder in seinen Normalzustand zurückzukehren.

Idealerweise wird die Stressreaktion nur dann aktiviert, wenn sie tatsächlich notwendig ist – in einer akuten, lebensbedrohlichen Situation. Heutzutage leben wir jedoch in einem ständigen Stresszustand ohne Zeit zur Erholung. Unser Körper kann nicht unterscheiden, ob wir Leistungsdruck bei der Arbeit ausgesetzt sind oder von einem Löwen gejagt werden. Das bedeutet eine Überbeanspruchung und einen Missbrauch von Cortisol, mit erheblichen Auswirkungen auf unser Hormonsystem und unsere Gesundheit.

Auswirkungen eines Ungleichgewichts

— geschwächte Abwehrkräfte
— Gefahr von Osteoporose
— erhöhter Blutdruck
— erhöhter Cholesterinspiegel
— gesteigerte Bildung von Viszeralfett (Bauchfett)
— fehlregulierter Blutzuckerspiegel
— Insulinresistenz
— unregelmäßige und schmerzvolle Menstruation
— PMS
— Müdigkeit/Schlaflosigkeit
— Reizbarkeit/Angstzustände

Wir beschäftigen uns hier mit einem Ungleichgewicht in der Cortisolproduktion, nicht mit der Addisonschen Krankheit oder dem Cushing-Syndrom, bei denen es sich um lebensbedrohliche Krankheiten handelt.

Abhilfe

Stress ist die Hauptursache dafür, dass Menschen sich ungesund ernähren, gesunde Lebensgewohnheiten aufgeben sowie übermäßig rauchen und trinken oder andere Suchtmittel missbrauchen. Wenn Stress ein erheblicher Faktor für Sie ist, beschäftigen Sie sich genauer mit Säule drei: Fürsorge (siehe Seite 68–71).

Cortisol ist notwendig für unser Leben: Es sorgt dafür, dass wir morgens aufstehen und mithilfe der »Kampf-oder-Flucht-Reaktion« Gefahren überstehen.

Schlafzyklen

Heutzutage kommt es oft vor, dass unser Biorhythmus – unsere natürliche innere Uhr – aus dem Gleichgewicht geraten ist, etwas, worauf das Cortisol sehr empfindlich reagiert. Normalerweise ist der Cortisolspiegel morgens am höchsten und fällt am Abend ab. Mit der Senkung des Cortisolspiegels wird gleichzeitig mehr Melatonin – unser Schlafhormon – ausgeschüttet. Daraus folgt: Wenn sich unsere innere Uhr in einem chaotischen Zustand befindet, trifft das auch auf unseren Cortisolspiegel zu.

Wie gut schlafen Sie? Verbringen Sie Stunden mit Ihrem Smartphone, Ihrem Tablet oder schauen Sie bis nach Mitternacht fern? Wir wissen inzwischen, dass das von elektronischen Geräten abgegebene blaue Licht unseren Biorhythmus und unseren Hormonspiegel durcheinanderbringen kann.

Hinzu kommt, dass wir nicht mehr so viel Zeit im Freien verbringen wie früher und daher nicht genügend Kontakt mit natürlichem Licht und Sonnenlicht haben. Der Aufenthalt im Freien während des Tages ist wichtig, da ein bestimmter Teil unseres Gehirns regelmäßige Tageslichtstimulierung braucht, um den Biorhythmus aufrechtzuerhalten.

DIE VERWEGENEN SECHS

Schilddrüsenhormone
– *die Königinnen des Stoffwechsels*

Die Schilddrüse ist eine kleine schmetterlingsförmige Drüse vorn am Hals, direkt unter dem Adamsapfel. Sie produziert die Schilddrüsenhormone Thyroxin (T4) und Trijodthyronin (T3). T4 wird als Prohormon betrachtet, da es relativ inaktiv ist und in T3 umgewandelt werden muss, was hauptsächlich in der Leber erfolgt. T3 (entweder aus T4 umgewandelt oder als T3 ausgeschüttet) ist wesentlich wirksamer und das biologisch aktive Hormon, das eine regulierende Funktion in fast allen Zellen des Körpers, einschließlich des Gehirns, ausübt. Die Schilddrüse produziert außerdem Calcitonin, ein Hormon, das eine Rolle im Kalziumhaushalt spielt.

Um all dies zu gewährleisten, hat der Körper einen Regelkreis, der als Hypophysen-Schilddrüsen-Achse (Thyreotroper Regelkreis) oder HPT-Achse bezeichnet wird. Die Botschaft kommt vom Hypothalamus, der Thyreoliberin, auch Thyreotropin-Releasing-Hormon (TRH), bildet, das die Hypophyse zur Ausschüttung des Thyreoidea-stimulierenden Hormons (TSH) stimuliert, das wiederum die Ausschüttung von Schilddrüsenhormonen aus der Schilddrüse bewirkt.

Schilddrüsenhormone:
— stimulieren verschiedene Stoffwechselfunktionen in den Zellen
— unterstützen das Wachstum von kräftigem Kopfhaar
— geben uns Energie
— regulieren die Körpertemperatur
— unterstützen die Aufrechterhaltung des Idealgewichts

Schilddrüsenhormone können Auswirkungen haben auf:
— Menstruationszyklus
— Schwangerschaft
— Feuchtigkeitsversorgung der Haut
— Gehirnentwicklung
— Cholesterinspiegel
— Verdauung
— Gedächtnis
— Konzentration
— Blutzuckerspiegel

Gründe für ein Ungleichgewicht

Millionen Menschen sind weltweit von einer Störung der Schilddrüsenfunktion betroffen, wobei Frauen anfälliger dafür sind.

Unsere Schilddrüse wird durch die Umwelt, unsere Lebensweise, unsere Ernährung, Entzündungen, Fehlregulationen des Immunsystems, Umweltgifte, Verdauungsstörungen und Stressbelastung beeinträchtigt. Das schafft die Voraussetzungen für eine HPT-Fehlfunktion und sich daraus manifestierende Erkrankungen wie Hypothyreose (Unterfunktion der Schilddrüse), Autoimmunerkrankungen wie Hashimoto-Thyreoiditis, bei der die Zellen des Immunsystems die Schilddrüse angreifen, sowie Hyperthyreose (Überfunktion der Schilddrüse).

Auswirkungen eines Ungleichgewichts

— Gewichtszunahme oder Probleme bei der Gewichtsveränderung
— extreme Müdigkeit
— Haarausfall oder -ausdünnung
— kalte Hände und Füße
— allgemeines Kältegefühl
— Verstopfung
— erhöhte Cholesterinwerte
— unregelmäßiger Menstruationszyklus
— Fehlgeburten und andere Fruchtbarkeitsprobleme
— ständige Benommenheit
— hohe Blutzuckerwerte/Veranlagung für Insulinresistenz

Anmerkung: Hyperthyreose kann unerklärlichen Gewichtsverlust, Kurzatmigkeit ohne Anstrengung, Herzrasen, Muskelschwäche, Schlaflosigkeit, weichen Stuhl, Schwellungen um die Augen sowie Kropf (Schwellung des Halses durch eine vergrößerte Schilddrüse) verursachen. Wenden Sie sich an Ihren Hausarzt, wenn Sie eines oder mehrere dieser Symptome haben.

Abhilfe

Eine nährstoffarme, fettarme oder gleichförmige Ernährung sowie eine sitzende und stressreiche Lebensweise stellen eine hohe Belastung für die Schilddrüse dar. Sie können diese Probleme durch die Anwendung der sechs Säulen lösen, insbesondere Säule eins: Ernährung, Säule zwei: Gleichgewicht und Säule drei: Fürsorge (siehe Seite 60–71).

Sorgfältige Tests

Wenn Sie Ihren Hausarzt um einen Schilddrüsentest bitten, bestehen Sie auf einer vollständigen Schilddrüsenuntersuchung, sodass nicht nur ein TSH-Test durchgeführt wird. Die alleinige Untersuchung von TSH bietet kein vollständiges Bild, da dieses Hormon von der Hypophyse und nicht von der Schilddrüse gebildet wird.

Erhöhte TSH-Werte deuten auf einen Mangel an Schilddrüsenhormon hin, da die Hypophyse durch eine erhöhte Produktion versucht, diesen auszugleichen. Die alleinige Untersuchung von TSH zeigt jedoch nur die Spitze des Eisbergs.

Idealerweise müssten Sie auf freies T4, freies T3 sowie Schilddrüsen-Antikörper, einschließlich Thyreoperoxidase- (TPO) und Antithyroglobulin-Antikörper, getestet werden. Ein zusätzlicher Test auf reverses T3 (rT3) wäre ebenfalls sinnvoll, denn rT3 ist wie eine Bremse, die unser Schilddrüsenhormon in seiner Funktion behindert – es ist eine natürliche Steuermaßnahme. Leider können Toxine und Entzündungen die im Körper vorhandene Menge an rT3 erhöhen. Das bedeutet, dass ein hoher Gehalt an rT3 die Funktion der Schilddrüse behindern kann, auch wenn die üblichen Schilddrüsentests unauffällige Werte ergeben.

Falls Ihr Hausarzt diese ausführlichen Tests nicht durchführen kann, suchen Sie sich einen Ernährungsberater oder einen Arzt oder Heilpraktiker, der dazu in der Lage ist.

DIE VERWEGENEN SECHS

Insulin
– der Lagerchef

Insulin wird im Körper gebildet, um den Blutzuckerspiegel zu regulieren. Für unser Überleben muss immer eine gewisse Menge Zucker, Glukose, in unserem Blutkreislauf zirkulieren. Der Körper hat sehr effiziente Selbstregulierungsmechanismen, von denen der Wichtigste das Insulin ist, das als Antwort auf die Glukose im Blutkreislauf in der Bauchspeicheldrüse gebildet wird. Insulin ist von entscheidender Bedeutung für die Regulierung des Kohlenhydrat- und Fettstoffwechsels. Es transportiert Glukose aus dem Blut in die Zellen, wo sie in Energie umgewandelt werden kann, woraufhin der Blutzuckerspiegel wieder auf Normalniveau sinkt. Es verhindert, dass der Blutzuckerspiegel zu hoch wird, was zu einer Überzuckerung (Hyperglykämie) führt, die tödlich sein kann.

Gründe für ein Ungleichgewicht

Wenn wir zu viele verarbeitete, süße und raffinierte kohlenhydratreiche Lebensmittel essen, benötigen unsere Zellen diese große Menge an Glukose nicht sofort. Das Insulin transportiert die überschüssige Glukose in die Leber (und die Muskeln), wo sie in einer Art »Reservebehälter« in Form von Glykogen gespeichert und bei Bedarf als Brennstoff genutzt wird, beispielsweise zwischen den Mahlzeiten und beim Sport. Wenn wir regelmäßig zu viel Zucker essen, ist der Reservebehälter schnell gefüllt, und die überschüssige Glukose wird in Fettsäuren (Triglyceride/Fett) umgewandelt. Dieses Fett wird in unserem Fettgewebe (Fettzellen) gespeichert und lagert sich vor allem um die Taille herum ab – Viszeralfett oder der berüchtigte »Rettungsring«.

Was führt noch zu dieser Insulinreaktion?
— der Verzehr von Lebensmittel, die reich an raffinierten Kohlenhydraten und Zucker sind
— Essen oder Trinken von Stimulanzien wie Koffein oder Limonaden
— Stress
— Auslassen von Mahlzeiten
— Übergewicht
— hormonelle Probleme
— sitzende Lebensweise oder Inaktivität
— Umweltgifte
— Schlaflosigkeit
— Rauchen
— endokrin wirksame Substanzen
— Entzündungen

Auswirkungen eines Ungleichgewichts

Regelmäßige starke Schwankungen des Blutzuckerspiegels (Dysglykämie) fordern im Lauf der Zeit ihren Tribut. Ihr Körper wird so empfindlich gegenüber Veränderungen im Blutzuckerspiegel, dass erhöhte Mengen Insulin freigesetzt werden, wodurch der Blutzuckerspiegel extrem absinkt, was zu einer Unterzuckerung (Hypoglykämie) führt. Anstatt Energie zu bekommen, verbunden mit einer spürbaren Verbesserung der geistigen Leistungsfähigkeit und des emotionalen Wohlbefindens sowie einem mehrere Stunden nach dem Essen anhaltenden Sättigungsgefühl, fühlen Sie sich unruhig, fahrig, wütend oder reizbar, niedergeschlagen oder depressiv und müde. Schilddrüsenerkrankungen können die Dysglykämie verstärken, indem sie die Glukoseaufnahme sowie die Insulinreaktion verlangsamen.

Dysglykämie ihrerseits kann die Freisetzung von Cortisol aus den Nebennieren stimulieren, um, in dem Versuch die Glukosereserven zu öffnen, den Blutzuckerspiegel wieder zu erhöhen. Darauf antwortet die Bauchspeicheldrüse, indem sie, in ihrem Versuch, uns am Leben zu erhalten, noch mehr Insulin ausstößt. Dieser hohe Insulinspiegel wird als Hyperinsulinämie bezeichnet.

Im Lauf der Zeit sinkt die Empfindlichkeit der Insulinrezeptoren gegenüber dem Insulin, was als Insulinresistenz bezeichnet wird. Dadurch erhöhen sich die Blutzucker- und Insulinwerte im Blutkreislauf, was gefährlich für die Gesundheit ist. Insulinresistenz ist eine Vorstufe für Typ-2-Diabetes und verschlimmert hormonelle Probleme wie PCOS.

Abhilfe

Alle unsere Verwegenen Sechs sind untrennbar mit dem Insulin verbunden. Wir haben gesehen, wie die Schilddrüse das Insulin beeinflussen kann und wie das Insulin seinerseits den Aromatasespiegel erhöhen und den SHBG-Spiegel senken kann, was wiederum Auswirkungen auf das Östrogen und das Testosteron hat. Es steht in sehr enger Verbindung zu dem Cortisol und kann daher alle der Verwegenen-Sechs-Hormone, einschließlich Progesteron und Schilddrüsenhormone, beeinflussen. Daher ist Säule zwei: Gleichgewicht der Schlüssel zu diesem Thema, aber insgesamt spielen alle sechs Säulen (siehe Seite 60–81) eine Rolle bei der Regulierung des Insulinspiegels.

Zucker ist das Faltenmonster!

Das süße Zeug

Das Thema Zucker ist in den letzten Jahren vielfach diskutiert und häufig von den Medien aufgegriffen worden. Zucker ist das Nahrungsmittel, zu dem ich die meisten Fragen in meiner Klinik erhalte und von dem sehr viele Leute meinen, nicht loslassen zu können. Seine Auswirkungen sehen wir auf der ganzen Welt. So sind beispielsweise in Großbritannien die Erkrankungen an Typ-2-Diabetes in den letzten zehn Jahren um 60 Prozent angestiegen, und inzwischen erkranken auch mehr und mehr Kinder aufgrund einer schlechten Ernährung und Bewegungsmangel daran. Das ist eine Gewohnheit, mit der Sie brechen müssen.

Noch immer nicht überzeugt? Zucker ist das Faltenmonster! Er setzt sich am Kollagen der Haut fest und führt dazu, dass dessen Fasern verkleben und unelastisch werden, was Falten, Schlaffheit und Tränensäcke verursacht. Erhöhte Entzündungswerte stimulieren ebenfalls den Zusammenbruch von Kollagen und Elastin (die Stützstrukturen, die unsere Haut straff und fest machen), was zu schlaffer Haut und weiteren Falten führt.

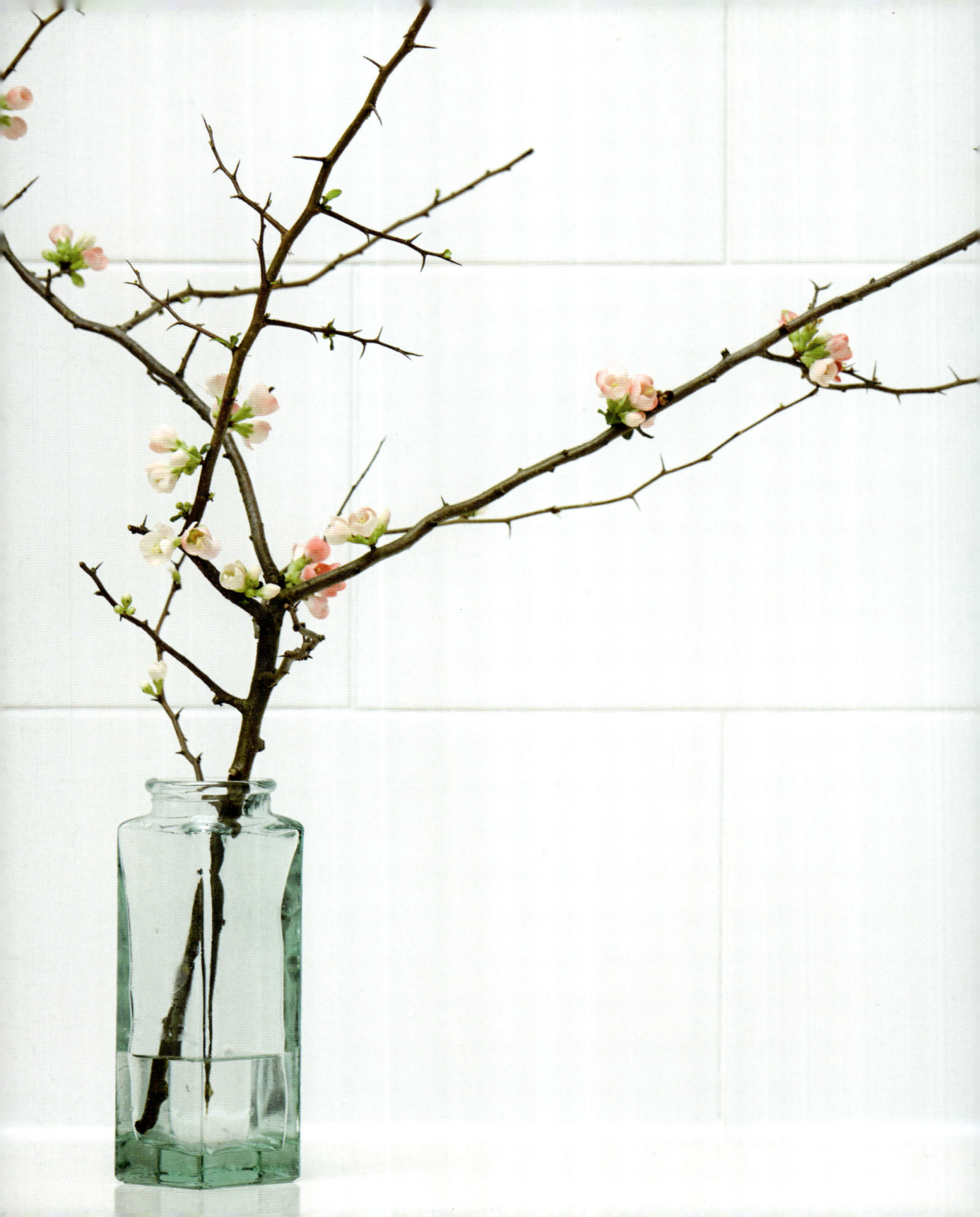

TEIL 2

Störfaktoren

Wo ist Ihr Gleichgewicht gestört?

Bei vielen von uns ist das menstruelle und fertile Gleichgewicht gestört. Es gibt ein besorgniserregendes Auftreten von Symptomen und Erkrankungen wie Endometriose, polyzystisches Ovarialsyndrom (PCOS), Fibromen, Zysten, PMS, Krämpfen, starken Blutungen, Subfertilität, Fehlgeburten und Beckenschmerzen. Und wenn man nach den Gesprächen in der Klinik und unter Freunden gehen kann, scheinen sie immer häufiger zu werden. Wir müssen wieder ins Gleichgewicht kommen.

Der »durchschnittliche« Zyklus

Obwohl 28 Tage als »durchschnittlicher« Zyklus gelten, sind nicht alle Zyklen gleich. Machen Sie sich also keine Sorgen, wenn Ihr Zyklus 25 Tage oder 35 Tage dauert oder von Monat zu Monat verschieden ist. Nur etwa 40 Prozent der Frauen im gebärfähigen Alter haben einen Zyklus von 28 Tagen.

Ich empfehle das Herunterladen einer Period Tracker-App, das heißt eines digitalen Menstruationskalenders. Damit kann man auf einfache Weise seinen Zyklus sowie Symptome und Blutungen aufzeichnen. Eine solche App hilft auch dabei, das Datum für die nächste Menstruation im Auge zu behalten – ebenso wie die fruchtbaren Tage und den Eisprung. Vor allem aber können Sie daraus ablesen, was normal für Sie ist.

Auf die Hormone einstellen

Der männliche und weibliche Körper werden zwar beide von Hormonen bestimmt, aber nur wir Frauen müssen uns unser ganzes Leben lang mit ständigen hormonellen Veränderungen auseinandersetzen: angefangen mit der Pubertät und unserer ersten Menstruation über Schwangerschaft, Wochenbett und Stillen bis hin zu Perimenopause und Menopause. Oftmals gehen diese Veränderungen einher mit unangenehmen Empfindungen – hartnäckigen Symptomen, auf die wir Rücksicht nehmen müssen und die wir im besten Fall verstehen und ausschalten können.

Selbstbestimmung beginnt mit Wissen. Ich möchte Sie ermutigen, die ersten Schritte zu gehen, indem Sie sich auf Ihre Hormone einstellen. Unser Körper gibt uns viele Hinweise, oft in Form von kleinen Störungen unseres Wohlbefindens – eine Veränderung im Zyklus, Schmerzen, Stimmungsschwankungen, Heißhunger – die uns sagen, dass etwas vor sich geht. Was würden Sie sagen, wenn diese Symptome nur ab und zu aufträten, anstatt die Norm zu sein? Dieses Buch möchte Sie einladen zu lernen, wie Ihr Körper mit Ihnen spricht, und aufmerksam zu sein, bevor die kleinen Störungen zu Symptomen werden, die Sie nicht mehr ignorieren können.

Was sind die Störfaktoren?

In Teil 1 (siehe Seite 14–31) haben wir uns die Symphonie des endokrinen Systems und den Wiener Walzer unseres monatlichen Zyklus angeschaut. Wir haben etwas über unsere Verwegenen

Es ist in Ordnung, ich nehme die Pille

Wenn sie richtig und für den gedachten Zweck (die Verhinderung einer Schwangerschaft) verwendet wird, kann die empfängnisverhütende Pille durchaus ihre Vorteile haben, die nicht zuletzt in der Befreiung der Frau bestehen.
In vielen Fällen wird sie jedoch als schnelle Lösung zur Verringerung von Regelschmerzen und PMS-Symptomen oder gegen einen unregelmäßigen Zyklus, gegen Akne, PCOS und Endometriose verschrieben. Das kann funktionieren, aber man muss sich bewusst sein, dass sie im Grunde nur ein Pflaster ist. Die Pille übertüncht nur die Symptome und gaukelt Ihnen eine Regelblutung vor (oder überhaupt keine Blutung, wenn Sie eine Verpackung direkt nach der anderen nehmen, wie viele Frauen das tun). Wenn Sie sich jedoch nicht mit den zugrunde liegenden Ursachen Ihres hormonellen Ungleichgewichts beschäftigt haben, werden die Symptome wiederkehren, sobald Sie die Pille absetzen, und zwar mit Macht.

Nebenwirkungen, die einem bewusst sein sollten:
— **Nährstoffmangel.** Eine langjährige Einnahme der Pille führt zu verschiedenen Mangelerscheinungen, einschließlich Mangel an Vitamin B, Vitamin C, Selen, Magnesium und Zink. Alle diese Mikronährstoffe werden für eine gesunde Funktion der Schilddrüse, des Immunsystems, der Nebennieren und der Leber benötigt.
— **Störung des Mikrobioms.** Die Pille kann die Mikroben der Darmflora stören, woraus ein übermäßiges Wachstum schädlicher Bakterien und Pilze resultieren kann. Die Folge können Verstopfungen und chronische Pilzinfektionen wie Candida sein, während die Nährstoffaufnahme weiter reduziert wird.
— **Stimmungsveränderungen und -schwankungen.** Es wurde eine Verbindung zwischen der Pille und Depressionen nachgewiesen. Ärzte bedenken das oft nicht und verschreiben stattdessen Antidepressiva.
— **Geringeres sexuelles Interesse.** Die Pille erhöht die Menge an Sexualhormon-bindendem Globulin (SHBG), das wiederum den Testosteronspiegel senken und damit zu einer geringeren Libido führen kann. Sie kann auch die Schilddrüsenhormone negativ beeinflussen und damit potenziell Gewichtszunahme, Schlaflosigkeit und weitere Verstopfung verursachen.
— **Entzündungen.** Wissenschaftliche Untersuchungen haben eine Verbindung zwischen der Pille und chronischen Entzündungen sowie einer gesteigerten Insulinempfindlichkeit festgestellt.

Sechs gelernt und darüber, dass wir uns zufrieden zurücklehnen können, wenn sie alle in Harmonie miteinander arbeiten. Nur allzu oft wird diese Harmonie jedoch gestört. Dann sind unsere Hormone nicht im Gleichgewicht, es kommt zu keinem Tanz, und die Symphonie klingt schräg. Es gibt viele potenzielle Störfaktoren – von den aufgelisteten Erkrankungen und Symptomen bis hin zu Umwelt- und Ernährungsfaktoren. In diesem Abschnitt wollen wir näheren Blick darauf werfen und herausfinden, was wir dagegen tun können. Denn wir wollen die Harmonie genießen können.

STÖRFAKTOR EINS

Prämenstruelles Syndrom (PMS)

Wenn schlechte Laune gute Frauen befällt

Obwohl PMS kein hormonelles Ungleichgewicht erzeugt, kann es sich wie ein Störfaktor anfühlen. Sie werden merken, dass ein hormonelles Ungleichgewicht oft mit Stimmungsschwankungen, Reizbarkeit und Wut einhergeht. Ich bin mir sicher, dass wir das alle schon einmal erlebt haben – in einem Augenblick sind wir nett und freundlich und im nächsten Augenblick wie feuerspeiende Drachen.

PMS ist ein komplexes Syndrom körperlicher und psychologischer Symptome. Es kann zwischen vier Tagen und zwei Wochen vor der Menstruation auftreten, das heißt schlimmstenfalls fühlt man sich einen halben Monat lang nicht in Höchstform. Die Intensität der Symptome kann von Monat zu Monat variieren und verbessert sich meist mit Menstruationsbeginn, sodass man sich manchmal seine Regel förmlich herbeiwünscht.

Es gibt viele Witze über Frauen und PMS, aber für viele Frauen ist dies eine sehr unangenehme Zeit. Es gibt über 150 Symptome von PMS, einschließlich emotionaler, physischer, kognitiver und Verhaltensprobleme. Die Symptome können so schwer sein, dass sie das soziale Miteinander stören bzw. die Arbeitsleistung beeinträchtigen. Einige Frauen haben so starke und extreme Symptome, dass sie die Diagnose prämenstruelle Dysphorie (PMDD) erhalten.

Wie kompliziert ist es?

In den 1980er-Jahren versuchte der Wissenschaftler Guy Abraham Untergruppen von PMS nach den Symptomen zu klassifizieren. Er schlug folgende vier Gruppen vor:

PMS A	Ängstlichkeit, Spannung, Reizbarkeit, Wut, Stimmungsschwankungen
PMS C	Heißhunger, verstärkter Appetit, Unterzuckerung (Hypoglykämie), Müdigkeit, Schwindelgefühl, Kopfschmerzen
PMS D	Leistungsabfall, Depressionen, Vergesslichkeit, Empfindsamkeit, Schlaflosigkeit
PMS H	Blähungen, Ödeme (Schwellungen) an Fingern/Knöcheln, Brustschmerzen

Ich bin zwar nicht ganz sicher, wie sinnvoll diese Klassifizierung ist, aber sie zeigt die zahlreichen unterschiedlichen Symptome von PMS. Wenn Sie regelmäßig an PMS leiden, werden Sie wahrscheinlich diese Tabelle anschauen und denken: »Ich habe Symptome in mehr als einer Gruppe.« Meiner Erfahrung nach ist es jedenfalls so, dass Frauen sehr selten nur Symptome einer Untergruppe haben. Obwohl das Spektrum an Symptomen groß ist, gibt es gemeinsame hormonelle Muster bei Frauen mit PMS. Durch die komplexen Wechselbeziehungen zwischen unseren Verwegenen Sechs (siehe Seite 20–31) können Ihre Symptome sich jedoch jederzeit ändern.

Es gibt einige allgemeine Grundsätze, zum Beispiel, dass ein niedriger Spiegel an Schilddrüsenhormonen und ein hoher Cortisolspiegel bei vielen Frauen mit PMS auftritt, ebenso wie ein hoher Insulinspiegel, der durch eine zuckerreiche Ernährung bedingt ist. Die zusammenfassende Botschaft lautet jedoch: Es ist kompliziert, wir sind kompliziert, und die Lösung für PMS liegt nicht darin, die einzelnen Symptome zu betrachten, sondern das allgemeine Gleichgewicht. Sie können sicher sein, dass Veränderungen in der Ernährung und der Lebensweise wesentliche positive Einflüsse auf Ihre Symptome haben können. Folgen Sie den sechs Säulen auf Seite 60–81 und meinem 4-Wochen-Plan, dann werden Stimmungsschwankungen, Blähungen, Heißhunger und vieles mehr verschwinden – hoffentlich für immer.

Es gibt viele Witze über Frauen und PMS, aber für viele Frauen ist dies eine sehr unangenehme Zeit. Es gibt mehr als 150 Symptome von PMS.

Was könnte sonst noch Ihr PMS verursachen?

— zu wenig Schilddrüsenhormon
— zu hoher Cortisolspiegel
— zu viel Östrogen
— zu niedriger Progesteronspiegel
— eingeschränkte Leberfunktion
— Mangel an Serotonin (als Ergebnis einer Störung der Darmflora [Dysbiose])
— erhöhter Testosteronspiegel
— hoher Prolaktinspiegel
— zu wenig Vitamin B6
— zu wenig Magnesium
— fettarme, zuckerreiche Ernährung
— Stress
— Rauchen und Alkohol
— Viszeralfett

STÖRFAKTOR ZWEI

Giftstoffe

Chemische Schwestern

Noch nie zuvor wurden wir täglich mit so vielen schädlichen Chemikalien bombardiert wie heute. Wir sind mehr als 80.000 Giftstoffen ausgesetzt, die in unserer Umwelt zirkulieren. Nur wenn wir in einer abgeschlossenen Glaskugel lebten, könnten wir dem entrinnen. Diese Substanzen, die Belastungen und Krankheiten in unserem Körper hervorrufen können, sind überall zu finden, in unserer Nahrung, im Wasser, im Boden und in der Luft, die wir atmen.

Unsere moderne Ernährung mit Fast Food voller raffinierter Kohlenhydrate, Zucker, künstlichen Süßstoffen, Sirup mit hohem Fruchtzuckergehalt, Koffein und Transfetten stellt eine zusätzliche Belastung für unsere Entgiftungsmechanismen dar, umso mehr wenn die Lebensmittel mit Pestiziden und Insektiziden behandelt wurden. Die Fleischprodukte aus konventioneller Landwirtschaft, die wir essen, enthalten zahlreiche Stoffe wie synthetische Hormone und Antibiotika.

Die Umwelt ist voller Giftstoffe in Form von Reinigungsmitteln, Medikamenten, Autoabgasen, Abfallprodukten der Fabriken, beschichtetem Kochgeschirr, Lebensmittelbehältern aus Kunststoff, Kerzen, Lufterfrischern usw. Wir sind von chemischen Giftstoffen und Schwermetallen wie Blei, Quecksilber, Cadmium, Arsen, Nickel und Aluminium umgeben, die ernsthafte gesundheitliche Schäden verursachen können, wenn sie sich in unseren Körpern anreichern.

Make-up und andere Kosmetika können Chemikalien enthalten, die den Hormonhaushalt stören, einschließlich Parabene und Phthalate. Denken Sie an all die Produkte, die Sie täglich in Ihrem Gesicht auftragen.

Liebe deine Leber

Die Leber ist eines der wichtigsten Organe für die Entfernung gefährlicher Substanzen aus dem Körper, damit diese nicht unsere DNA, Hormone, Signalübertragungsprozesse und Zellstrukturen schädigen. Das können körpereigene Stoffwechselprodukte sein (CO_2, verbrauchte Hormone, Ammoniak, Harnstoff, Milchsäure, ranzige Fette,

> ### Wie beeinträchtigen Chemikalien unsere Hormone?
>
> Pestizide, Bisphenol A (BPA), Phthalate und andere Chemikalien haben sehr oft endokrinschädliche Eigenschaften. Sie erhöhen künstlich den Hormonspiegel im Körper oder verhindern den vollständigen Abbau der Hormone. Dies stellt auch eine große Belastung für unsere Leber dar. Diese synthetischen Chemikalien können karzinogen (krebserregend) oder adipogen sein, das heißt den Fettstoffwechsel beeinträchtigen und damit zu Übergewicht führen (siehe meine Top-Vier-Feinde auf Seite 40).

Ihre Haut ist Ihr größtes Organ, behandeln Sie sie also mit Liebe und Aufmerksamkeit und eliminieren Sie Giftstoffe aus Ihrer Umgebung. Siehe auch Seite 75 für weitere Tipps, wie Sie Etiketten lesen.

Nebenprodukte des Ungleichgewichts der mikrobiellen Flora im Darm) oder die bereits aufgeführten externen Substanzen.

Die Lebergesundheit ist entscheidend für:
— ein starkes Immunsystem
— eine ausgewogene inflammatorische Funktion
— eine gut regulierte endokrine Funktion
— ein gesundes neurologisches System
— einen starken Bewegungsapparat
— eine hohe Produktion zellularer Energie
— das allgemeine Wohlbefinden

Obwohl die Leber ein sehr anpassungsfähiges Organ ist und viele Schädigungen ertragen kann, bevor sie Anzeichen von Krankheit aufweist, kann eine schlecht funktionierende oder überbelastete Leber erhebliche negative Folgewirkungen für den Rest des Körpers haben. Einfach erklärt funktioniert die Leber so, dass sie das Blut filtert und dabei gefährliche Stoffe erkennt und dann einer Reihe von Prozessen unterzieht, durch die sie entweder neutralisiert oder noch toxischer werden, um sie für die Ausscheidung aus dem Körper vorzubereiten. Leider führen wir unserem Körper oft Giftstoffe schneller zu, als unsere Leber sie eliminieren kann. Daher ist unsere Leber ständig mit der Entgiftung unseres Körpers beschäftigt, anstatt sich mehr um einen gut funktionierenden Stoffwechsel oder beispielsweise die Eliminierung von Östrogen zu kümmern. Koffein, Alkohol, Xenoöstrogene, sowie zuckerreiche, ballaststoffarme Lebensmittel mit geringem Nährstoffgehalt stellen eine hohe Belastung für dieses Organ dar.

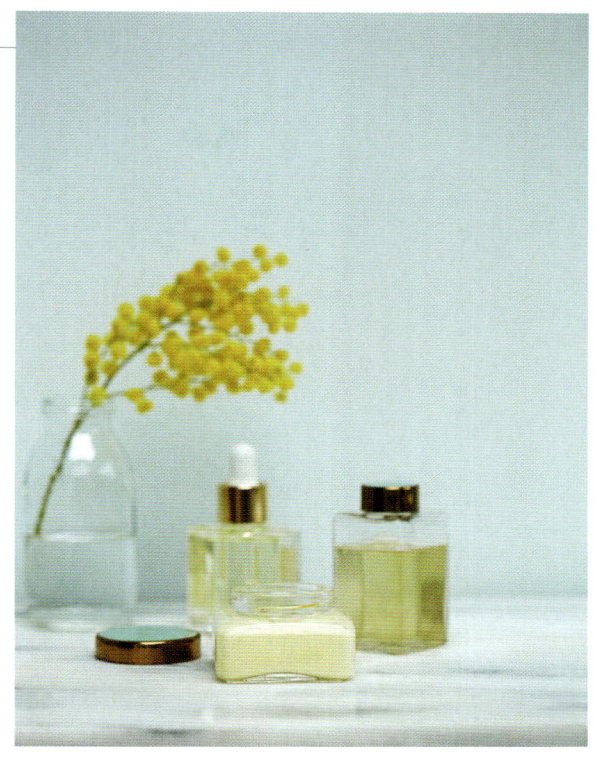

Die gute Nachricht ist, dass Sie kein strenges Entgiftungsprogramm einhalten müssen, um Ihre Leber zu lieben und Ihre Hormone ins Gleichgewicht zu bringen. Mein 4-Wochen-Plan und Säule vier: Reinigung (siehe Seite 72–75) sorgen für eine tägliche Unterstützung Ihrer Leber.

Toxine – meine vier größten Feinde

Xenoöstrogene sind Östrogen-imitierende Chemikalien, also künstlich hergestellte Umweltkomponenten, die einen starken Östrogeneffekt im Körper auslösen. Durch die Störung des hormonellen Gleichgewichts kann ihr Vorhandensein im Körper negative Auswirkungen auf die Fortpflanzung haben. Xenoöstrogene können an unsere Östrogenrezeptoren andocken und die Schilddrüsenfunktion sowie unser zentrales Nervensystem beeinträchtigen. Unser Körper denkt dann: »Toll, da ist ein Hormon.« Aber es sind in Wirklichkeit Hochstapler.

Wirklich unheimlich ist, dass diese Stoffe in Tausenden Alltagsartikeln enthalten sind, von Lebensmittelbehältern aus Kunststoff und Metall bis hin zu Spülmittel, Flammschutzmittel, Spielzeug, Kosmetikprodukten und Farben. Sie sind sogar im Trinkwasser zu finden, wahrscheinlich durch das synthetische Östrogen, das von Frauen ausgeschieden wird, die die Pille nehmen (sie werden nicht in der Kläranlage herausgefiltert). Wenn sie einmal in unserem Körper sind, können sie sich dort anreichern. Xenoöstrogene sind lipophil, das heißt, sie werden im Fettgewebe gespeichert, und potenziell krebserregend, wobei sie das Risiko für einige Krebsarten wie Brustkrebs erhöhen. Es wird außerdem vermutet, dass sie möglicherweise für ein frühes Einsetzen der Pubertät verantwortlich sind, das teilweise sogar bei Mädchen im Alter von acht Jahren zu beobachten ist.

1. Parabene kommen in Körperlotionen, Sonnencremes und Feuchtigkeitscremes vor und sollen dort zur Konservierung und zum Durchdringen der Haut beitragen. Leider sind dies Xenoöstrogene, und sie werden mit Unfruchtbarkeit und Brustkrebs in Verbindung gebracht.

2. Phthalate werden in weichen, flexiblen Kunststoffen sowie in PVC-Produkten verwendet. Sie sind auch in Parfüms, Nagellacken, Shampoos, Seifen, Haarsprays, Duschvorhängen, Babyspielzeug, PVC-Fußbodenbelägen und Fahrzeug-Innenausstattungen zu finden. Diese Stoffe verbinden Chemikalien miteinander und beeinträchtigen das Hormonsystem, indem sie auf Testosteron und SHBG einwirken und die Östrogenproduktion blockieren, was zu Eisprung- und Fruchtbarkeitsproblemen führt. Darüber hinaus wurden sie mit Krebs, Übergewicht, Typ-2-Diabetes, Allergien/Asthma und ADHS in Verbindung gebracht.

3. Bisphenol-A (BPA) ist eine Chemikalie, die teilweise in Produkten aus Kunststoff, beispielsweise Wasserflaschen, Kunststoffartikeln, der Innenbeschichtung vieler Konservendosen, bestimmten, für die Mikrowelle geeigneten, wiederverwendbaren Kunststoffbehältern sowie in Quittungen aus Thermopapier verwendet wird. Wir sind überall von diesem Zeug umgeben! BPA hat die Tendenz, sich im Lauf der Zeit aus dem Kunststoff zu lösen, und kann so in unsere Nahrungsmittel übertreten, insbesondere wenn der Kunststoff erhitzt wird oder altert. Besonders leicht wird es von fetthaltigen Lebensmitteln aufgenommen. BPA ist ein bekanntes endokrinschädigendes Hormon, das unsere Schilddrüsenfunktion verlangsamt, indem es die Schilddrüsenrezeptoren blockiert. Außerdem wird es mit Krebs, Übergewicht und Unfruchtbarkeit in Verbindung gebracht. Glücklicherweise gibt es inzwischen BPA-freie Flaschen und Konservendosen und auch in Produkten für Babys wie Babyflaschen ist BPA in Deutschland mittlerweile verboten.

4. Dioxine sind als langlebige organische Schadstoffe (POP) bekannt. Bei der Verbrennung von Materialien wie PVC und anderen Abfällen sowie bei bestimmten industriellen Prozessen werden

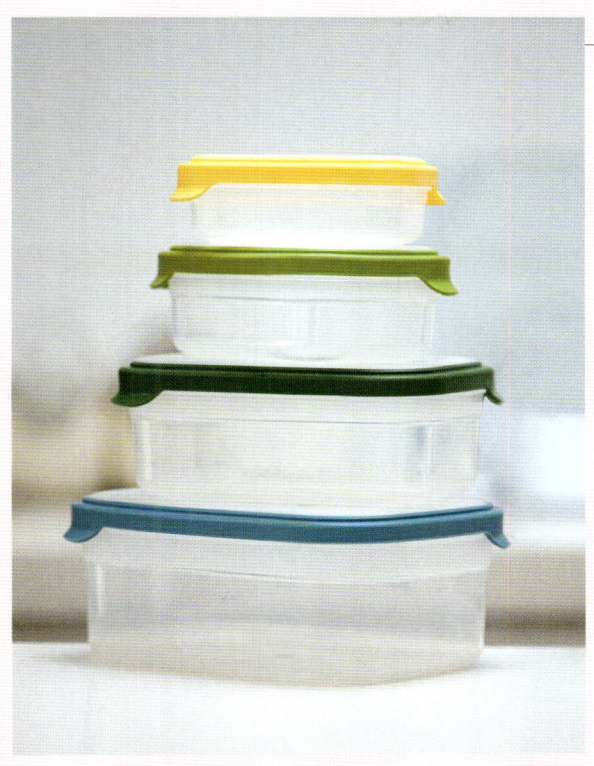

Seien wir realistisch, es ist nicht immer möglich, Kunststoffe zu vermeiden. Man kann aber dennoch etwas für seine Hormone tun, indem man BPA-freie Produkte wählt, wie die gezeigten Lebensmittelbehälter, und in Kunststoff eingewickelte Lebensmittel vermeidet.

Also, was ist die Lösung?

Ja, wir leben in einer Welt voller Chemikalien – aber es ist dennoch nicht alles dem Untergang geweiht. Im Zuge eines immer stärker werdenden Bewusstseins für die Gesundheitsrisiken verzichten inzwischen viele Unternehmen auf die Verwendung dieser Stoffe und reagieren damit auf Verbraucherforderungen.

So gibt es Bio-Kosmetika und umweltfreundliche Haushaltsreiniger. Zudem ist es recht einfach, unverpackten Lebensmitteln den Vorzug zu geben und Küchengeräte und Aufbewahrungsbehälter aus Glas, Metall und Holz zu verwenden.

Überdies sind die Informationsmöglichkeiten mittlerweile so gut, dass man sich umfassend über die in einem Produkt enthaltenen Chemikalien informieren kann. Schauen Sie auf den Websites von Umwelt- und Verbraucherschutzorganisationen nach.

Lassen Sie sich nicht von Werbeslogans wie »ganz natürlich« oder »rein« verführen – dies sind keine geschützten Ausdrücke und ersetzen nicht die genaue Prüfung der Inhaltsstoffe auf dem Etikett.

sie in die Atmosphäre abgegeben. Sie entstehen bei der Herstellung von Pestiziden und Herbiziden sowie beim Bleichen von Zellstoff und Papier und sind auch in einigen Tampons und Monatsbinden zu finden. Dioxine können auch das Ergebnis von natürlichen Prozessen sein und werden dann durch Vulkane oder Waldbrände in die Luft abgegeben. Sie können in der Nahrungskette akkumuliert werden, vorwiegend im Fettgewebe von Tieren, und werden von uns durch Fleisch- und Milchprodukte, Fisch und Meeresfrüchte aufgenommen. Dioxine sind endokrine Disruptoren und können Reproduktions- und Entwicklungsprobleme verursachen und das Immunsystem schädigen.

STÖRFAKTOR DREI

Die moderne Ernährung

Unsere komplizierte Beziehung zum Essen

Essen ist eine erfreuliche Beschäftigung, und Kochen ist ein Hobby geworden. Sehr häufig haben wir keine Zeit – oder nehmen uns vielmehr nicht die Zeit – richtige Speisen zu kochen. Wir greifen einfach zu verarbeiteten, bequemen Lebensmitteln, die wir in der Mikrowelle erwärmen (in Kunststoff). Aber unseren Körpern ist es egal, wie beschäftigt wir sind. Sie sind immer noch für Lebensmittel aus der Natur ausgelegt: rein, unverarbeitet und vollwertig.

Eine optimale Ernährung ist ein wichtiger erster Schritt in jedem Programm zur Wiederherstellung des hormonellen Gleichgewichts. Der Körper braucht bestimmte Vitamine, Mineralstoffe und Fettsäuren, um Sexualhormone ebenso wie Stresshormone zu produzieren. Unsere Hormone müssen ernährt werden, um dafür zu sorgen, dass wir schlank, voller Energie, ausgeglichen und in geistiger Hochform sind. Daher ist es von großer Bedeutung, was Sie sich in den Mund stecken.

Wenn aus gutem Essen ungesundes Essen wird

Durch die Ernährung verursachte Belastungen sind ein wesentlicher Faktor für das hormonelle Ungleichgewicht bei Frauen. Das kann das Essen ungesunder Lebensmittel, übermäßiges Essen oder das Auslassen von Mahlzeiten sein – Dinge, die wir alle ab und an tun, ohne dass uns die negativen Auswirkungen auf unsere Hormone bewusst sind. Übergewicht hat ebenfalls einen negativen Effekt auf das hormonelle Gleichgewicht.

Das ist alles ziemlich verwirrend. Vielleicht denken Sie ja, dass Ihre fettarme Diät der Schlüssel zum Abnehmen und für eine gute Gesundheit ist. Ich glaube aber, dass dieser Ernährungstrend eine der wichtigsten Ursachen für die heutzutage auftretenden gesundheitlichen Probleme ist. Fett und Cholesterin sind wichtige Bausteine für die Produktion von Sexualhormonen. Eine fettarme Ernährung reduziert die Möglichkeit Ihres Körpers, Sexualhormone zu produzieren, und senkt auch die Aufnahme wichtiger fettlöslicher Mikronährstoffe wie Vitamin A, D, E und K. Und ehrlich gesagt, wenn diese »fettfreie« Ernährung funktionieren würde, wären wir alle schon längst supergesund und hätten unser Idealgewicht.

Bauch weg

Kämpfen Sie auch mit dem hartnäckigen Bauchfett? Ich kann's verstehen. Ich war in derselben Situation und passte einfach nicht in mein Lieblings-Shirt. Die Lösung? Vergessen Sie die Waage. Uns interessiert das Gewicht nicht mehr. Ich möchte, dass Sie nicht mehr »Abnehmen« denken, sondern »Bauch weg«. Unser Gewicht schwankt von Natur aus im Laufe des Monats. Ein geringerer Umfang, insbesondere in der Taille, ist ein viel genauerer Indikator dafür, dass Sie Fett verlieren.

Was macht uns abnehmresistent?

Haben Sie in letzter Zeit in den Spiegel geschaut und einen permanenten Schwimmring um Ihre Taille bemerkt, der nicht weggehen will? Oder den Bauch, den Sie vergeblich versuchen, in Ihrer Hose zu verstecken? Viele Frauen sagen, dass sie alles versucht haben und einfach nicht abnehmen können. Darum sind sie überzeugt davon, dass sie alles richtig machen, aber abnehmresistent sind. Übermäßiges Essen, zu große Portionen und Inaktivität spielen natürlich eine Rolle, aber es gibt noch jede Menge weiterer Faktoren. Wir haben bereits gesehen, dass ein Ungleichgewicht bei den Verwegenen Sechs zu einer Gewichtszunahme führen kann. Zu viel Östrogen, Insulin und Cortisol und eine eingeschränkte Schilddrüsenfunktion haben großen Einfluss auf die Einlagerung und die Zunahme von Bauchfett.

Weniger Schlaf, mehr Gewicht?

Ja, das stimmt, schlechter Schlaf kann zu einer Gewichtszunahme führen. Wie? Schlaf ist wichtig für die Steuerung von Insulin, Leptin und Ghrelin – Hormone, die für die Steuerung des Hunger-, Heißhunger- und Sättigungsgefühl verantwortlich sind. Leptin wird in den Fettzellen produziert. Es signalisiert dem Hypothalamus, wenn wir genug Energie aufgenommen haben/satt sind, und verstärkt den Stoffwechsel. Der Leptinspiegel ist nach einer Mahlzeit am höchsten, wenn das Hormon eine Botschaft an den Hypothalamus sendet, dass wir genug haben und die Nahrungsaufnahme beenden sollten. Ghrelin wird im Verdauungstrakt produziert und stimuliert den Appetit. Ich stelle mir dieses Hormon gerne als einen Gremlin vor, denn schlechter Schlaf senkt den Leptinspiegel und erhöht den Ghrelinspiegel, sodass Sie sich nach dem Essen nicht satt fühlen und Ihr Appetit angeregt wird. Gremlins wollen immer mehr!

Ernährung ist die Grundlage für eine gute Gesundheit und ein hormonelles Gleichgewicht. Gewichtsabnahme, sofern Sie das brauchen, ist das Ergebnis.

STÖRFAKTOR VIER

Chronischer Stress

Ist der moderne Lebensstil schuld?

Wir haben ja schon über Cortisol gesprochen, unser Stresshormon, und darüber, warum Stress nach wie vor die größte Gefahr für die Gesundheit von Frauen im 21. Jahrhundert ist. Unsere Körper sind so ausgelegt, dass sie kleine Spitzen von akutem Stress mit Unterbrechungen puffern können. Wir sind aber nicht dafür gemacht, mit dem chronischen täglichen Stress fertigzuwerden, unter dem eine Mehrheit von uns heutzutage ganz offensichtlich leidet.

Obwohl wir nicht mehr denselben Gefahren ausgesetzt sind wie unsere Vorfahren, laufen bei Stress nach wie vor dieselben physiologischen Veränderungen in unseren Körpern ab. Wenn unsere Nebennieren Adrenalin und Cortisol ausstoßen, schalten diese Botschaften alle anderen Funktionen im Körper aus. Darüber hinaus verändern diese Stresshormone die Funktionen des Körpers. Wenn wir in diesen Kampf-oder-Flucht-Modus eintreten, aktivieren wir das vegetative Nervensystem (VNS). Das VNS ist zuständig für die Regulierung bestimmter Körperprozesse wie Blutdruck, Herzfrequenz und Atemfrequenz. Es wird in zwei Bereiche untergliedert: sympathisches und parasympathisches Nervensystem.

Das sympathische Nervensystem wird in Notfällen aktiviert, die von uns »Kampf« oder »Flucht« erfordern, es verbraucht viel Energie: Unser Blutdruck steigt, unser Herz schlägt schneller, die Lungen atmen tiefer, sodass mehr Sauerstoff in den Körper gelangt. Es werden mehr Nährstoffe für Gehirn und Muskeln bereitgestellt, die Blutzuckervorräte werden geöffnet, um mehr Energie freizusetzen, unsere Arterien weiten sich, damit mehr Blut hindurchgepumpt werden kann. Wir sind in Alarmbereitschaft, konzentriert und bereit zur Aktivität. Das vegetative Nervensystem schaltet darüber hinaus auch Systeme ab, die wir in dem Moment nicht benötigen, wie Reproduktion, Hunger, Wachstum, Verdauung.

Das parasympathische Nervensystem wird außerhalb von Notfällen aktiviert und ermöglicht uns das »Ausruhen« und »Verdauen«. Es bewahrt und restauriert, fördert Wachstum, Reparatur und Schlaf, baut Gewebe auf und sorgt für ein ordnungsgemäßes Funktionieren von Hormonen, während es den Verdauungstrakt stimuliert, um Nahrung zu verarbeiten und Abfälle effizient zu eliminieren.

Stress für das Gehirn?

Haben Sie auch festgestellt, dass Ihr Gedächtnis nicht mehr das ist, was es einmal war? Eine der Folgen von chronischer Überbelastung durch Cortisol ist die mögliche Beeinträchtigung des Frontallappens in Ihrem Gehirn. Die Stressreaktion, die für ein Überleben um jeden Preis ausgelegt ist, beginnt in unserem Gehirn. Bei einer Aktivierung können Gedächtnis und Lernfähigkeit beeinträchtigt werden. Wenn Sie sich also benommen und vergesslich fühlen, könnte das daran liegen, dass Sie Stress ausgesetzt sind.

In prähistorischer Zeit hielt der Stress nie lange an, und da er unweigerlich zu physischer Aktivität führte (beispielsweise das Weglaufen vor dem Löwen), wurde Glukose schnell verstoffwechselt und der Blutzuckerspiegel auf Normalniveau zurückgebracht. Auf diese Weise wurde wieder ein Gleichgewicht der Stresshormone hergestellt. Das ist jedoch nicht der Fall bei dem chronischen Stress, dem wir heutzutage ausgesetzt sind. Kein Wunder, dass unsere Hormone nicht glücklich sind. Aber Säule drei: Fürsorge (siehe Seite 68–71) und Säule sechs: Stärkung (siehe Seite 78–81) bieten die Möglichkeit, mit dem Stress ein für alle Mal fertig zu werden.

Entzündungen – das innere Feuer

Entzündungen sind ein wichtiger Teil unserer Immunreaktion. Wenn wir einen entzündeten Rachen oder einen Insektenstich haben, wird unser Immunsystem sofort aktiv – der betroffene Bereich wird aufgrund einer verstärkten Durchblutung geschwollen, rot und warm, da die weißen Blutkörperchen vermehrt in diesen gebracht werden. Unsere Nebennierenhormone interagieren mit dem Immunsystem und lösen eine inflammatorische Ausschüttung aus. Aus evolutionärer Sicht ist diese Reaktion des Körpers sinnvoll, denn wir brauchen eine Entzündung, falls wir durch den Löwen, der uns verfolgt, verletzt werden. Bei chronischem Stress hingegen ist unser Immunsystem ständig unnötig aktiv. Dies wirkt sich negativ auf unsere hormonelle Gesundheit aus, und die niedrigschwelligen chronischen Entzündungen bilden die Wurzel zahlloser Erkrankungen wie Allergien, Autoimmunkrankheiten, Herzkrankheiten, Übergewicht, Diabetes, Demenz, Depressionen, Asthma, Schuppenflechte und sogar Krebs.

Ihr Wohlbefinden-Konto

Wir können den Stress wahrscheinlich nicht völlig aus unserem Leben verbannen, aber wir können dafür sorgen, dass wir genügend Reserven auf unserem Wohlbefinden-Konto haben, um uns bei eintretendem Stress zu schützen. Und denken Sie daran, dass es bei diesem Wohlbefinden-Konto keinen Überziehungskredit und keine Kreditkartenfunktion gibt: Wenn Sie Ihr Konto überziehen, geht es Ihnen schlecht. Versuchen Sie also, immer auf der Haben-Seite zu sein.

Abbuchungen:
— ungesunde Ernährung
— zu wenig Schlaf
— zu wenig oder zu viel körperliche Aktivität
— chronischer, unablässiger Stress

Einzahlungen:
— Ausruhen
— Meditation
— moderate Bewegung
— Yoga
— nährstoffreiches Essen
— Zeit für sich selbst
— Schlaf
— Lachen
— Liebe

STÖRFAKTOR FÜNF

Schlechte Verdauung

Verbessern Sie Ihre Darmfunktion

Wie ist Ihre Verdauung? Wir sprechen meist nicht gern über unseren Darm oder noch schlimmer über unseren Stuhlgang. Aber das ist wirklich ein wichtiges Thema. Wenn wir Blähungen, tagelang keinen Stuhlgang oder Durchfall haben, sind das Zeichen, dass irgendetwas mit unserer Verdauung nicht stimmt. Das kann sich letztlich auch negativ auf unser hormonelles Gleichgewicht auswirken. Ein irritierter Darm kann unbehandelt zur Entwicklung verschiedenster gesundheitlicher Probleme und damit zu zusätzlichem Stress, Entzündungen und einem hormonellen Ungleichgewicht im Körper führen. Viele der hormonellen Erkrankungen, die ich in meiner Klinik behandle, sind mit Problemen des Verdauungstrakts verbunden. Oftmals fehlt den Leuten das Verständnis für die entscheidende Verbindung zwischen einem gesunden Verdauungssystem, dem Gehirn und optimal funktionierenden Hormonen. Ihre Verdauung in einen guten Zustand zu bekommen, muss zu einer Ihrer Prioritäten werden.

Darmhirn?

Wir alle kennen das Gefühl von Schmetterlingen im Bauch, oder dass wir vor einem großen Ereignis plötzlich Krämpfe bekommen und schnell zur Toilette müssen. Es gibt definitiv eine Verbindung zwischen unserem Verdauungssystem und unseren Gefühlen. Dies wird als Darm-Hirn-Achse bezeichnet und erklärt auch Begriffe wie »Bauchgefühl« und »auf seinen Bauch hören«.

Unser Verdauungssystem hat sein eigenes, unabhängiges Nervensystem, das enterische Nervensystem (ENS), das mit unserem Gehirn kommuniziert und über das vegetative Nervensystem (VNS) – den sympathischen und parasympathischen Nerven – mit ihm verbunden ist. Das bedeutet, dass Stress sich auch auf dieses System auswirkt.

Eine sehr wichtige Aufgabe des ENS besteht darin, dafür zu sorgen, dass sich alles von oben nach unten bewegt, was durch die Kontraktion der Muskelzellen (Peristaltik) gewährleistet wird. Während das Mikrobiom (die Darmflora) bestimmte Vitamine produziert und unsere Nährstoffe aufnimmt, unterstützt das ENS die Verdauung durch die Ausschüttung von Darmhormonen und Enzymen und lässt gleichzeitig das Blut fließen, um die absorbierten Speisen und Nährstoffe an ihren Bestimmungsort zu bringen. Es spielt auch eine Rolle bei Immun- und Entzündungsprozessen im Körper, indem es mit den Zellen im Darm kommuniziert.

Das Verdauungssystem bildet die Basis unseres Immunsystems, denn etwa 60 Prozent unserer Immunabwehr befinden sich direkt unter der dünnen Darmschleimhaut. Dort kommt auch der größte Teil unserer Neurotransmitter (Botenstoffe) wie Serotonin (das Glückshormon) her. Darum ist es sehr wichtig, dass wir dieses System in Ordnung halten, damit wir uns wohlfühlen – ein glücklicher Darm bedeutet ein glückliches Gehirn.

Ihre Darmflora

Darmflora ist eine Sammelbezeichnung für unser körpereigenes Ökosystem von Mikroorganismen im Darm. Diese Billionen von Mikroben leben in unserem Darm, wo sie uns helfen, die Nahrung zu verdauen, wo sie Nährstoffe absorbieren, Vitamine produzieren, Hormone regulieren, den Stuhl eindicken und Giftstoffe ausscheiden. Wir müssen sie unterstützen, damit sie diese wichtigen Aufgaben reibungslos erledigen können.

Die Darmflora jedes Menschen ist einzigartig und kann von Hunderten verschiedenen Bakterienstämmen bewohnt werden. Wir wissen, dass eine gesunde Darmflora vielfältig und reichlich vorhanden ist. Dass das so bleibt, können wir unter anderem mit einer abwechslungsreichen Vollwerternährung mit Präbiotika und Probiotika (meine »Öko-Krieger«) unterstützen. Bei einer unausgeglichenen oder verarmten Darmflora können sich schädliche Mikroorganismen, beispielsweise Parasiten, gefährliche Bakterien und Pilze wie Candida ausbreiten. Wenn zu viele der schädlichen Bakterien vorhanden sind, kann dies zu einem Ungleichgewicht führen, das auch als Störung der Darmflora (Dysbiose) bezeichnet wird und schwerwiegende gesundheitliche Probleme zur Folge haben kann. Durch eine solche Dysbiose tritt das Enzym Beta-Glucuronidase verstärkt auf, das das durch die Leber verpackte, ausstoßfertige Östrogen wieder öffnet und erneut im Körper zirkulieren lässt.

Einfache, leicht durchführbare Maßnahmen für eine gute Darmgesundheit finden Sie in Säule zwei: Gleichgewicht (siehe Seite 64–67).

Wie steht es mit Ihrem Stuhlgang?

Haben Sie jeden Tag Stuhlgang? Wenn ja: Ist Ihr Stuhl hart wie kleine Pellets? Oder ist er flüssig wie Wasser oder weich wie ein Kuhfladen? Oder ist er so hart, dass es wehtut und vielleicht sogar blutet? Sehen Sie sich die Stuhlformen-Skala auf der nächsten Seite an und schauen Sie, wo Ihr Stuhl hineinpasst.

Achtung: Die nachfolgende Seite ist vielleicht nichts für sehr zart besaitete Gemüter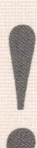

Gesunder Stuhlgang

Der Darm hat eine sehr wichtige Torwächter-Rolle – er lässt nur die guten Dinge in den Körper diffundieren (Nährstoffe, Vitamine und Mineralstoffe) und hält die schlechten Dinge draußen (unverdauliche Nahrung, Giftstoffe). Wenn seine Funktion in irgendeiner Weise gestört wird, beginnen wir, die Effekte der Aufnahme von Toxinen zu spüren und auf Lebensmittel zu reagieren. Das kann eine Autoimmunreaktion hervorrufen, zu Blähungen und Krämpfen führen und Müdigkeit sowie die verschiedensten Stuhlprobleme verursachen. Letztgenanntes wiederum verhindert eine ordnungsgemäße Ausscheidung der verbrauchten Hormone. Was verursacht diese Probleme? Sie können es sich schon denken: eine Ernährung mit viel Zucker und verarbeiteten, minderwertigen Lebensmitteln und wenig Gemüse und Ballaststoffen. Eine übermäßige Einnahme von Antibiotika, entzündungshemmenden Medikamenten und Schmerzmitteln und natürlich chronischer Stress machen die Sache nicht besser.

Stuhlformen-Skala (wir haben sie so sauber gehalten, wie wir konnten)

TYPE 1	**Einzelne, feste Kügelchen (fast wie Hasenköttel), schwer auszuscheiden** Ein klarer Hinweis auf eine Verstopfung. Essen Sie genügend Gemüse und trinken Sie genug Wasser?
TYPE 2	**Wurstartig, klumpig, schwer auszuscheiden** Deutet darauf hin, dass Sie eine leichte Verstopfung haben oder auf dem Weg dorthin sind.
TYPE 3	**Wurstartig mit rissiger Oberfläche** Ein fast idealer Stuhl, wobei die rissige Oberfläche jedoch darauf hindeuten könnte, dass Sie dehydriert sind.
TYPE 4	**Wurstartig mit glatter Oberfläche, leicht auszuscheiden** Trara! Der Idealstuhl.
TYPE 5	**Einzelne weiche, glattrandige Klümpchen** Ein loser, weicher Stuhl deutet oft auf eine ballaststoffarme Ernährung hin.
TYPE 6	**Breiig mit wenig Form oder formlos** Sie könnten eine Entzündung im Darm, zu wenige »Öko-Krieger« oder etwas verzehrt haben, was Ihnen nicht bekommen ist. Oder ein Durchfall kündigt sich an.
TYPE 7	**Völlig flüssig** Ein eindeutiger Hinweis auf Durchfall, etwas, das Sie nicht allzu häufig haben sollten.

Auf der Grundlage der Bristol Stool Scale (Bristol-Stuhlformen-Skala) (Heaton et al, 1992)

Nicht zurückhalten!

Die Verdauung ist bei jedem Menschen unterschiedlich, je nachdem was wir essen oder was gerade in unserem Leben geschieht. Wenn Sie sich jedoch im Gleichgewicht befinden, sollte der Großteil Ihres Stuhlgangs vom Typ 4 sein. Typ 1 bedeutet Verstopfung und Typ 7 Durchfall – Probleme, die wir alle von Zeit zu Zeit haben, die aber nicht ständig auftreten sollten.

Wenn zwischen Ihren Stuhlgängen mehrere Tage vergehen, ist das schlecht für Ihre Hormone und möglicherweise durch ein hormonelles Ungleichgewicht bedingt. Verstopfung ist nicht normal, egal wie alt Sie sind. Sie verstärkt zudem ein vorhandenes hormonelles Ungleichgewicht, da Ihr Körper dann überschüssiges Östrogen nicht ausscheiden kann. Das Östrogen wird durch den Darm reabsorbiert und gelangt wieder in den Blutkreislauf. Und das, nachdem Ihre Superhelden-Leber so viel Arbeit investiert hat, es loszuwerden.

Ich bin überzeugt, dass mein Balance-Plan Ihnen bei der Lösung Ihrer Verdauungsprobleme und der Linderung Ihrer Verdauungsbeschwerden helfen kann. Falls Sie aber immer noch das Gefühl haben, dass Sie zu selten oder zu oft auf die Toilette müssen oder dass das, was dabei herauskommt, nicht in Ordnung ist, bitten Sie Ihren Hausarzt, Sie auf Erkrankungen wie Reizdarmsyndrom (RDS) zu untersuchen. Jede länger anhaltende Veränderung Ihres Stuhlgangs, die nicht normal für Sie ist, sollte durch Ihren Hausarzt untersucht werden.

Essen Sie sich Ihren Darm gesund

Verstopfung ist nicht normal – aber ebenso wenig normal ist es, fünfmal am Tag Stuhlgang zu haben. Wenn Sie Darmprobleme haben, sollten Sie etwas dagegen unternehmen. Ein Überdenken Ihrer Ernährung ist ein guter Ausgangspunkt.

Die folgenden Rezepte sind alle Teil meines 4-Wochen-Ernährungsplans und besonders gut für die Verdauung:
— Grüne Smoothies (siehe Seite 109 und 110)
— Tropischer Kurkuma-Smoothie (siehe Seite 108)
— Würziger Matcha-Latte (siehe Seite 112)
— Overnight-Oats mit Obst und Nüssen (siehe Seite 114)
— Quinoa-Brei mit Beeren (siehe Seite 116)
— Hühnerbrühe (siehe Seite 166)
— Gedämpfter Spitzkohl (siehe Seite 196)
— Gedämpftes grünes Gemüse (siehe Seite 198)
— Gemischter Kräutersalat (siehe Seite 191)
— Einfaches Sauerkraut (siehe Seite 200)

STÖRFAKTOR SECHS

PCOS & Endometriose

Wie Sie gesehen haben, gibt es eine ganze Reihe von Störfaktoren, die verhindern, dass Ihre Hormone optimal funktionieren. Aber wenn Sie eine gynäkologische Erkrankung haben, bekommen Sie das Gefühl, nichts tun zu können, um wieder die Kontrolle über Ihr hormonelles Gleichgewicht zu erlangen.

Zunächst einmal möchte ich sagen, dass ungewöhnliche Schmerzen, Blutungen, Bauchbeschwerden, Schwellungen usw. unbedingt von einem Arzt abgeklärt werden sollten. Wenn Sie eins oder mehrere der auf diesen Seiten beschriebenen Symptome haben, bitten Sie Ihren Arzt, dies näher zu untersuchen. Dieses Buch ist kein medizinischer Leitfaden, und es gibt noch wesentlich mehr gynäkologische Erkrankungen als erwähnt sind. Ich möchte hier näher auf zwei der verbreitetsten Probleme eingehen: das polyzystische Ovarialsyndrom (PCOS) und Endometriose. Für diese beiden Erkrankungen gibt es keine schnelle Lösung, und Sie werden eventuell Medikamente benötigen, aber Sie können durch Veränderungen Ihrer Ernährung und Ihrer Lebensweise deutliche Erleichterungen erreichen. Lassen Sie sich von einem ausgebildeten Ernährungsberater einen auf Sie zugeschnittenen persönlichen Ernährungsplan erarbeiten.

Polyzystisches Ovarialsyndrom (PCOS)

Bei dieser hormonellen Störung bilden sich an den äußeren Rändern der Eierstöcke verschiedene Zysten. Beim PCOS sind jedoch nicht nur die Eierstöcke betroffen, denn diese Erkrankung verursacht ein hormonelles Ungleichgewicht in allen Drüsen des Körpers, einschließlich Hypophyse, Zirbeldrüse, Schilddrüse, Nebenschilddrüse, Thymus, Nebenniere und Bauchspeicheldrüse. Wissenschaftler sind sich über die genauen Ursachen nicht einig, bekannt ist aber, dass durch diese Erkrankungen die Eierstöcke mehr Testosteron als normal produzieren, was sich negativ auf die Eibildung auswirken und das Risiko für Fehlgeburten erhöhen kann. Viele Forscher glauben, dass PCOS durch eine erhöhte Insulinproduktion im Körper ausgelöst wird. Zu viel Insulin führt zu einer Insulinresistenz, die dann die Eierstöcke dazu bringt, zusätzliches Testosteron zu produzieren, woraus viele der mit PCOS in Verbindung gebrachten Symptome resultieren.

Fünf bis zehn Prozent aller Frauen leiden am PCOS-Syndrom. Ich bin eine von ihnen und kenne die Probleme.

Welche Symptome können auftreten?

— fettige Haut
— hartnäckige Akne
— unregelmäßige Menstruation oder Amenorrhö (völliges Ausbleiben der Regelblutung)
— schmerzvolle Menstruation
— Schwierigkeiten oder Unmöglichkeit, schwanger zu werden, aufgrund eines unregelmäßigen oder ausbleibenden Eisprungs
— übermäßiger Haarwuchs im Gesicht und am Körper (Hirsutismus)
— Gewichtszunahme, insbesondere im Bauchbereich
— Haarausfall oder -ausdünnung
— Stilwarzen (Fibrome), häufig in der Achselhöhle oder im Halsbereich
— geringe Menge an Sexualhormon-bindendem Globulin (SHBG)
— vermehrt auftretende Fehlgeburten
— hoher Prolaktin- und Östrogenspiegel
— starke Regelblutungen mit Klumpenbildung

Konventionelle Behandlung von PCOS

— Medikamente zur Regulierung der Menstruation wie beispielsweise die Antibabypille in niedriger Dosierung
— Metformin wird häufig zur Regulierung des Insulinspiegels bei Frauen mit Insulinresistenz oder Typ-2-Diabetes verschrieben
— Bei Kinderwunsch wird Clomid (Clomifencitrat) zur Auslösung des Eisprungs verschrieben
— Arzneimittel zur Reduzierung von unerwünschtem Haarwuchs

Was können wir selbst tun?

PCOS ist zwar eine lebenslange Erkrankung, aber ich kann gar nicht genug betonen, wie sehr eine Veränderung Ihrer Ernährung und Ihrer Lebensweise den Verlauf verbessern kann – ich bin das beste Beispiel dafür. Wir müssen versuchen, die zugrunde liegenden Ursachen für PCOS zu beeinflussen, das heißt, die Insulinresistenz zu korrigieren und dem Körper die notwendigen Nährstoffe zuzuführen (siehe Rezeptteil auf den Seiten 106–213) sowie ein Gleichgewicht der Verwegenen-Sechs-Hormone anzustreben (im Detail auf den Seiten 20–31 dargestellt). Auch wenn Sie eine konventionelle Behandlung benötigen, arbeiten Sie bitte gleichzeitig an den zugrunde liegenden Ursachen, indem Sie einen ganzheitlichen Ansatz verfolgen und den Balance-Plan anwenden (insbesondere Säule zwei: Gleichgewicht, siehe Seite 64–67).

Sie sind nicht allein

5–10 Prozent aller Frauen leiden am PCOS-Syndrom. Ich bin eine von ihnen und kenne die damit verbundenen Probleme. Bei vielen Frauen wird es allerdings nicht diagnostiziert. Die Symptome sind von Frau zu Frau verschieden und manchmal schwer auf den Punkt zu bringen. Wenn Sie jedoch mehrere der aufgeführten Anzeichen oder Symptome an sich feststellen, wenden Sie sich an Ihren Arzt.

Endometriose

Endometriose ist eine weitverbreitete Erkrankung, bei der Gebärmutterschleimhaut (Endometrium) außerhalb der Gebärmutterhöhle vorkommt. Schätzungsweise sind in Deutschland 2–6 Millionen Frauen von Endometriose betroffen, die als Autoimmunkrankheit betrachtet wird. Sie tritt in der Regel im Alter von 25–40 Jahren bei geschlechtsreifen Frauen auf, kann aber auch schon früher vorkommen. Bei Frauen in der Menopause ist sie eher selten zu beobachten.

Bei einer Endometriose entwickelt sich häufig Gebärmutterschleimhaut an den Eierstöcken, den Eileitern, im Bauchraum sowie im Darm oder an der Blase. Diese Gebärmutterschleimhaut reagiert während des monatlichen Menstruationszyklus genauso auf die hormonellen Veränderungen wie die Schleimhaut in der Gebärmutter, das heißt, sie wird dicker, wird abgebaut und blutet. Im Unterschied zur Schleimhaut der Gebärmutterhöhle kann die abgebaute Schleimhaut an anderen Stellen nicht abfließen, sodass das entstehende Blut das umgebende Gewebe reizt und Schmerzen und Entzündungen verursacht.

Welche Symptome können auftreten?

Zu den wichtigsten Symptomen gehören Regelschmerzen (Dysmenorrhö), starke Blutungen, Schmerzen in Unterbauch, Becken und Lendenrücken, Schmerzen beim Geschlechtsverkehr (Dyspareunie), Zwischenblutungen sowie Unfruchtbarkeit oder Empfängnisprobleme. Weitere Symptome können sein: Beschwerden bei der Blasen- oder Darmentleerung, Blutungen aus Nase, Blase oder Darm, blutiger Husten, Übelkeit, Ohnmachtsanfälle und Lethargie.

Manche Frauen sind allerdings bei einer Endometriose völlig symptomfrei und erhalten die Diagnose erst, wenn sie sich gründlich untersuchen lassen, weil sie trotz Kinderwunsch nicht schwanger werden.

Konventionelle Behandlung von Endometriose

Ihr Hausarzt wird Sie wahrscheinlich an einen Gynäkologen überweisen, der verschiedene Untersuchungen einschließlich einer Ultraschalluntersuchung vornehmen wird. Für eine endgültige Diagnose sind eine Laparoskopie (Bauchspiegelung mithilfe eines speziellen optischen Geräts) sowie eine Biopsie erforderlich, die unter Vollnarkose durchgeführt werden.

Da es keine Heilung für Endometriose gibt, zielt die Behandlung darauf, die Symptome zu lindern und das Gebärmutterschleimhautgewebe zu reduzieren oder in seinem Wachstum zu hemmen sowie, wenn möglich, die Fruchtbarkeit zu erhalten oder wiederherzustellen. Dazu wird eine Kombination aus entzündungshemmenden Schmerzmitteln, Hormonbehandlungen, Antibabypille und/oder Operation eingesetzt.

Was können wir selbst tun?

Endometriose ist mit Entzündungen und erhöhter Östrogenaktivität verbunden. Dagegen können wir eine Menge tun, beispielsweise einen ausgeglichenen Blutzuckerspiegel herstellen, ein gesundes Körpergewicht aufrechterhalten, Entzündungen und den Kontakt mit Umweltgiften reduzieren, die Ausscheidungsfunktion des Körpers unterstützen und einen aktiven Lebensstil führen. Bei all dem kann Ihnen der Balance-Plan helfen.

Endometriose ist mit Entzündungen und erhöhter Östrogenaktivität verbunden. Eine Veränderung von Ernährung und Lebensstil kann für die Milderung der Symptome Wunder wirken, sodass Sie Ihre Lebensfreude zurückerhalten.

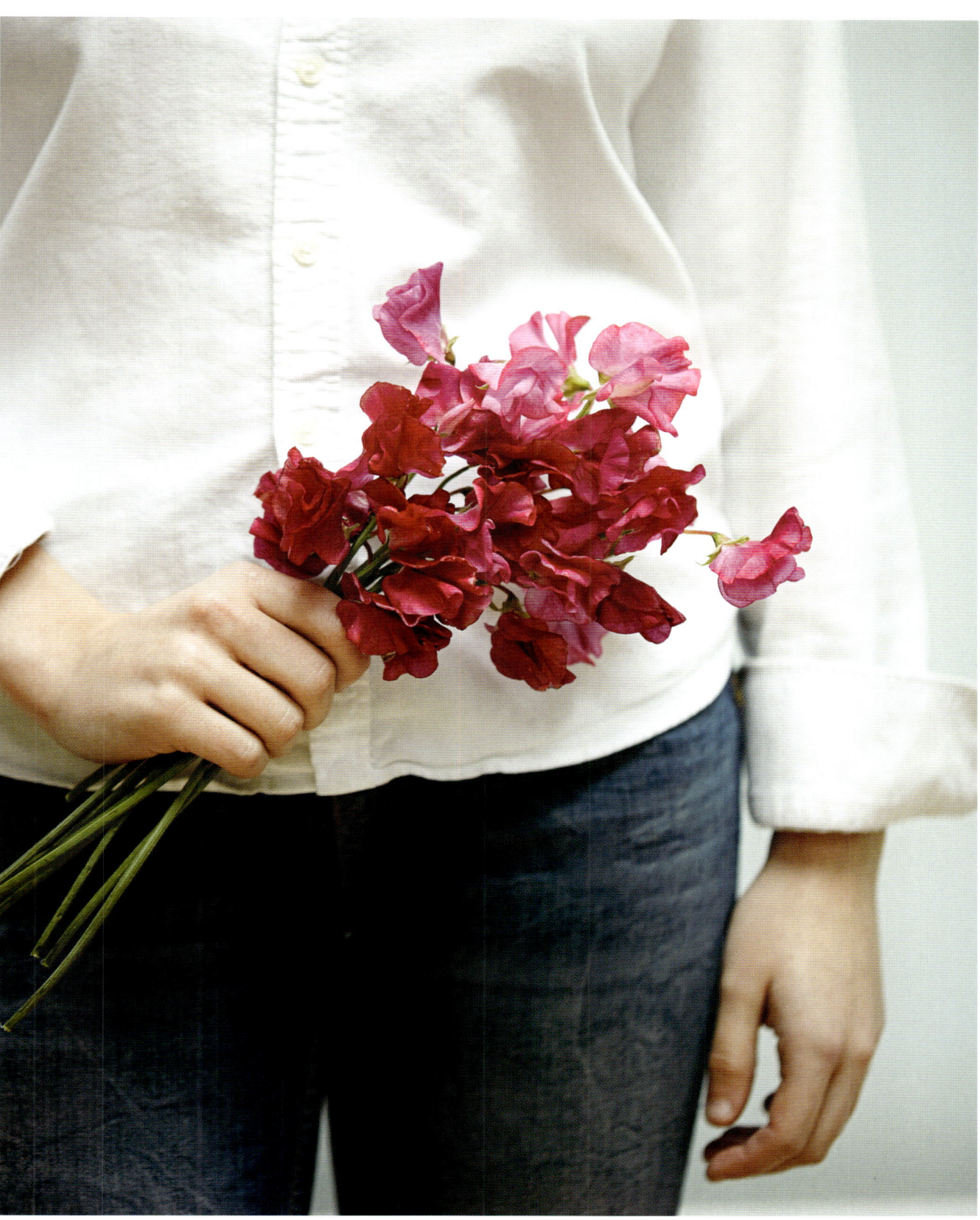

STÖRFAKTOR SIEBEN

Perimenopause

Wechselzeiten

Das Wort »Menopause« (auch Wechseljahre oder Klimakterium) ruft die unterschiedlichsten Gefühle hervor. Einige von uns erfüllt es mit Angst, da wir es als Zeichen einer Krankheit oder der Alterung betrachten, während andere sehnsüchtig auf das Ende Ihrer Menstruation warten. Die Menopause bezeichnet die letzte Menstruation der Frau und tritt durchschnittlich im Alter von 50–51 Jahren auf. Die Jahre davor, eine Zeit hormoneller Veränderungen, werden als Perimenopause bezeichnet. Aber warum gehen einige Frauen fast symptomfrei durch diese Lebensphase, während andere das Gefühl haben, von einem Zug überrollt zu werden?

Was läuft da eigentlich genau ab?

Lassen Sie mich zunächst betonen: Die Menopause ist weder Krankheit noch ein medizinisches Leiden. Sie kennzeichnet eine wichtige Phase im Leben einer Frau: das Ende des Menstruationszyklus und damit das Ende der natürlichen Reproduktion. Einfach gesagt: Wir haben keine Eier mehr. Woher weiß man, wann diese Phase eintritt? Wenn Sie seit mehr als einem Jahr keine Regelblutung mehr hatten, wird Ihr Arzt Ihnen sicherlich sagen, dass Sie die Menopause hinter sich haben.

Der Begriff Perimenopause bezeichnet die Jahre bis zu diesem Zeitpunkt. Bei einigen Frauen können die ersten Symptome bereits 10–15 Jahre vorher auftreten (andere sind symptomfrei oder spüren mit Ende 40 nur einige wenige Symptome. Gehen Sie also nicht automatisch davon aus, dass es eine schreckliche Zeit werden wird). Im Lauf der Jahre ist die Anzahl der in Ihren Eierstöcken angelegten Eier aufgebraucht und die Funktion Ihrer Eierstöcke nimmt ab. Zusammen mit diesen Veränderungen sinkt Ihr Östrogen-, Progesteron- und Testosteronspiegel. Nun übernehmen die Nebennieren und die Fettzellen die Produktion der Sexualhormone, das heißt, wir verlieren unsere Verwegenen Sechs nicht völlig. Mit dem Absinken der Hormonspiegel ändert sich der Menstruationszyklus und hört schließlich ganz auf.

Mögliche Symptome der Perimenopause
— Hitzewallungen
— Antriebslosigkeit
— nächtliches Schwitzen
— Gewichtszunahme
— vaginale Trockenheit
— Osteoporose
— Stimmungsschwankungen
— Gelenkschmerzen

Menopause und die Schilddrüse

Eine unausgeglichene Hormonproduktion in der Schilddrüse kann zahlreiche Symptome hervorrufen, die denen der Perimenopause ähneln, wie Gewichtszunahme, Stimmungsschwankungen, trockene Haut oder geringe Libido. Hinzu kommt, dass ein vorhandenes Ungleichgewicht bei den Schilddrüsenhormonen sich oft während der Menopause verstärkt. Lassen Sie also Ihre Schilddrüsenhormone untersuchen.

— Reizbarkeit
— Kopfschmerzen
— geringere Libido
— Alterung von Haut und Haar
— Depressionen
— Angstzustände
— Reizbarkeit
— Gedächtnisstörungen
— Bauchfett
— Haarausfall
— Verlust an Selbstvertrauen
— Schwindelanfälle
— Haarwuchs im Gesicht
— Schmerzen beim Geschlechtsverkehr
— Panikattacken
— seltsame Träume
— Müdigkeit

Was verursacht diese Symptome?

Sie vermuten es sicher schon … unsere Hormone. Die Schwankungen im Hormonspiegel sowie dessen generelles Absinken können zu Problemen in der Perimenopause führen. So sinkt beispielsweise der Östrogenspiegel allmählicher als der Progesteronspiegel ab, wodurch zeitweise eine Östrogendominanz auftreten kann, die bekannterweise zu Hitzewallungen beiträgt. Verstärkt werden die hormonellen Veränderungen durch Stress, Übergewicht und ungesunde Ernährung.

Durch den sinkenden Testosteronspiegel haben wir manchmal das Gefühl, wir würden lieber alles Mögliche machen, nur keinen Geschlechtsverkehr haben. Außerdem wird dadurch unsere Muskelmasse und Kraft beeinträchtigt und unsere Haut dünn und trocken.

Also, was können wir tun?

Vielleicht würden Sie am liebsten sofort zu einer Hormonersatztherapie (HET) oder einer Bioidentischen Hormonersatztherapie (BHET) greifen, die in meinen Augen jedoch nur übertünchende Pflaster sind. Wenn Ihre Eierstöcke den Staffelstab übergeben haben, werden die Sexualhormone in den Nebennieren produziert. Diesen Übergang können wir durch die Unterstützung dieser Drüsen mittels Veränderungen in unserer Ernährung und Lebensweise reibungsloser gestalten.

Wenn Sie dieses Programm konsequent durchführen, werden Sie Folgendes merken: Entweder werden Sie Ihre Symptome und Ihr Ungleichgewicht mildern und korrigieren können oder Sie benötigen weitere Untersuchungen und Behandlungen. Falls bei Ihnen Letzteres der Fall sein sollte, haben Sie mit der Durchführung des Programms zumindest die Voraussetzungen dafür geschaffen, dass Ihr Körper besser auf Behandlungen wie HET anspricht. Siehe Säule zwei: Gleichgewicht (Seite 64–67) und Säule sechs: Stärkung (Seite 78–81).

Die Menopause ist weder Krankheit noch ein medizinisches Leiden. Sie kennzeichnet eine wichtige Phase im Leben einer Frau.

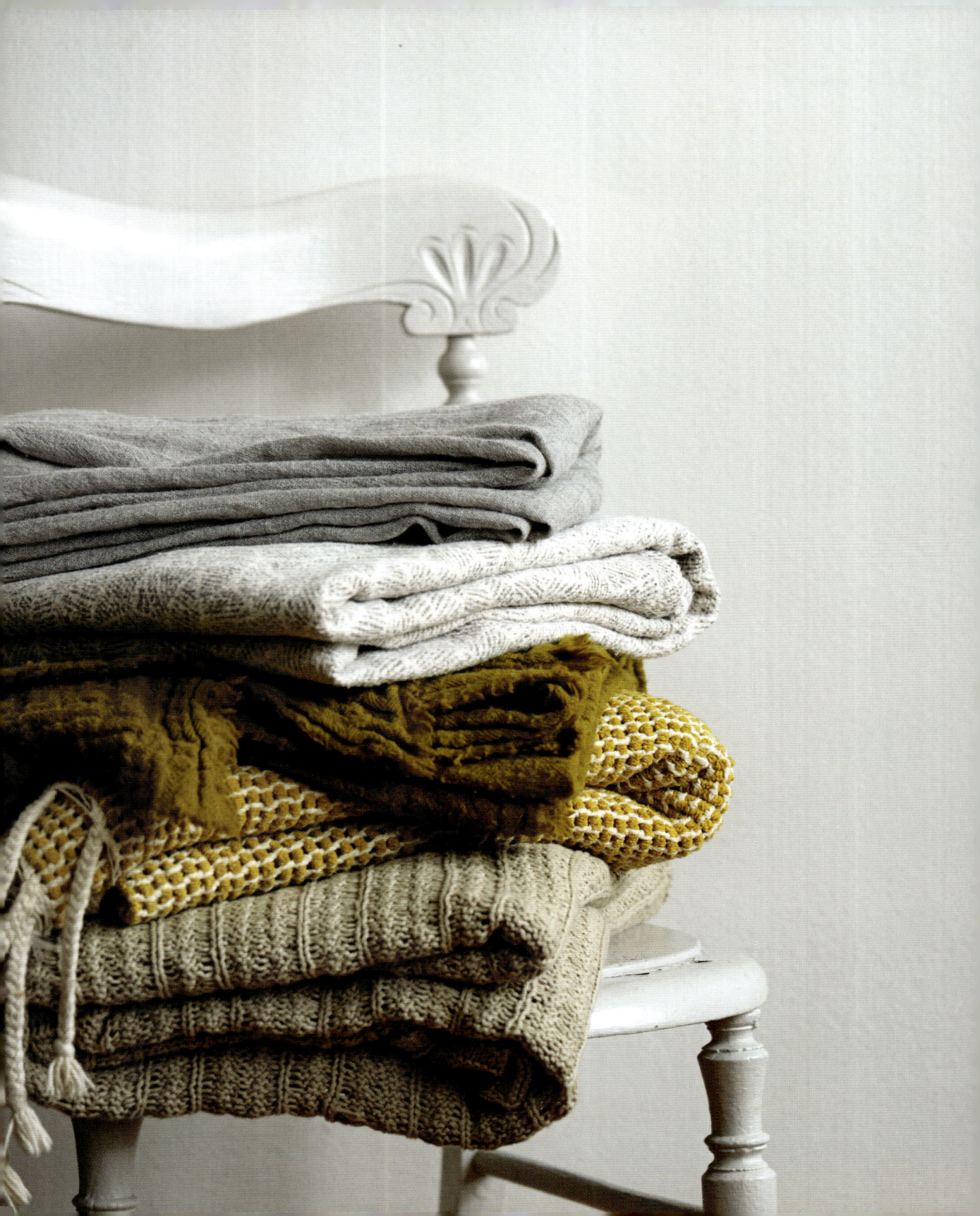

TEIL 3

Die sechs Säulen des hormonellen Gleichgewichts

Auf welche Säulen sollten Sie sich stützen?

Ich möchte Ihnen jetzt die sechs Säulen vorstellen, auf denen mein Balance-Plan basiert. Am besten lesen Sie sich alle durch, denn alle werden in der einen oder anderen Weise für Sie relevant sein. Schließlich arbeiten unsere Hormone aufeinander abgestimmt zusammen. Allerdings werden einige dieser Säulen für Sie wichtiger sein als andere. Vielleicht ernähren Sie sich ungesund, dann sollten Sie sich als Erstes der Säule Ernährung zuwenden. Oder Sie sind so beschäftigt, überarbeitet und gestresst, dass Sie sich vor allem auf die Säulen Fürsorge und Stärkung konzentrieren sollten. Beim Lesen werden Sie sicherlich das eine oder andere Mal denken: »Ja! Das muss ich unbedingt verändern.«

Dieser Abschnitt ist insgesamt wichtig, und jede Säule ergänzt die andere. Nehmen Sie sich also die Zeit, alles in sich aufzunehmen. Aber obwohl hier viele Themen angesprochen werden, sollten Sie sich nicht überfordert fühlen. Denken Sie immer daran: Das Ziel des Programms besteht zwar darin, jede einzelne Säule in Ihr tägliches Leben zu integrieren, aber es geht um Fortschritt, nicht um Perfektion.

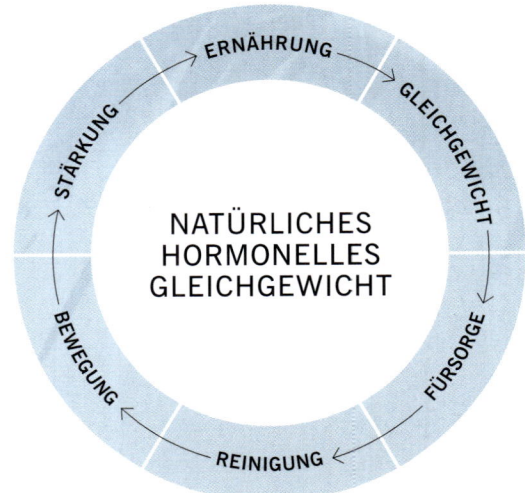

»Zeit für sich selbst« ist kein Luxus, sondern eine Notwendigkeit. Denken Sie daran, einen Moment innezuhalten und durchzuatmen.

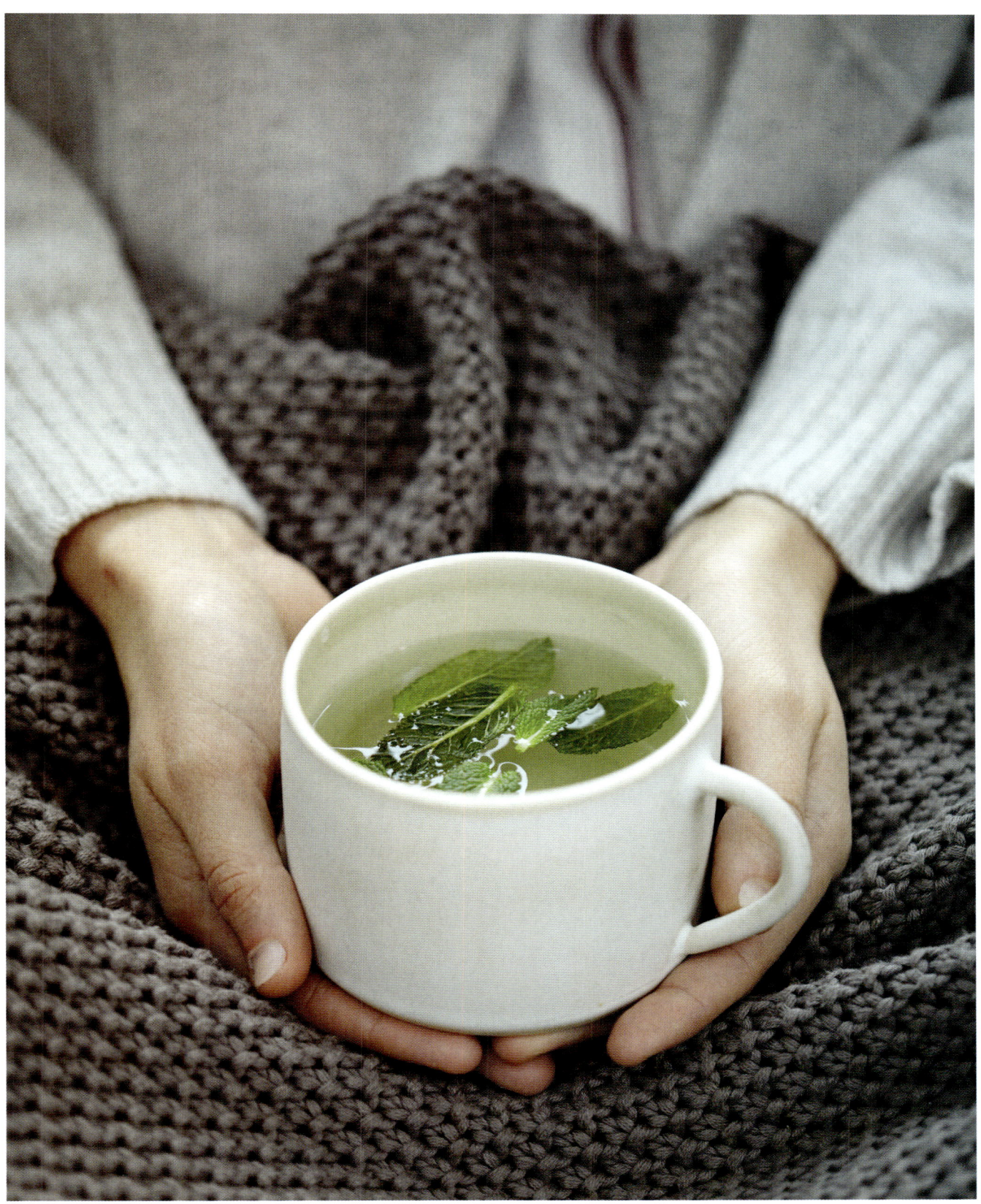

SÄULE EINS

Ernährung

Um optimal und effizient zu funktionieren und Hormone zu synthetisieren, muss der Körper ständig mit Nährstoffen versorgt werden. Deshalb sollten wir unsere Einstellung zur Ernährung verändern. Die gute Nachricht ist, dass einige einfache Optimierungen in unserem Speiseplan einen großen Unterschied für unser hormonelles Gleichgewicht machen können, und zwar sofort.

Allzu oft essen wir unterwegs oder sind abgelenkt und bemerken nicht, was wir essen. Aber Essen ist Information, und diese Information wird an unsere Gene, Zellen, Hormone und unseren Stoffwechsel weitergegeben. Das Ziel einer optimalen Ernährung besteht nicht nur darin, Krankheiten abzuwehren, sondern auch darin, den Körper zu versorgen, damit er vital ist und wir eine positive, ausgewogene Einstellung haben.

Mit der Ernährung für sich selbst sorgen ist vielleicht das übergreifende Ziel des Balance-Plans mit seinem 4-Wochen-Ernährungsplan und den leckeren Rezepten. Was Sie genau essen sollten, können Sie ausführlich im Abschnitt ab Seite 82 lesen. Hier habe ich das Wichtigste zusammengefasst. Aber es geht nicht nur darum, was man essen sollte. Wir werden unsere Einstellung zur Ernährung in einigen einfachen Schritten ändern: Essen sollte Genuss sein.

»Hausordnung«:

Essen Sie vollwertig, kein verarbeitetes Junkfood
Verarbeitete Lebensmittel enthalten nur wenige Nährstoffe. Vergessen Sie Junkfood und kaufen Sie in der Bioecke des Supermarkts nährstoffreiche, vollwertige Lebensmittel. Betreten Sie das Zentrum des Supermarkts, das »Bermudadreieck der guten Vorsätze«, nur, um Dinge wie Olivenöl, Nüsse und Samen, Nussmus, Kräutertee und Drogerieartikel wie Toilettenpapier zu kaufen. Aber passen Sie auf, denn dort gibt es jede Menge Hochglanzverpackungen, um Sie zu verführen.

Essen Sie die richtigen Kohlenhydrate
Ich weiß, schon wieder die Sache mit den Kohlenhydraten. Die richtigen Kohlenhydrate zu essen, ist von großer Bedeutung für unseren Körper – und das bedeutet nicht, keine zu essen. Die richtigen sind ballaststoffreiche Vollkornlebensmittel sowie Gemüse und alles, was wir als langkettige oder komplexe Kohlenhydrate bezeichnen. Sie sind nährstoffreich und enthalten reichlich Ballaststoffe, die wir für eine gesunde Verdauung benötigen. Vermeiden Sie raffinierte Kohlenhydrate – Weißbrot, Pasta, weißen Reis, Kuchen, Kekse, Feingebäck – und vor allem Zucker und künstliche Süßstoffe (siehe Seite 92).

Essen Sie täglich gute Fette
Fett macht Sie nicht fett, sondern Zucker. Wenn wir die richtigen Fette in der richtigen Menge essen, können wir Hormone bilden, es werden Entzündungen reduziert und unsere Zellen und unsere Haut bleiben geschmeidig (siehe Seite 93).

Essen Sie Gemüse in den Regenbogenfarben
Füllen Sie ihren Teller mit Gemüse in verschiedenen Farben, denn deren Pigmente geben einen Hinweis auf die verschiedenen Nährstoffe. Je mehr unterschiedliche Farben, desto mehr Vitamine und Mineralstoffe nehmen Sie zu sich. Setzen Sie sich das Ziel, fünf bis zehn Portionen Gemüse

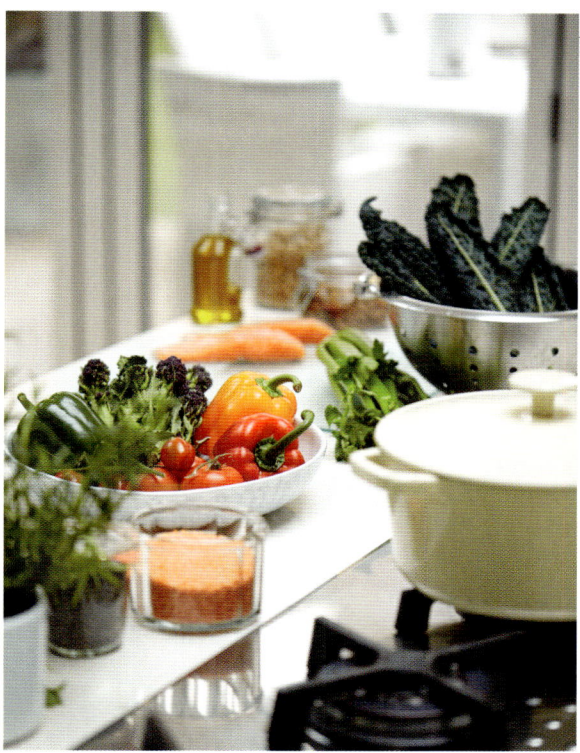

Genießen Sie Lebensmittel in den Farben des Regenbogens und füllen Sie Ihre Küche mit frischem, farbenfrohem Obst und Gemüse, guten Fetten und gesundem Eiweiß. Werfen Sie das Fast Food hinaus.

am Tag zu essen. (Eine Portion hat etwa die Größe Ihrer Faust, rund 80 g.)

Essen Sie nur ganze Früchte, keinen Fruchtsaft

Essen Sie ein bis zwei ganze, frische Früchte pro Tag, wenn möglich mit Schale und Kerngehäuse. Nur mit der ganzen Frucht – nicht mit dem Fruchtsaft – nehmen Sie Ballaststoffe und Nährstoffe auf. Obwohl Trockenfrüchte gut schmecken und sowohl Ballaststoffe als auch Nährstoffe liefern, enthalten sie oft Fruchtzucker in konzentrierter Form, der Ihren Blutzuckerspiegel in die Höhe treiben kann. Seien Sie vorsichtig damit.

Essen Sie jeden Tag Detox-Krieger

Anstatt sich einer Cleansing- oder Detox-Kur zu unterziehen, sollten Sie Ihrer Leber und Ihren Hormonen jeden Tag Liebe zukommen lassen und entgiftende Lebensmittel wie Kreuzblütengewächse und dunkelgrünes Blattgemüse in Ihre Ernährung aufnehmen. Ihre Detox-Krieger helfen bei der Ausleitung verbrauchter Hormone, der optimalen Funktion der Leber und der ordnungsgemäßen Ausscheidung von Abfallprodukten.

Füttern Sie Ihre Öko-Krieger

Zur Aufrechterhaltung einer gesunden und vielfältigen Darmflora, die Sie für eine gute Verdauung, eine starke Immunabwehr und ein hormonelles Gleichgewicht benötigen, müssen Sie die guten Mikroben in Ihrem Darm richtig versorgen. Essen Sie dazu fermentierte Lebensmittel, Präbiotika und jede Menge Ballaststoffe.

Essen Sie täglich hochwertiges Eiweiß

Versuchen Sie, wenn irgend möglich, nur Eiweiß von Tieren aus Weidehaltung und aus ökologischem Landbau zu essen. Ich würde lieber weniger des Guten verzehren, als mit Hormonen und Antibiotika vollgestopfte tierische Produkte oder Hülsenfrüchte voller Pestizide und Insektizide. Essen Sie sowohl pflanzliches als auch tierisches Eiweiß (siehe auch Seite 92 für Eiweißquellen).

Reduzieren Sie Entzündungen

Chronische Entzündungen bedeuten nichts Gutes für Ihr hormonelles Gleichgewicht. In dem 4-Wochen-Plan versuchen wir, Entzündungen mithilfe von Gemüse und der entzündungshemmenden Superhelden Kurkuma und Ingwer zu reduzieren.

Trinken Sie täglich einen grünen Smoothie

Grüne Smoothies enthalten reichlich Ballaststoffe, Detox-Krieger und Magnesium sowie weitere Nährstoffe. Probieren Sie die Smoothie-Rezepte auf Seite 108–110 aus und testen Sie, welcher Ihnen am besten schmeckt.

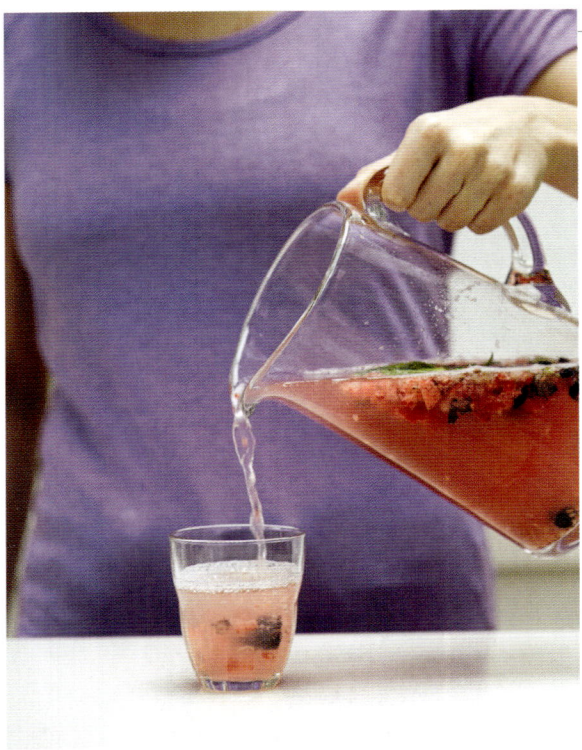

Bereiten Sie eine leckere und gesunde Alternative zu Limonaden zu, indem Sie kohlensäurehaltiges Wasser mit Ihren Lieblingsfrüchten und Gemüse aromatisieren. Ein sprudelndes Getränk voller Antioxidantien ist mein Beeren-Minze-Fizz, siehe Rezept auf Seite 111.

Verzicht wird sich positiv auf Ihre Hormone und Ihre Energie auswirken. Wenn Sie auf Koffein und Co. vertrauen, setzen Sie auf eine langsame Entwöhnung.

Kaufen Sie so viel Bio wie möglich

Dadurch wird die toxische Belastung reduziert und das hormonelle Gleichgewicht unterstützt, da Xenoöstrogene, Antibiotika und Hormone in tierischen Produkten, Chemikalien in Düngemitteln, Pestiziden und Herbiziden als Störfaktoren für unsere Verwegenen Sechs (und die Natur) fungieren.

Verabschieden Sie sich von Gluten ...

Wir springen hier nicht einfach auf den »glutenfrei«-Trend auf. Es gibt jedoch zahlreiche wissenschaftliche Untersuchungen, die zeigen, dass Gluten im Darm extrem entzündungsfördernd wirken und Blähungen und Unwohlsein hervorrufen kann. Unser 4-Wochen-Ernährungsplan ist natürlich glutenfrei (siehe Seite 98–105), Danach können Sie, wenn Sie möchten, Gluten wieder in kleinen Mengen in Ihre Ernährung aufnehmen (siehe Seite 97).

... und Milchprodukten

Ein weiterer wichtiger Faktor. Unser Ziel ist es, unsere Hormone in ein Gleichgewicht zu bringen, und leider enthalten Milchprodukte jede Menge tierischer Hormone, einschließlich Östrogen. Bei Produkten aus konventioneller Landwirtschaft kommen noch Chemikalien und Antibiotika hinzu. Unser Ernährungsplan (siehe Seite 98–105) ist auch frei von Milchprodukten, aber Sie können nach diesen vier Wochen wieder Milchprodukte in kleinen Mengen verzehren (siehe Seite 97).

Ausreichende Flüssigkeitszufuhr

Trinken Sie gefiltertes Wasser und Kräutertees, um Ihren Flüssigkeitshaushalt über den Tag hinweg ausgeglichen zu halten. Flüssigkeitsmangel kann Ihre Konzentration, Stimmung und Verdauung sowie das Erscheinungsbild Ihrer Haare und Ihrer Haut und Ihre Energie beeinträchtigen, ganz zu schweigen von der Belastung, die er für Ihren Körper darstellt. Um optimal zu funktionieren, benötigen wir eine ausreichende Flüssigkeitsversorgung. Wenn es Ihnen schwerfällt, pures Wasser zu trinken, versuchen Sie, es natürlich und zuckerfrei mit Minze oder Früchten zu aromatisieren.

Koffein, Alkohol und Stimulanzien vermeiden

Dies ist sicherlich schwigrig, wenn Sie auf Kaffee vertrauen, um durch den Tag zu kommen, und Wein, um zu entspannen. Aber glauben Sie mir: Sie brauchen die beiden nicht wirklich! Ein

Achtsames Essen

Bei Achtsamkeit geht es darum, »ganz dabei« zu sein, frei von Ablenkung. Die Verdauung beginnt in dem Moment, in dem Sie den ersten Bissen in den Mund stecken. Nehmen Sie sich also Zeit, gründlich zu kauen, damit Sie mit dem wichtigen Verdauungsprozess direkt durchstarten. Nehmen Sie sich auch Zeit beim Essen, damit Sie Ihrer Verdauung ausreichend Zeit geben und Ihr Sättigungsgefühl spüren, wenn Sie genug haben.

Am einfachsten essen Sie achtsam – und sei es auch nur bei einem simplen Snack – indem Sie alle Ihre Sinne einsetzen. Wie sieht das Essen aus? Wie schmeckt und riecht es? Wie fühlt es sich im Mund an? Schmecken Sie alles, was Sie essen. Genießen Sie es. Die Beherrschung der Kunst des intelligenten Essens ist viel wichtiger, als das Kalorienzählen. Stellen Sie sich folgende Fragen:
— Mache ich gleichzeitig andere Dinge, wenn ich esse?
— Esse ich langsam und kaue ich jeden Bissen ordentlich?
— Merke ich, wenn ich nicht achtsam esse?
— Höre ich auf zu essen, wenn ich satt bin?

Konzentrieren, verbinden, nähren
Wir alle haben eine Tendenz, von einer Aufgabe zur nächsten zu hetzen. Wir essen am Schreibtisch und antworten nebenbei noch auf eine E-Mail. Wir essen beim Aufräumen oder auf dem Weg zum Auto. Wir essen vor dem Fernseher, während wir das Programm verfolgen, aber von unserem Essen abgelenkt sind. Das erweckt den Eindruck von effektivem Multitasking, aber wie hoch ist der Preis, den Ihr hormonelles Gleichgewicht dafür bezahlt! Wenn Sie unter Stress essen, wird das Blut aus dem Verdauungstrakt abgeleitet, was die Verdauung erschwert, sodass der Speisebrei dort länger verweilt und gärt, was zu Blähungen und Krämpfen führt. Wenn Sie abgelenkt sind und schnell essen, essen Sie auch ohne Aufmerksamkeit und wesentlich mehr, als Sie eigentlich benötigen.

Seien Sie dankbar für das Essen
Fühlen Sie Dankbarkeit für das Essen, bevor Sie damit beginnen. Das kann alles Mögliche bedeuten, je nachdem, woran Sie glauben. Nehmen Sie sich einfach einen Moment Zeit, um dankbar zu sein für die Mahlzeit, die Sie gleich genießen werden, und das Privileg, diese nährende Speise zu kosten.

30 Minuten
Nehmen Sie sich Zeit für Ihre Mahlzeit, schließlich ist da kein Löwe, der Sie jagt. Und auch wenn das der Fall wäre, würden Sie nicht trotzdem erst einmal versuchen, Ihr Mittagessen zu beenden? Sie verdienen 30 Minuten Pause, um ganz in Ruhe zu essen. Das gibt Ihnen die Möglichkeit, bewusst und langsam zu essen, sich wirklich auf Ihr Hunger- und Sättigungsgefühl zu konzentrieren, und erlaubt Ihrem Gehirn, die Botschaft zu empfangen, dass Sie satt sind, sodass Sie nicht zu viel essen.

Keine Ablenkungen
Ich weiß, es ist nicht immer möglich, aber versuchen Sie, beim Essen keine Ablenkungen zuzulassen, abgesehen von einem netten Gespräch mit Ihrem Partner oder Freunden. Ich liebe die Abendessen mit meiner Familie, bei denen wir uns über die Ereignisse des Tages austauschen: Der Fernseher ist ausgeschaltet, nichts und niemand stört. Essen Sie allein? Hören Sie klassische Musik, konzentrieren Sie sich auf Ihren Atem und Ihr Essen.

SÄULE ZWEI

Gleichgewicht

Die Grundlage für ausgeglichene Hormone ist ein ausgeglichener Blutzuckerspiegel. Das stabilisiert unsere Insulin-, Cortisol-, Androgen- und SHBG-Spiegel, was unsere Stimmung hebt, unseren Schlaf verbessert, PMS-Symptome verringert und das gefürchtete, hartnäckige Bauchfett reduziert. Der zweite, wichtige Bereich dieser Säule ist der Darm. Ich sage immer: Einmal Stuhlgang am Tag erspart den Arztbesuch. Aber die tägliche Darmentleerung ist nicht alles. Zwischen der Darmgesundheit und der hormonellen Gesundheit besteht ein enger Zusammenhang.

Die 80/20-Regel

Ich halte es so, dass ich bei 80 Prozent meiner Mahlzeiten gesund esse und mir bei den restlichen 20 Prozent etwas Besonderes gönne. Für mich steht bei diesen 20 Prozent natürlicher Zucker im Mittelpunkt. Anfangs bestanden diese 20 Prozent aus Kuchen und Süßigkeiten, aber im Lauf der Zeit hat sich mein Geschmack verändert, und ich wollte andere Lebensmittel.

Halten Sie sich nach dem 4-Wochen-Ernährungsplan zu 80 Prozent an die sechs Säulen und folgen Sie bei den übrigen 20 Prozent Ihren spontanen Gelüsten. Sie werden erstaunt sein, wie gut Sie sich fühlen. Vergessen Sie nicht: Es geht um Beständigkeit, nicht um Perfektion.

Zwölf Schritte, um von der Blutzucker-Achterbahn abzuspringen

1. Sorgen Sie für eine gute Nachtruhe
Unterbrochener Schlaf und ein gestörter Biorhythmus (Schlaf-Wach-Rhythmus) führen zu einem erhöhten Glukose- und Insulinspiegel.

2. Planen Sie im Voraus
Wie oft haben Sie unterwegs schon nach Schokolade, einem Sandwich oder einer Tüte Chips gegriffen? Vermeiden Sie solche Verlockungen durch Planung und das Wissen, dass Sie klügere Alternativen kennen.

3. Essen Sie regelmäßig
Wenn Sie eine Mahlzeit auslassen oder zwei Mahlzeiten weit auseinanderliegen, kann Ihr Blutzuckerspiegel zu stark absinken. Nehmen Sie sich Zeit für drei gleichmäßig über den Tag verteilte Mahlzeiten und vermeiden Sie gedankenloses Naschen zwischendurch.

4. Geben Sie dem Frühstück Vorrang
Um den Morgen gut zu beginnen, essen Sie innerhalb von 1 Stunde nach dem Aufstehen ein gutes, eiweißreiches Frühstück. So steigern Sie Ihre geistige Leistungsfähigkeit und schaffen eine gute Basis für Ihr Hormongleichgewicht an diesem Tag.

5. Essen Sie zu jedem Gericht oder Snack hochwertiges Eiweiß
Eiweiß gibt Ihnen über längere Zeit ein Sättigungsgefühl und verzögert die Umwandlung von kohlenhydratreichen Lebensmitteln in Glukose, sodass der Blutzuckerspiegel weniger schwankt (siehe Seite 92).

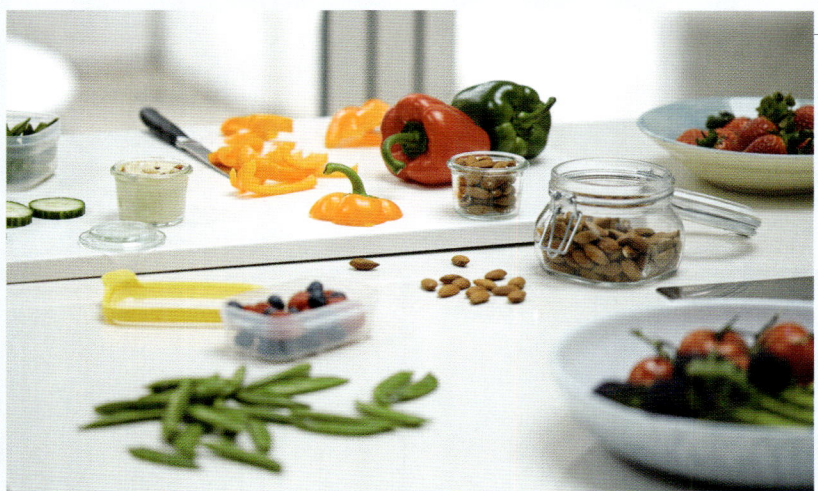

Mithilfe der 80/20-Regel und indem Sie von der Blutzucker-Achterbahn abspringen, erreichen Sie Beständigkeit vor Perfektion. Genießen Sie Ihren neuen, ausgeglichenen Lebensstil.

6. Bevorzugen Sie gesunde Fette

Wie Eiweiß auch verlangsamen gesunde Fette die Umwandlung von kohlenhydratreichen Lebensmitteln in Glukose und sorgen für ein längeres Sättigungsgefühl.

7. Vermeiden Sie Zucker und künstliche Süßstoffe

Zucker ist Zucker, ob in roher oder raffinierter Form. Lesen Sie die Zutatenlisten und beachten Sie, dass Zucker unter verschiedenen Namen auftritt (Sirup und Bezeichnungen mit der Endung -ose wie Saccharose oder Dextrose). Künstliche Süßstoffe wie Aspartam, Saccharin oder Sucralose sind Chemikalien, keine Nahrungsmittel und können zur Insulinresistenz beitragen und den Heißhunger auf Süßes verstärken.

8. Vermeiden Sie alles, was weiß und luftig ist

Die Definition für Zucker muss erweitert werden, denn Zucker ist nicht nur weißer Kristallzucker. Auch Kohlenhydrate in Weißbrot, Feingebäck oder Pasta, um nur einige zu nennen, wandelt der Körper innerhalb von Minuten nach dem Essen in Zucker um.

9. Würzen Sie Ihre Mahlzeiten mit Zimt

Das ist eine meiner Geheimwaffen, und ich hoffe, Sie werden sie lieben. Zimt kann die Insulinempfindlichkeit verbessern und zu einem ausgeglichenen Blutzuckerspiegel beitragen. Außerdem kann er aufgrund seines natürlich süßlichen Geschmacks den ärgerlichen Heißhunger auf Süßes in Schach halten. Streuen Sie einen Teelöffel gemahlenen Zimt auf Ihr Frühstück oder bereiten Sie einen Zimttee zu.

10. Bewegen Sie sich

Sport verbessert Ihre Tatkraft, Ihren Stoffwechsel, Ihr Insulingleichgewicht und Ihr Selbstwertgefühl.

11. Vermeiden Sie Stimulanzien

Alkohol und Koffein können Ihre Nebennieren stimulieren und damit Ihren Cortisolspiegel erhöhen. Denken Sie an eine langsame Entwöhnung.

12. Vermeiden Sie Stress

Cortisol kann den Blutzuckerspiegel erhöhen und ganz allgemein die Hormone aus dem Gleichgewicht bringen.

Darmgesundheit

Ihren Darm gesund zu halten und täglich zu entleeren, kann einer der wichtigsten Schritte hin zu optimaler Gesundheit, Vitalität und ausgeglichenen Hormonen sein. Schauen wir uns einige der häufigsten Darmprobleme an.

Verstopfung

Wenn Sie an Verstopfung leiden, können Sie Toxine und verbrauchte Hormone nicht ausleiten und diese könnten vom Körper wieder aufgenommen werden. Wie viel Wasser haben Sie getrunken? Wenn Sie viel für gewöhnlich viel Kaffee trinken, dann aufhören diesen als Laxativ (Abführmittel) zu verwenden, können Sie Verstopfungen bekommen. Versuchen Sie, täglich viel Gemüse zu verzehren – die Ballaststoffe unterstützen Ihren Stuhlgang.

Pupsen, Rülpsen und Erröten

Wenn Sie nach dem Essen viel Luft im Darm oder ein brennendes Gefühl im Magen haben und die Nahrungsmittel dort ewig verbleiben und damit Sodbrennen, schlechten Atem und Magenverstimmungen verursachen, könnten Sie an Hypochlorhydrie, einem Mangel an Magensäure, leiden. In diesem Fall können Sie Ihre Nahrung nicht richtig aufspalten und wichtige Nährstoffe wie Vitamin B12, Eisen und Kalzium nicht absorbieren, was zu Entzündungen und Infektionen im Verdauungstrakt führen kann.

Nahrungsmittelunverträglichkeit

Fühlen Sie sich nach dem Essen bestimmter Nahrungsmittel schrecklich? Aufgebläht? Verstopft oder mit zu weichem Stuhl? Der Balance-Plan enthält weder Weizen und Gluten noch Milchprodukte, die häufige Auslöser sind.

Acht Tipps für eine bessere Verdauung

Es gibt keine Ernährung, die jederzeit für jeden geeignet ist, aber diese Tipps können jeden zu einer besseren Verdauung führen.

1. Farbe und Frische

Wenn Ihre Nahrungsmittel farblos, eintönig und langweilig aussehen, trifft das höchstwahrscheinlich auch auf deren Nährstoffgehalt zu. Je farbiger Ihre Lebensmittel von Natur aus sind, desto höher ist ihr Nährstoffgehalt. Die Farben einer Pflanze zeigen nicht nur an, dass sie mehr Mineralstoffe und Vitamine enthält, sondern weisen auch auf Pflanzenwirkstoffe hin, die als Phytochemikalien oder sekundäre Pflanzenstoffe bezeichnet werden und kraftvolle heilende, antioxidante und entzündungshemmende Eigenschaften haben.

2. Öko-Krieger

Wir brauchen ein günstiges Gleichgewicht zwischen gesunden und ungesunden Bakterien im Darm. Das können wir mit einer abwechslungsreichen, natürlichen Ernährung, einschließlich vieler Präbiotika und Probiotika, unterstützen. Präbiotika sind nicht verdauliche Lebensmittelbestandteile, die unsere Darmbakterien »düngen«; vor allem Zwiebeln, Lauch, Knoblauch, Hülsenfrüchte, Bananen, Topinambur, Spargel, Nüsse und Samen, Kohl, Chicorée und Äpfel enthalten Präbiotika. Probiotische Nahrungsmittel sind fermentiert und tragen zu einer gesunden Bakterienkultur in unserem Darm bei. Dazu gehören Sauerkraut, Kefir, Tempeh, Kimchi, Miso, Natto, Kombucha.

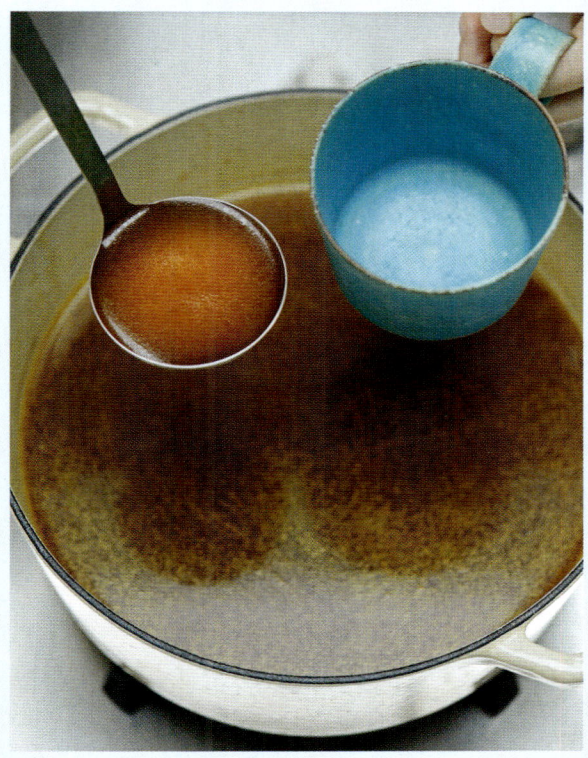

3. Knochenbrühe
Einfache Knochenbrühe steckt voller Aminosäuren und Nährstoffe und ist ein den Darm reparierendes Nahrungsmittel. Sie eignet sich hervorragend zur Unterstützung des Immunsystems sowie zur Reparatur von Gelenken und Bindegewebe. Bereiten Sie sie nach meinem Rezept für Hühnerbrühe auf Seite 166 aus Knochen Ihrer Wahl zu.

4. Abwechslung
Abwechslung ist das Salz des Lebens, aber sie ist auch die Grundlage für eine gesunde Ernährung. Milchprodukte und Weizen gehören zu den Nahrungsmitteln, von denen am häufigsten zu viel gegessen wird. Vermeiden Sie, stets dasselbe zu essen. Seien Sie experimentierfreudig und testen Sie neue Lebensmittel und Gewürze.

5. Ballaststoffe
Gemüse, Vollkorn und Obst enthalten reichlich Ballaststoffe, die für einen regelmäßigen Stuhlgang sorgen und unsere Öko-Krieger füttern. Vollwertkost mit Vollkorngetreide hat wesentlich mehr zu bieten als stark verarbeitete Lebensmittel. Kurz gegartes oder rohes Gemüse und frisches Obst wie Äpfel und Beeren bilden die Grundlage einer gesunden Ernährung.

6. Wasser
Wasser spielt eine entscheidende Rolle für die Verdauung und eine gute Darmfunktion, indem es die Nahrungsmittel aufweicht und Abfallprodukte auswäscht. Trinken Sie während einer Mahlzeit nicht zu viel, da dies die Verdauungsenzyme verdünnen und so eine effiziente Verdauung erschweren kann. Koffeinhaltige Getränke zählen nicht – nur Wasser befeuchtet, reinigt und entgiftet wirklich.

7. Kauen und entspannen
Denken Sie an das achtsame Essen? Kauen ist ein wichtiger Teil des Verdauungsprozesses, da es die Freisetzung von Enzymen im Mund bewirkt, was wiederum alle anderen Verdauungsprozesse weiter unten im Verdauungstrakt beeinflusst. Essen unter Stress oder unterwegs kann die Verdauung behindern und aus dem Gleichgewicht bringen. Wenn Sie Ihr Essen richtig verdauen, die Nährstoffe aufnehmen und weniger unangenehme Gase produzieren wollen, kauen Sie gründlich in entspannter Atmosphäre.

8. Bewegung
Regelmäßige moderate Bewegung ist ebenfalls äußerst vorteilhaft für Ihre Verdauung und kann Verstopfungen lösen. Bei mir wirkt Yoga Wunder für meine Verdauung.

SÄULE DREI

Fürsorge

Sie müssen nicht stundenlang mit »Om« herumsitzen, um die Vorteile der Meditation zu nutzen. Schon 5 Minuten regeneratives Atmen können eine positive Wirkung haben.

Bei dieser Säule geht es darum, unseren wichtigsten Stress- und Stoffwechseldrüsen (Nebennieren und Schilddrüse) mit Fürsorge zu begegnen. Denken Sie daran, dass die Botschaft Stress alle anderen Botschaften im Körper ausschaltet. Ziel dieser Säule ist es, die Stressreaktion zu reduzieren und den Körper mit den Nährstoffen auszustatten, die er zur Unterstützung und Verbesserung Ihres täglichen Lebens benötigt. Um Stress erfolgreich zu bekämpfen und unser inneres Gleichgewicht zu finden, müssen wir die natürliche Entspannungsreaktion des Körpers aktivieren.

Erlernen Sie die 4-7-Atemtechnik

Setzen Sie sich bequem mit entspannten Schultern hin. Legen Sie eine Hand auf die Brust und die andere auf den Bauch. Atmen Sie tief ein und zählen Sie dabei bis vier. Spüren Sie, wie sich Ihr Brustkorb erweitert und die Luft von dort weiter in Ihren Bauch strömt, der sich zum Schluss ebenfalls erweitert. Pausieren Sie kurz und atmen Sie dann aus, wobei Sie bis sieben zählen. Während die Luft aus dem Körper strömt, zieht sich zuerst der Bauch und dann der Brustkorb zusammen. Wiederholen Sie dies zehnmal. Führen Sie diese Übung jeden Morgen und jeden Abend durch. Sie können die Atemtechnik auch jedes Mal einschieben, wenn Sie aufgeregt sind, beispielsweise bei Stress in der Arbeit. Testen Sie diese Übung auch bei Ein- und Durchschlafschwierigkeiten.

Der Atem des Lebens

Das Atmen ist ein so natürlicher Reflex, dass wir normalerweise gar nicht darüber nachdenken. Aber das Atmen dient nicht nur dazu, uns am Leben zu erhalten, sondern kann auch eine große Wirkung auf unser Nervensystem haben. Wie atmen Sie?

Nehmen Sie sich einen Moment Zeit, legen Sie eine Hand auf Ihre Brust und die andere auf den Bauch und atmen Sie so, wie Sie es normalerweise tun. Welche Hand hebt sich mehr, die auf der Brust oder die auf dem Bauch? Wir tendieren häufig zur Brustatmung und versuchen, uns mit kurzen, stoßweisen Atemzügen unseren Weg durch einen stressigen Tag zu bahnen. Die Atmung basiert auf unserem Zwerchfell, dem Bauch und den Interkostalmuskeln. Die tiefe Bauchatmung hilft uns, das sympathische Nervensystem herunterzufahren und das parasympathische Nervensystem zu aktivieren. Das bringt uns ein Gefühl von Ruhe, Vernunft und Präsenz. Es ist eine einfache Technik, die Sie täglich üben können, um Muskelverspannungen und Angst zu lindern und die Nebennieren zu pflegen.

Meditieren Sie

Achtsamkeit und Meditation lehren uns, dem Jetzt und Hier mit Aufmerksamkeit, Offenheit und Akzeptanz zu begegnen. Sie helfen uns, unseren Fokus und die Konzentration zu verbessern, Raum für Kreativität zu schaffen, und machen uns in Stresssituationen belastbarer. Mehr über die verschiedenen Techniken erfahren Sie in Säule sechs: Stärkung (siehe Seite 78–81).

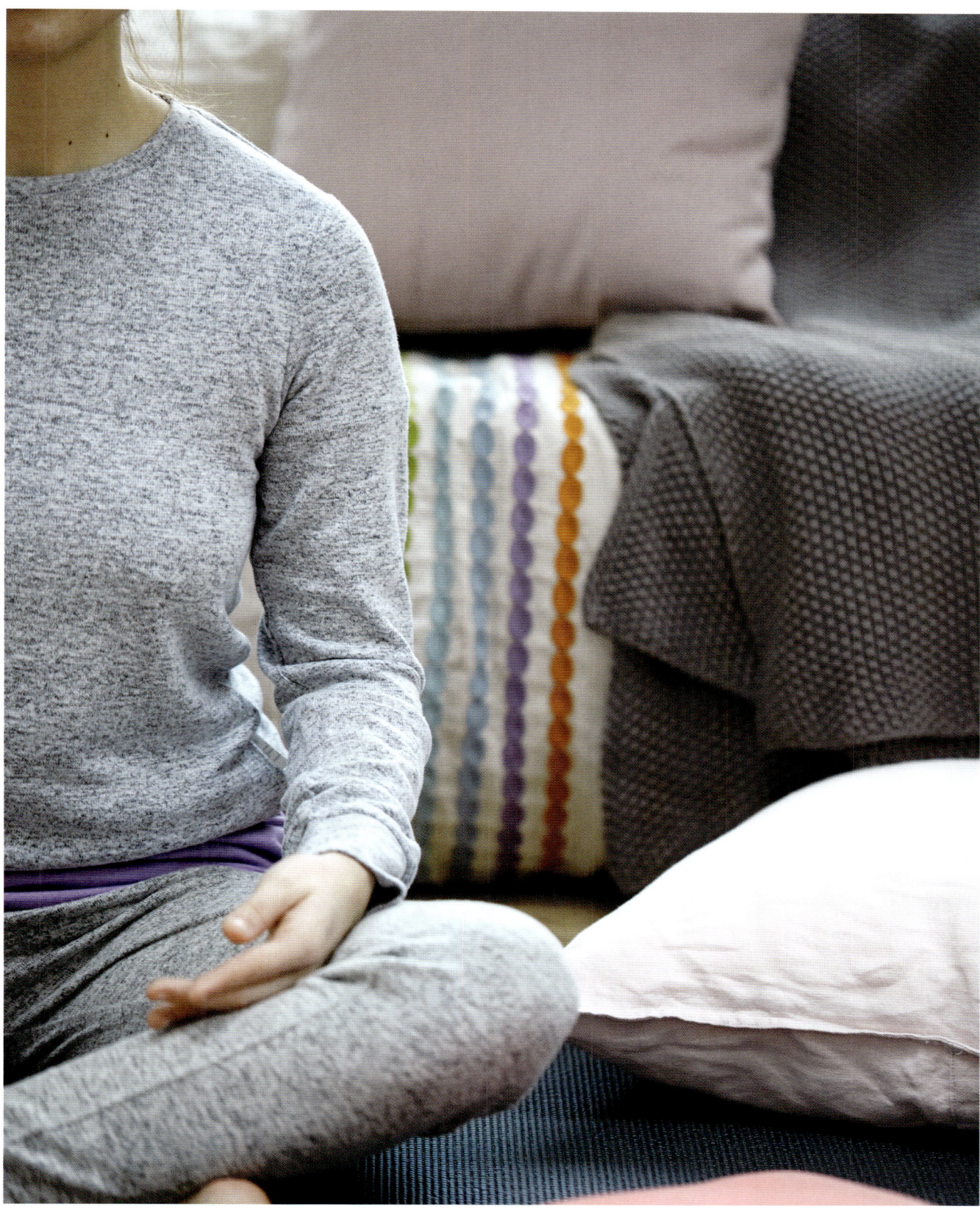

Achten Sie auf ausreichend Schlaf

Schlaf ist von größter Bedeutung für alle Körperfunktionen. Ein guter, erholsamer Schlaf ist wichtig, um die Nebennieren zu pflegen und Stress zu reduzieren. Um die richtige Funktion unserer Nebennieren wieder herzustellen, müssen wir beginnen, eine Sperrstunde für Laptops, Computer, Tablets und Handys einzurichten. Schalten Sie sie einige Stunden vor dem Schlafengehen aus und verbannen Sie sie unbedingt aus Ihrem Schlafzimmer. Wir brauchen eine Pause von dem hormonstörenden blauen Licht (und der Stress verursachenden Stimulierung), um unseren Biorhythmus und unseren Cortisol- und Melatoninspiegel wieder ins Gleichgewicht zu bringen.

Lachen Sie mehr

Über dieses Thema rede ich besonders gerne mit meinen Klienten. Wann haben Sie das letzte Mal so richtig gelacht? Lachen ist Nahrung für die Seele und davon kann man nicht genug haben. Schauen Sie sich einen lustigen Film an, gehen Sie in eine Comedy-Show, lesen Sie ein albernes Buch, bei dem Sie laut lachen müssen, verbringen Sie Zeit mit Ihren witzigsten Freunden. Bringen Sie mehr Freude in Ihr Leben.

Verändern Sie Ihre Stressreaktion

Das ist einfacher gesagt als getan, ich weiß, aber manchmal machen wir einfach aus einer Mücke einen Elefanten. Sind Sie schon einmal aus der Haut gefahren und haben dann einige Tage später gedacht: »Warum habe ich mich eigentlich so aufgeregt?« Wie Sie inzwischen wissen, unterscheidet der Körper nicht zwischen einer echten Bedrohung und chronischem Stress – beides wirkt sich gleich negativ auf unser hormonelles Gleichgewicht aus. Wenn Sie viele Probleme haben, die Sie bearbeiten müssten, dann sollten Sie vielleicht einmal mit einem Therapeuten sprechen.

Das nächste Mal, wenn Sie in eine Stresssituation geraten und spüren, wie der Ärger in Ihnen aufsteigt, treten Sie einen Schritt zurück und machen Sie die Atemübung von Seite 68. Fühlen Sie sich schon besser? Ja, diese schwierige E-Mail von Ihrem Chef muss beantwortet werden, aber nicht auf Kosten Ihrer Gesundheit und Ihrer Verwegenen Sechs. Schreiben Sie die Antwort in aller Ruhe, schicken Sie die E-Mail ab und fahren Sie

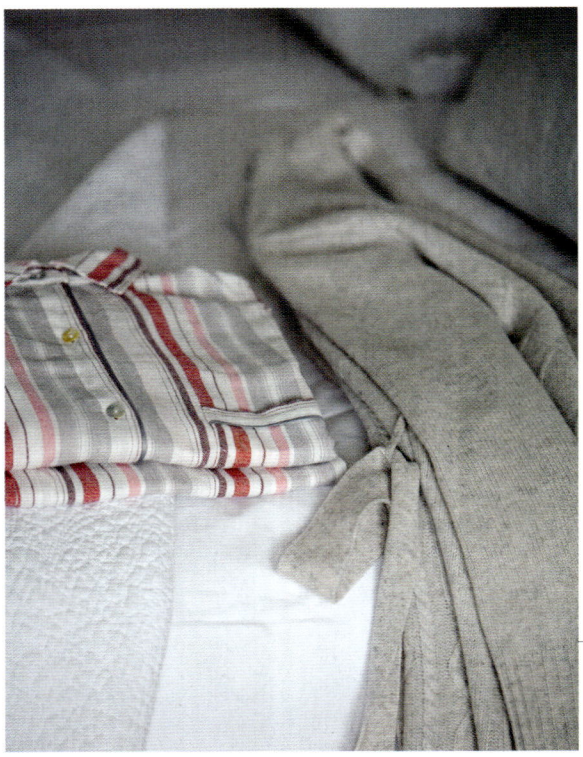

Brauchen Sie mehr Schwung am Tag? Gehen Sie früh zu Bett und ruhen Sie sich länger aus. Schlaf ist ein unterschätzter Held, dem wir mehr Aufmerksamkeit widmen sollten.

mit Ihrem Tag fort. Vielleicht wird es einige Zeit dauern, sich an diese neue Herangehensweise zu gewöhnen, aber geben Sie nicht auf.

Werden Sie aktiver

Wenn unsere Nebennieren überlastet sind, fühlen wir uns meist sehr erschöpft, und das Letzte, was wir in diesem Zustand tun wollen, ist Sport zu treiben. Aber angepasste Bewegung wie ein flotter Spaziergang, bei dem Sie Ihre Lungen mit frischer Luft füllen, ist vielleicht genau das, was Sie brauchen, um sich zu regenerieren. Yoga oder Pilates, die mit tiefer Atmung verbunden sind, können sehr heilsam sein, während Sie gleichzeitig etwas für Ihre Stabilität und Rumpfmuskulatur tun. Eine andere Aktivität, die nicht sehr viel Kraftanstrengung erfordert, wenn Sie sich ausgelaugt fühlen, sind Übungen an der Ballettstange. Sie könnten auch ein Minitrampolin testen und mit 5–10 Minuten Hüpfen zweimal täglich beginnen. Um Ihre Muskelmasse zu vergrößern und damit mehr Kraft zu bekommen, können Sie auch einige leichte Gewichte verwenden und einige Kraftübungen wie Kniebeugen und Ausfallschritte hinzufügen. Regelmäßige, moderate Bewegung ist auch sehr gut für die Schilddrüse und hilft gegen Verstopfung, die häufig mit einer Unterfunktion der Schilddrüse verbunden ist. Bewegung stimuliert die Schilddrüsensekretion und erhöht die Gewebesensitivität für die Schilddrüsenhormone. Ich weiß nur zu gut, wie lähmend die von einer Unterfunktion herrührende Müdigkeit ist. Beginnen Sie mit kleinen Schritten und setzen Sie auch bei der Bewegung mehr auf Qualität als auf Quantität – dies ist kein Wettbewerb. Weitere Ideen siehe Säule fünf: Bewegung, Seite 76–77 – aber vernachlässigen Sie dieses wichtige Element nicht. Werden Sie aktiv!

Unterstützen Sie Ihre Schilddrüse

Für eine optimale Funktion benötigt die Schilddrüse die nachfolgend aufgeführten Nährstoffe. Sorgen Sie dafür, dass Sie regelmäßig eine Auswahl davon zu sich nehmen.
— Jod – in Fisch, Eiern und Algen
— Zink – in Fleisch, Schalentieren, Vollkornprodukten und einigen Nüssen
— Vitamin E – in Olivenöl, Nüssen und Samen
— Vitamin A – in Eiern, fettem Fisch, gelbem und orangefarbenem Gemüse
— Vitamin B2 (Riboflavin) – in Eiern und Reis
— Vitamin B3 (Niacin) – in Fleisch, Fisch, Eiern und Avocado
— Vitamin B6 (Pyridoxin) – in Geflügel, Fisch, Vollkornprodukten, Gemüse und Hülsenfrüchten
— Vitamin C – in Paprika, Brokkoli und Beeren
— Selen – in Paranüssen, Fisch, Fleisch und Eiern
— Vitamin D – Hauptquelle ist das Sonnenlicht, weil es der Körper unter seiner Einwirkung selbst bildet, aber es ist in kleinen Mengen auch in fettem Fisch, Eigelb, Leber und Pilzen enthalten

Wann haben Sie das letzte Mal so richtig gelacht? Lachen ist Nahrung für die Seele und davon kann man nicht genug haben.

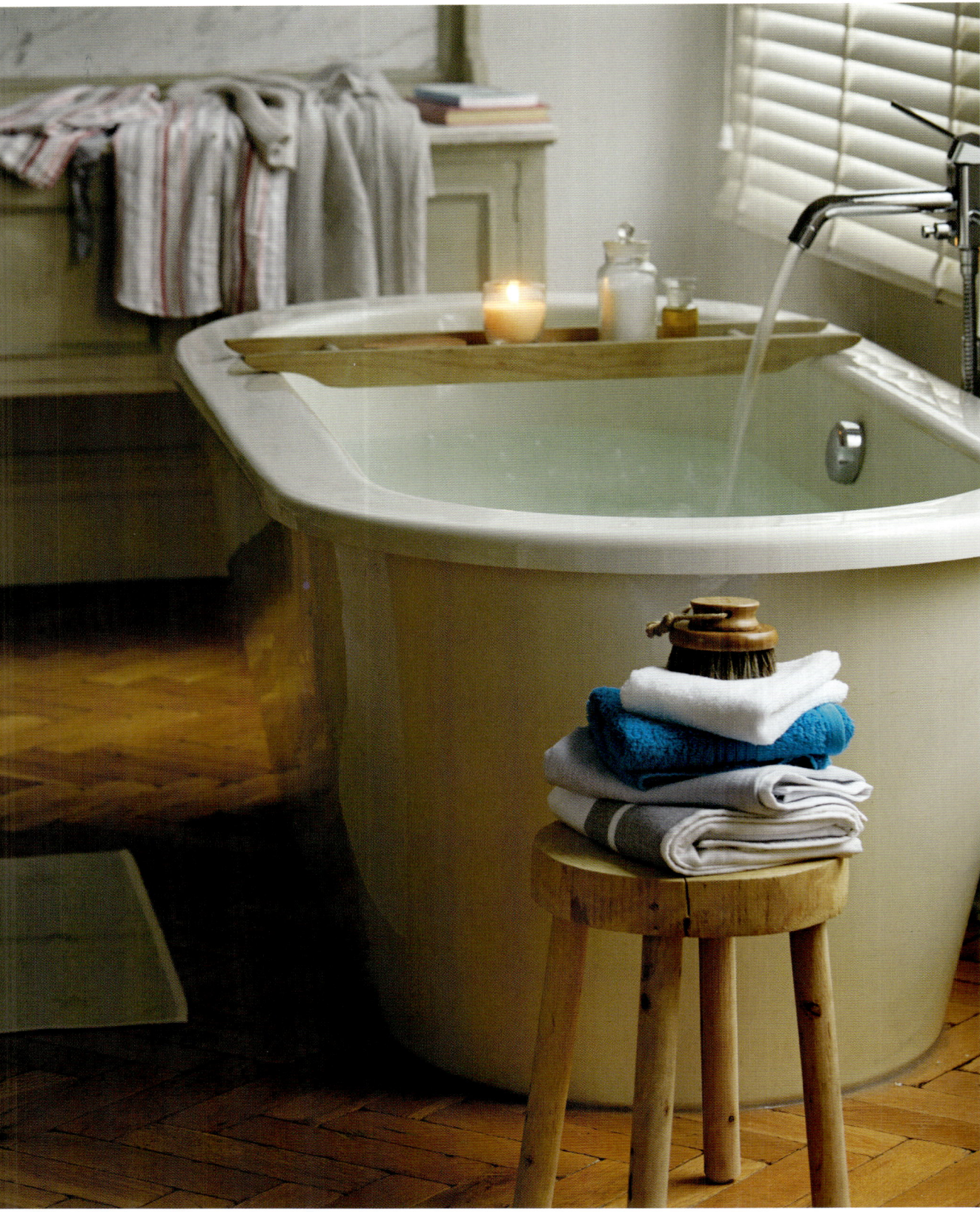

SÄULE VIER

Reinigung

Die Welt, in der wir leben, enthält mehr Giftstoffe als je zuvor, und wir werden täglich mit schädlichen Chemikalien bombardiert. Das Erschreckende ist, dass wir nicht immer wissen, wo sich diese Giftstoffe verstecken, denn sie zirkulieren in unserer Umwelt. Einige sind offensichtlicher als andere, aber sie sind überall zu finden, in unserer Nahrung, im Wasser, im Boden und in der Luft, die wir atmen. Was die Sache besonders schlimm macht, ist, dass viele der Chemikalien, denen wir heute ausgesetzt sind, endokrine Disruptoren sind, das heißt, dass sie die Hormonfunktion stören, oder sogar Krebs verursachen können.

Ich weiß, einige Leute argumentieren, dass es keine nachgewiesene Verbindung zwischen Umweltgiften und unseren Hormonen gibt. Das ist meiner Meinung nach jedoch Unsinn. Ich habe genügend wissenschaftliche Studien zu dieser Verbindung gelesen, um davon überzeugt zu sein, dass es sie gibt. Bei dieser Säule geht es also darum, gründlich aufzuräumen. Unser Körper entgiftet sich täglich und entledigt sich Abfall- und Schadstoffen, um unsere Zellgesundheit aufrechtzuerhalten. Es gibt viele Nahrungsmittel, die wir essen können, um diesen Prozess zu unterstützen. Und es gibt viel, was wir tun können, um unsere unmittelbare Umgebung zu reinigen.

Reinigen Sie Ihren Körper

Beginnen Sie Ihren Tag mit einem Glas warmem Wasser mit Zitronensaft

Trinken Sie nach dem Aufwachen ein Glas warmes Wasser mit Zitronensaft. Das weckt Ihre Verdauung langsam und unterstützt die Entgiftung. Ich trinke es durch einen Trinkhalm, um meine Zähne vor der Säure zu schützen. Wenn Sie möchten, können Sie entzündungshemmende Kurkuma und beruhigenden Ingwer hinzufügen.

Filtern Sie Ihr Wasser

Trinken Sie, wenn irgend möglich, nur gefiltertes Wasser. Ich habe zu Hause einen Filter in meine Trinkwasserleitung eingebaut. Das war eine große Investition, aber ich fühle mich besser, wenn ich dieses gefilterte Wasser trinke. Es gibt natürlich auch Tischwasserfilter, die zwar billiger sind, aber nicht alle Substanzen entfernen, wie beispielsweise synthetisches Östrogen. Verwenden Sie eine Glaskaraffe oder einen Krug aus BPA-freiem Kunststoff.

Kaufen Sie keine eingewickelten Lebensmittel

Kaufen Sie vollwertige Lebensmittel, die so wenig wie möglich verpackt sind, um die Menge an Chemikalien und Toxinen aus Kunststoffen und Konserven zu reduzieren, mit denen wir in Kontakt kommen. Wickeln Sie keine Lebensmittel in Frischhaltefolie.

Viele der Chemikalien, denen wir ausgesetzt sind, sind endokrine Disruptoren.

Wir sind, was wir essen, trinken, atmen, berühren, aufnehmen und nicht eliminieren können. Das macht »Reinigung« zu einer sehr wichtigen Säule.

Essen Sie jeden Tag Detox-Krieger

Essen Sie Gemüse in den Farben des Regenbogens und bringen Sie mit unseren Detox-Kriegern Würze in Ihr Leben (siehe Seite 61 und 92) – da diese Ihren Körper bei der inneren Reinigung unterstützen. Achten Sie dabei auf Abwechslung und verzehren Sie zu fast jeder Mahlzeit Blattgemüse.

Essen Sie täglich gemahlene Leinsamen

Sie sollten jeden Tag einige Esslöffel gemahlene Leinsamen essen, denn damit verzehren Sie Ballaststoffe und gute Fette. Zudem enthalten Leinsamen Lignane, eine Stoffgruppe, die das hormonelle Gleichgewicht unterstützen kann. Reichern Sie Smoothies, Ihren Frühstücksbrei oder Salate und Gemüse mit gemahlenen Leinsamen an.

Würzen Sie Ihr Essen

Kräuter und Gewürze bringen nicht nur Geschmack in Ihr Essen, sondern enthalten auch eine Vielzahl von Phytonährstoffen, die die Leber unterstützen. Ich liebe Kurkuma, Ingwer, Petersilie, Rosmarin, Koriander und Knoblauch.

Schwitzen Sie

Holen Sie Ihre Turnschuhe heraus und bewegen Sie sich, denn Schweiß spielt eine entscheidende Rolle für die Detox-Funktion Ihres Körpers und hilft bei der Ausleitung einer Reihe von Toxinen, von diesen nervtötenden, schwer auszuleitenden organischen Schadstoffen (POP) und BPA bis hin zu Schwermetallen (zusammen mit dem Alkohol der letzten Nacht!). Der Saunagang zählt auch, wobei Sie am meisten von der Infrarot-Sauna profitieren. Denken Sie daran, genügend zu trinken.

Es ist von großer Bedeutung, was Sie sich in den Mund stecken. Je farbiger Ihre Lebensmittel von Natur aus sind, desto höher ist deren Nährstoffgehalt.

Baden Sie mit Bittersalz

Nehmen Sie mehrmals im Monat ein Detox-Bad mit Bittersalz (Epsom-Salz), auch als Magnesiumsulfat bekannt, das leicht von der Haut aufgenommen wird. Solch ein Bad ist nicht nur entspannend, sondern unterstützt auch die Ausleitung von Gift- und Abfallstoffen, indem es das Lymphsystem stimuliert sowie den Blutkreislauf und den Sauerstofftransport anregt. Lassen Sie sich ein Vollbad ein, fügen Sie 1–3 Tassen Salz hinzu und legen Sie sich dann etwa ½ Stunde hinein. Besonders angenehm wird es mit etwas entspannendem Lavendelöl.

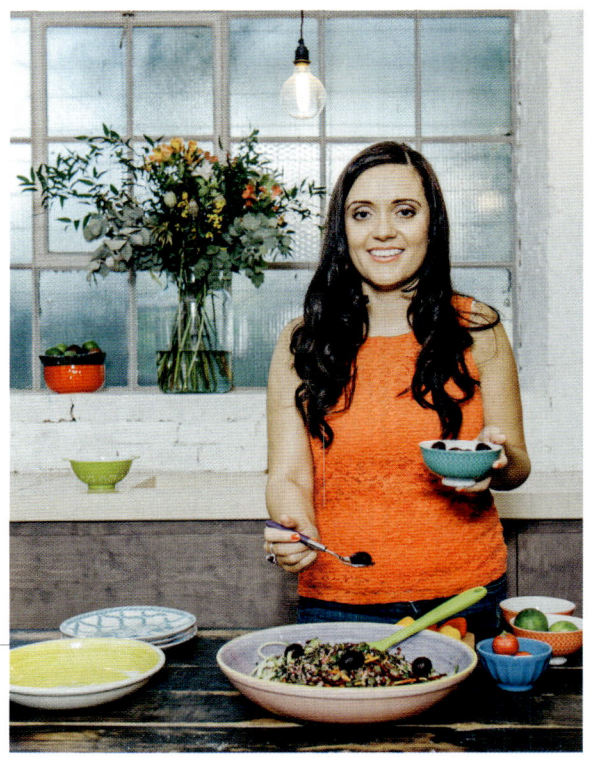

Probieren Sie Trockenbürsten

Dies ist eine einfache Entgiftungstechnik, für die Sie nur 5 Minuten am Tag benötigen. Durch das Trockenbürsten werden tote Hautzellen entfernt, der Blutkreislauf angeregt und das Lymphsystem stimuliert. Sie brauchen dazu eine Bürste mit Naturborsten und einem langen Griff, damit Sie überall an Ihren Körper herankommen. Bürsten Sie Ihren nackten Körper vor dem Duschen – für mich funktioniert es morgens am besten. Beginnen Sie an den Füßen und bewegen Sie dann die Bürste sanft mit langen, schwingenden oder kreisenden Bewegungen in Richtung Ihres Herzens (bürsten Sie empfindliche Körperregionen wie die Brüste besonders vorsichtig).

Reinigen Sie Ihre Umwelt

Verwenden Sie keine Kunststoffe
Trinken Sie möglichst nicht aus Kunststoffflaschen oder -bechern und reinigen Sie Kunststoffbehälter für Lebensmittel und Getränke nicht bei hohen Temperaturen. Erhitzen Sie Kunststoffbehälter nicht in der Mikrowelle.

Werden Sie zum Aufbewahrungs-Guru
Verwenden Sie Glas-, Edelstahl- oder Keramikbehälter anstelle von Kunststoffgefäßen zum Erhitzen oder Aufbewahren von warmen Speisen.

Wählen Sie BPA-freie Produkte
Kaufen Sie keine Frischhaltefolie und keine mit BPA ausgekleideten Konservendosen, da diese Chemikalie in Lebensmittel übertreten kann.

Essen Sie Bioprodukte
Verzehren Sie, wann immer möglich, Bioprodukte und minimieren Sie Ihren Verzehr von quecksilberbelastetem Fisch wie frischem Thunfisch, Marlin oder Schwertfisch.

Verzichten Sie auf Pflanzenschutzmittel
Verwenden Sie zu Hause und im Garten keine Pestizide oder Herbizide.

Bewältigen Sie Ihren Zyklus ethisch
Verwenden Sie chemikalienfreie, ethisch hergestellte, umwelt- und tierfreundliche sowie biologisch abbaubare Menstruationsprodukte aus ungebleichter Biobaumwolle. Testen Sie die Menstruationstasse – ein kelchähnliches Produkt aus weichem medizinischem Silikon, das sicher und umweltfreundlich ist.

Lernen Sie, Etiketten zu lesen
Verwenden Sie keine Kosmetika, Deodorants, Seifen, Shampoos, Zahnpasten, Pflegemittel und Sonnenschutzmittel oder andere Schönheitsprodukte mit Parabenen und Phthalaten. Kaufen Sie keine parfümierten Produkte. Die Haut ist unser größtes Organ, und sie nimmt alles auf, womit Sie sie pflegen.

Verwenden Sie biologische Frischedüfte
Lufterfrischer und Duftkerzen sind voller Chemikalien, und obwohl sie gut riechen, tun Sie damit Ihren Hormonen keinen Gefallen. Kaufen Sie stattdessen biologische Lufterfrischer und Kerzen aus nicht-petrochemischem Material oder verwenden Sie ätherische Öle, um die Raumluft zu erfrischen.

Reinigen Sie ökologisch
Entfernen Sie alle Reinigungsprodukte mit giftigen Chemikalien aus Ihrem Haus. Verwenden Sie zum Reinigen natürliche, chemikalienfreie Produkte oder Essig, Zitronensaft und Natron wie schon unsere Großmütter.

SÄULE FÜNF

Bewegung

Bewegung ist von großer Bedeutung, nicht nur für unsere Fitness und Gesundheit im Allgemeinen, sondern auch für unsere hormonelle Gesundheit. Zu viel Bewegung kann den Körper aber auch belasten und einige der Vorteile umkehren. Es macht sich also bezahlt, sich zunächst etwas Zeit zu nehmen, um herauszufinden, welche Art von Bewegung für Sie die richtige ist. Ich bin kein Fitnesstrainer, daher sind dies nur einige grundlegende Tipps und Anregungen.

Bewegung bringt jede Menge Vorteile und spielt auch in allen anderen Säulen eine große Rolle. Wir wissen, dass sie uns helfen kann, Stress abzubauen und den Cortisolspiegel zu senken, unsere Zellen empfänglicher für die Schilddrüsenhormone und Insulin zu machen, Abfallstoffe zu beseitigen und den Körper zu entgiften und unsere Leistung zu erhöhen. Sport kann erheblichen Nutzen für Ihre Verwegenen Sechs bringen. Brauchen Sie noch mehr Argumente? Mehr Bewegung …
— unterstützt die Knochengesundheit
— erweitert die Lungenkapazität
— verbessert die Sauerstoffzufuhr, sodass die wichtigsten Nährstoffe besser im Körper verteilt werden
— hebt die Stimmung durch die Ausschüttung von Endorphinen
— verbessert die geistige Klarheit, da sie das Gehirn stimuliert
— stärkt das Herz
— verbessert den Blut- und Lymphkreislauf
— baut Muskeln auf
— unterstützt die Fettverbrennung
— stärkt Selbstvertrauen und Selbstwertgefühl
— lindert Rückenschmerzen
— verbessert den Schlaf

Welche Entschuldigung haben Sie?

Unser modernes Leben schafft viele Hindernisse für Bewegung. Wir haben in zunehmendem Maße sitzende und technikgesteuerte Tätigkeiten, aber auf Kosten unserer Gesundheit. Vielleicht fahren Sie mit dem Auto oder dem öffentlichen Nahverkehr in die Arbeit und gehen dadurch weniger (die einfachste Form der Bewegung). Vielleicht sind sie nach der Arbeit zu erschöpft und antriebslos, um noch Sport zu treiben. Oder Sie haben eine mentale Barriere gegenüber sportlicher Betätigung, und es fällt Ihnen wirklich schwer, damit zu beginnen. Ich habe Sport gehasst, und dann habe ich damit begonnen, wie besessen Sport zu treiben, um mich selbst zu bestrafen – es war ein langer Kampf. Heute treibe ich mindestens dreimal pro Woche Sport, jeweils 30–60 Minuten, und versuche jeden Tag, irgendeine Form von Bewegung einzuschieben, und sei es nur ein zehnminütiger Spaziergang. Das sollten Sie sich auch als Ziel setzen. Versuchen Sie, jedes Mal, wenn Sie Sport treiben, mit folgenden Worten zu ermuntern: »Ich treibe Sport, weil ich meinen Körper liebe.«

Finden Sie Ihren Sport

Moderate Bewegung senkt den Cortisolspiegel und bringt die genannten Vorteile. Übermäßiger Sport kann jedoch Ihre Hormone aus dem Gleichgewicht bringen und zu Nebenniereninsuffizienz führen. Das wiederum führt zur Bildung vieler freier Radikale, die für die Beschleunigung von Alterungsprozessen und die Schwächung des Immunsystems verantwortlich sind.

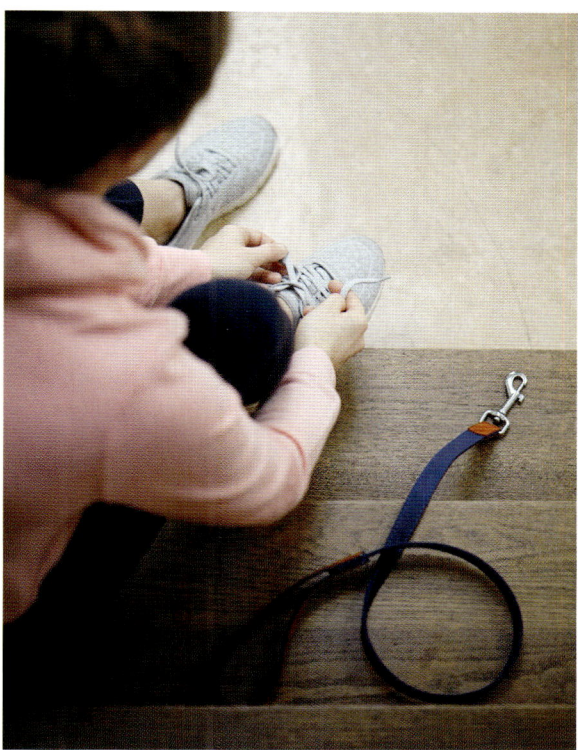

Sitzen ist das neue Rauchen, und da viele von uns täglich viele Stunden lang sitzend arbeiten, ist es wichtig, sich Zeit für Bewegung zu nehmen. Bewegung ist von grundlegender Bedeutung für Ihre Hormone, für Ihre gesamte Gesundheit.

Bewegung sollte Sie munter machen und nicht auslaugen. Beginnen Sie langsam und steigern Sie sich, aber sorgen Sie dafür, dass Sie sich täglich bewegen. Es muss nicht immer eine große Sportveranstaltung mit schickem Sportdress sein, einfache, sanfte Bewegung tut es auch. Tragen Sie eine nicht verhandelbare Verabredung zum Sport mit sich selbst in Ihren Kalender ein.

Wir sind alle biochemisch individuell. Deshalb müssen Sie herausfinden, was für Sie funktioniert, was Ihnen Spaß macht und was zu Ihrem Lebensstil passt.

Einige Tipps gab es bereits in Säule vier: Fürsorge (siehe Seite 68–71). Wie wäre es mit einem Tanzsport wie Zumba oder hochintensivem Intervalltraining (HIIT)? Letzteres ist ein interessanter Sport, dem viele wissenschaftliche Untersuchungen positive Gesundheits- und Fitnesswirkungen bescheinigt haben. Sie hassen Fitnessstudios? Setzen Sie auf mäßiges Joggen – es gibt jede Menge Bücher, Apps und Podcasts, die Ihnen helfen, innerhalb weniger Wochen vom Sofa auf 5 Kilometer zu kommen. Sie können sich auch einer Nordic-Walking-Gruppe oder einem Fahrradclub in Ihrer Nähe anschließen oder einen Yoga- oder Tanzkurs besuchen.

Gelegenheiten zur Bewegung

— Treffen Sie sich mit Freunden zu einem Spaziergang anstatt zu Kaffee und Kuchen
— Nehmen Sie die Treppe anstatt des Aufzugs
— Steigen Sie eine Haltestelle früher aus dem Bus oder gehen Sie die ganze Strecke zu Fuß
— Gehen Sie öfter mit dem Hund spazieren (Sie haben keinen Hund? Leihen Sie sich einen aus!)
— Besorgen Sie sich einen Schrittzähler oder ein Fitnessarmband oder laden Sie eine App für Ihr Smartphone herunter, um Ihre Bewegung zu registrieren und sich selbst zu motivieren.
— Wählen Sie aktive Hobbys – Garten, Heimwerken, Besuch von Museen und Galerien
— Holen Sie Ihre Kinder vom Sofa herunter und gehen Sie mit der ganzen Familie spazieren oder zum Ballspielen in den Park
— Nehmen Sie an einem Tanzkurs teil oder tanzen Sie im Wohnzimmer

SÄULE SECHS

Stärkung

Wir Frauen sind es gewohnt, jede Menge Bälle gleichzeitig in der Luft zu halten. Tagein, tagaus jonglieren wir damit – Arbeit, Familie, Freunde, Haustiere, Sport, Kochen, Kontakte pflegen – ohne einen davon fallen zu lassen. Aber früher oder später wird doch mal einer zu Boden fallen, wenn wir nicht mehr die Ressourcen für dieses Multitasking haben.

In Säule sechs arbeiten wir an einem besseren Schlaf, der Zeit für Reparatur und Heilung. Wir nehmen uns Zeit für uns selbst und beginnen mit täglicher Meditation, um das parasympathische Nervensystem (das für die Verdauung und die Hormone zuständig ist) anzuregen. Wir lernen eine Haltung der Dankbarkeit, die uns hilft, unsere innere Ruhe zu finden. Das ist vor allem wichtig für die Stressreduzierung, die Stimmungsaufhellung sowie für eine gute Verdauung, alles Faktoren, die zum hormonellen Gleichgewicht beitragen.

Wenn ich mit den Frauen in meiner Klinik oder in einem Workshop spreche, bekomme ich oft Antworten wie: »Was, Zeit für mich?« oder »Da hätte ich aber ein schlechtes Gewissen« oder, mein Lieblingsargument: »Wer würde den Haushalt schmeißen und sich um die Kinder kümmern, wenn ich einfach dasitzen und ›Om‹ machen würde?« Sich Zeit für diese Säule zu nehmen, ist aber außerordentlich wichtig. Wir wollen dafür sorgen, dass Ihre mentalen, emotionalen und seelischen Bedürfnisse erfüllt werden.

Denken Sie kurz über folgende Fragen nach:
— Wann haben Sie sich das letzte Mal richtig entspannt?
— Wie haben Sie sich dabei gefühlt?
— Wie haben Sie sich hinterher gefühlt?
— Hat die Welt sich weitergedreht, während Sie sich entspannt haben?
— Ging es allen anderen dennoch gut?

Sie haben sicherlich schon einmal das Sprichwort gehört: Von einem leeren Teller kann man nicht essen. Wir müssen Ihren Teller füllen. Ihre Reservetanks müssen voll sein, damit Sie sich vitalisiert und regeneriert fühlen können. Der Schlüssel dazu sind einfache tägliche Dinge, die den Stärkungsprozess unterstützen, sowie größere, umfassendere Maßnahmen wie Massagen oder Urlaub. Es ist einfach, sich dem Fernseher, Alkohol, Snacks oder auch dem Handy zuzuwenden, wenn wir das Gefühl haben, Entspannung zu benötigen. In dieser Säule geht es darum, seine Freizeit produktiver zu nutzen und Körper und Seele mit Techniken zu stärken, die erwiesenermaßen Heilung und Erneuerung fördern und anhaltende Verbesserungen für Gesundheit und Hormone in Gang setzen.

Sorgen Sie für eine gute Nachtruhe

Wir haben uns bereits mit der Bedeutung eines guten Schlafs für die Verbesserung von hormonellem Gleichgewicht, Körpergewicht, Stimmung, Motivation und Heißhungerkontrolle beschäftigt, aber viele von uns sind weit davon entfernt. Sie sollten jede Nacht 8 Stunden am Stück schlafen. Denken Sie einmal an Ihre letzten Nächte zurück. Schlafen Sie genug? Schlafen Sie durch und wachen Sie morgens erfrischt auf? Was sind die Hindernisse und Probleme, die Sie an einem guten Schlaf hindern? Was können Sie verändern?

Testen Sie diese Tipps für einen besseren Schlaf

— Tanken Sie genügend Tageslicht (während des Tages), um Ihren Biorhythmus aufrechtzuerhalten. Gehen Sie zu Fuß zur Arbeit, verlegen Sie Ihre Mittagspause nach draußen oder machen Sie einen Spaziergang im Park.
— Machen Sie Ihr Schlafzimmer zu einem Rückzugsort – entfernen Sie alle Elektronik und schaffen Sie eine technikfreie Zone.
— Sorgen Sie dafür, dass Ihr Schlafzimmer vollkommen verdunkelt ist, um die Melatoninausschüttung zu stimulieren – verwenden Sie Verdunkelungsrollos oder -gardinen, kleben Sie LED-Lichter ab und tragen Sie bei Bedarf eine Schlafmaske.
— Schauen Sie vor dem Schlafengehen keine gruseligen oder anregenden Filme oder Fernsehsendungen und lesen Sie keine entsprechenden Bücher.
— Führen Sie vor dem Zubettgehen Ihre 4-7-Atemübung durch (siehe Seite 68).
— Gewöhnen Sie sich eine Abendroutine an. Gehen Sie jeden Tag zur gleichen Zeit zu Bett und sagen Sie sich, dass es jetzt Schlafenszeit ist. Stellen Sie sich das Ziel, an den meisten Abenden zwischen 22.00–22.30 Uhr im Bett zu sein und zu schlafen.
— Träufeln Sie einige Tropfen Lavendelöl auf Ihr Kopfkissen.
— Besorgen Sie sich einen sanften Wecker, beispielsweise einen, der mit Licht den Sonnenaufgang imitiert oder Sie mit Vogelgezwitscher oder Walgesängen weckt, anstatt eines Weckers, der Sie jeden Morgen zu Tode erschreckt. Sie wollen schließlich in einem Zustand der Ruhe erwachen und nicht sofort in den Kampf-oder-Flucht-Modus geraten.
— Essen Sie nicht kurz vor dem Zubettgehen. Nehmen Sie Ihre letzte Mahlzeit 3–4 Stunden vorher ein.
— Trinken Sie 1 Stunde vor dem Schlafengehen eine Tasse Kamillen- oder Baldriantee.

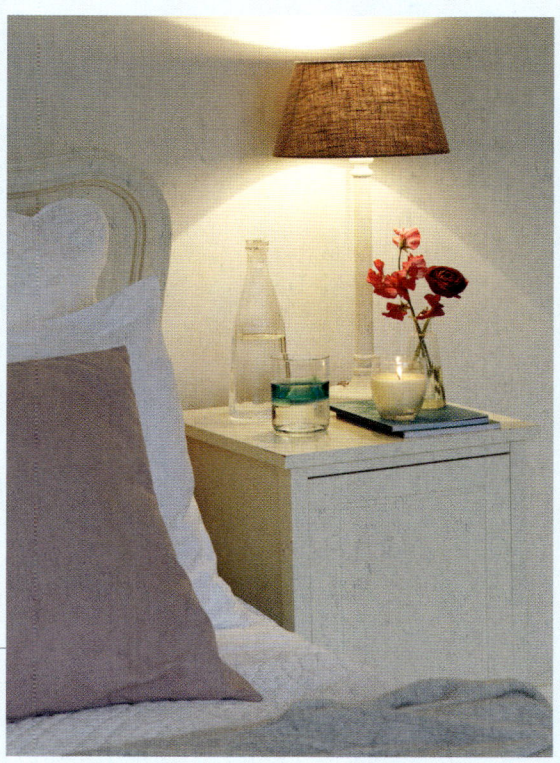

Machen Sie Ihr Schlafzimmer zu einem Ort der Ruhe, aufgeräumt und ohne Technik, zu einem Rückzugsort für einen erholsamen Schlaf in der Nacht.

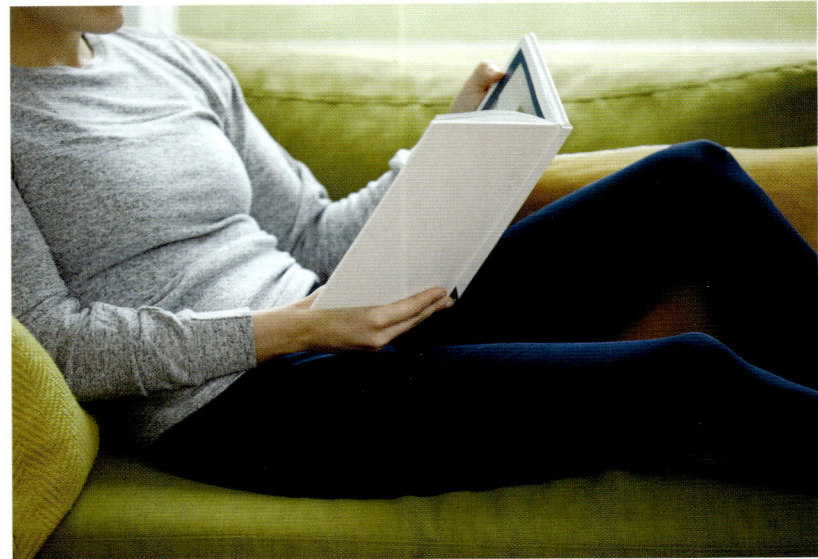

Wann haben Sie das letzte Mal ganz konzentriert ein gutes Buch oder eine schöne Zeitschrift gelesen? Geben Sie Ihrem Wohlbefinden Vorrang – Sie müssen zunächst etwas für sich selbst tun, bevor Sie sich um alle anderen kümmern können.

Nehmen Sie sich eine Auszeit
Nehmen Sie sich jeden Tag eine kleine Auszeit, egal ob 10 Minuten oder 1 Stunde. Trinken Sie eine Tasse Tee, lesen Sie eine Zeitschrift, nehmen Sie ein Bad, singen Sie unter der Dusche, machen Sie Ihre 4-7-Atemübung (siehe Seite 68) oder meditieren Sie. Was immer Sie wählen, sorgen Sie dafür, dass Sie Zeit für sich allein haben.

Pflegen Sie Kontakte
Verabreden Sie sich mit Freundinnen zu einem Mittagessen oder einem Abend in der Stadt. Treffen Sie Freunde, die Sie inspirieren, anregen und zum Lachen bringen. Ziehen Sie sich nicht zurück: Wir sind soziale Wesen, finden Sie Gleichgesinnte und pflegen Sie diese Beziehungen.

Verlieren Sie sich
Natürlich nicht im wörtlichen Sinn, aber gehen Sie ganz in einem Spaziergang, einem Kinofilm oder einem Gespräch auf, bei denen Sie voll und ganz im Hier und Jetzt sind. Das hilft uns dabei, uns auf das Sein anstatt nur auf das Tun zu konzentrieren.

Nehmen Sie sich Zeit für Visualisierung und positive Aussagen
Ich liebe die Macht des Positiven. Beginnen Sie jeden Tag damit, sich selbst im Spiegel anzuschauen und sich laut mit folgenden Sätzen (oder eigenen) zu motivieren:
— Ich kann und werde positive Entscheidungen treffen
— Ich wähle gesunde Lebensmittel
— Ich freue mich jeden Tag darüber, was ich erreicht habe
— Ich esse, wenn ich ruhig und entspannt bin
— Ich nehme mir jeden Tag Zeit für mich selbst
— Meine Hormone sind im Gleichgewicht und glücklich
— Ich konzentriere mich darauf, meinem Körper alles zu geben, was er braucht
— Ich liebe und pflege meinen fantastischen Körper
— Ich liebe es, mich täglich zu bewegen
— Ich schaffe das
— Je besser ich esse und je mehr ich ruhe, desto besser fühle ich mich
— Ich bin dankbar für alles Schöne im Leben

Meditieren

Heutzutage, wo es so viele kostenlose Möglichkeiten der Unterstützung gibt, ist das Meditieren einfacher als je zuvor – und nein, Sie müssen nicht »Om« machen, wenn Sie nicht wollen. Die Meditation wird seit Tausenden von Jahren in vielen Kulturen auf der ganzen Welt praktiziert. Zu den nachgewiesenen gesundheitlichen Effekten gehören die Linderung von Schmerz, Ängsten, Depressionen und Stress. Da das Meditieren den Cortisolspiegel senkt, sind auch Verbesserungen der Konzentration und der Kreativität möglich. Kurz gesagt: Körper und Geist werden positiv beeinflusst. Meditieren kann man im Liegen, Sitzen oder auch beim Gehen. Solange Sie einen ruhigen und positiven Geisteszustand erreichen können, gibt es keine Regeln. Meine besten Meditationstechniken finden Sie im Kasten rechts.

Richten Sie den Fokus auf Dankbarkeit

Das Ausdrücken von Dankbarkeit ist mit verschiedenen positiven körperlichen, psychologischen und sozialen Effekten verbunden. Beginnen oder beenden Sie jeden Tag mit dem Aufschreiben von drei bis fünf Dingen, für die Sie in Ihrem Leben dankbar sind, egal ob klein oder groß. Damit richten Sie Ihren Fokus auf positive Dinge, auf all das Gute, das es bereits in Ihrem Leben gibt. Sie können auch dankbar sein für Dinge, die noch in der Zukunft liegen, beispielsweise: Ich bin dankbar für mein hormonelles Gleichgewicht. Oder: Ich bin dankbar für die Zeit für mich selbst, die ich heute Nachmittag haben werde. Vermeiden Sie, zu oft dieselben Dinge zu wiederholen, und lassen Sie zu, dass sich Ihr Bewusstsein für und das Gefühl der Dankbarkeit entfalten.

Verwöhnen Sie sich selbst

O.k., den meisten von uns gelingt das nicht täglich, aber versuchen Sie, sich so oft wie möglich mit einer Massage oder einer Maniküre zu verwöhnen. Oder laden Sie sich selbst ins Theater oder zum Abendessen ein – was immer Sie glücklich macht. Genießen Sie, wenn möglich, ein verlängertes Wochenende oder einen längeren Urlaub. Es muss ja nicht die Welt kosten – besuchen Sie Freunde oder machen Sie Urlaub auf Balkonien – Hauptsache, Sie arbeiten nicht, sind offline und entspannen sich.

Finden Sie eine Meditationstechnik, die zu Ihnen passt

Ich persönlich liebe geführte Meditationen und empfehle die Yoga-Nidra-Meditation und auch Sophrologie, die sich auf eine Mischung aus östlichen und westlichen Philosophien und Praktiken stützt und diese mit Atemtechniken, Visualisierung, sanften Bewegungen und Entspannungstechniken kombiniert, um eine dynamische Entspannung zu erreichen.

Wenn Sie keine Kurse finden, gibt es jede Menge Bücher, Websites und Apps, die die verschiedenen Techniken erklären. Probieren Sie verschiedene Meditationstechniken aus, bis Sie eine finden, die für Sie funktioniert. Beginnen Sie einfach damit, jeden Morgen einige Minuten still dazusitzen und auf das Geräusch Ihres Atems zu lauschen.

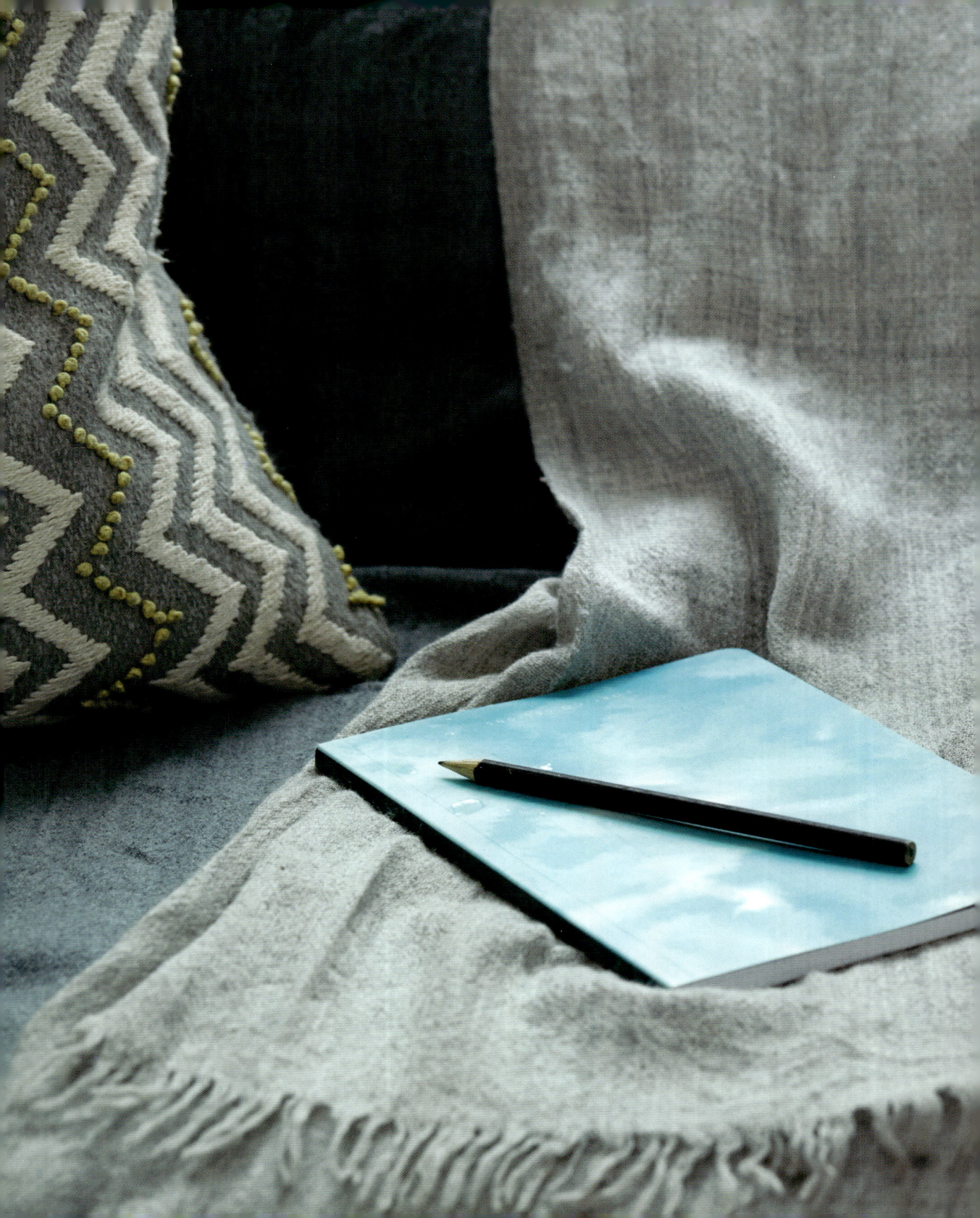

TEIL 4

Ihr persönlicher Plan

Ihr Ernährungstagebuch

Sie haben sich mit dem theoretischen Hintergrund beschäftigt, haben alles über die Verwegenen Sechs erfahren und sich mit möglichen Störfaktoren beschäftigt, die Ihre Hormone aus dem Gleichgewicht bringen können. Außerdem haben Sie Bekanntschaft mit den sechs Säulen gemacht, die die Grundlage für Ihr neues ausgewogenes und gesundes Leben bilden. Bevor wir mit meinem 4-Wochen-Ernährungsplan beginnen, müssen wir herausfinden, von welchem Punkt aus Sie starten.

Zeit für etwas Detektivarbeit

Ich möchte, dass Sie für die nächsten ein bis zwei Wochen ein Ernährungstagebuch führen. Schreiben Sie alles auf, was Sie wann essen und trinken, das heißt jeden Krümel und jeden Tropfen, der über Ihre Lippen kommt. Sie sollten zwischen den Mahlzeiten 4–5 Stunden vergehen lassen und zwischendurch nur dann einen Snack zu sich nehmen, wenn es absolut notwendig ist. Auf keinen Fall sollten Sie ständig vor sich hin essen. Schreiben Sie auch jeden Tag auf, wie Sie sich fühlen, ob und welche Verdauungsprobleme Sie haben, welche anderen eventuellen Symptome Sie zeigen, wie aktiv Sie sind, wie gestresst Sie sich fühlen, wie viel Zeit für sich Sie genommen haben, wie Sie geschlafen haben – und wie Ihr Stuhlgang war. Außerdem notieren Sie, wie viel Geld Sie ungefähr täglich für Essen und Trinken ausgeben, insbesondere, wenn Sie Snacks oder Mahlzeiten außer Haus kaufen.

Sie finden eine Vorlage für Ihr Ernährungstagebuch auf den Seiten 86–89. Füllen Sie die Tabellen entweder im Buch aus oder kopieren Sie sie. Am Ende der Zeit können Sie nach Mustern suchen und sich ein umfassendes Bild von Ihrer Ernährung und Lebensweise machen.

Kennzeichnen Sie mit einem roten Marker:
— alle süßen Nahrungsmittel
— alle weißen, raffinierten Kohlenhydrate
— alle Stimulanzien wie Kaffee, Tee, Energy Drinks, Limonaden, Alkohol
— alle »zuckerfreien« oder »Diät«-Produkte
— alles verarbeitete Junkfood mit einem hohen Gehalt an Trans- oder gehärteten Fetten
— jede ausgelassene Mahlzeit
— jedes Mal, wenn Sie im Gehen gegessen haben
— Stimmung – wann waren Sie gestresst, unausgeglichen, schlaflos oder müde
— Verdauung – wann hatten Sie Blähungen, Darmkrämpfe, Verstopfung oder Durchfall?

Wie viel Geld geben Sie aus?

Vielleicht wundern Sie sich, warum ich Sie gebeten habe aufzuschreiben, wie viel Geld Sie täglich für Essen, Trinken und Snacks ausgeben. Der Grund dafür: Viele sind besorgt, dass eine gesunde Ernährung teuer ist und dass sie zahlreiche Nahrungsergänzungsmittel und »Superfoods« kaufen müssen. Ich möchte, dass Sie sich bewusst werden, wie viel Sie gegenwärtig für Junkfood ausgeben, und dass eine gesunde Ernährung auf der Grundlage von natürlichen, vollwertigen Nahrungsmitteln wahrscheinlich sogar weniger kostet, nicht mehr.

Kennzeichnen Sie mit einem grünen Marker:
— alles Gemüse, das Sie gegessen haben
— alles hochwertige Eiweiß, das Sie gegessen haben, wie Hühnchen, Eier, Pute, Lamm, Fisch, Bohnen und andere Hülsenfrüchte
— alle komplexen Kohlenhydrate, die Sie gegessen haben, wie Vollkornreis, Süßkartoffeln, Quinoa, Kürbis
— alles Wasser, alle Kräutertees oder Gemüse-Smoothies, die Sie getrunken haben
— alle guten Fette, die Sie gegessen haben, wie Nüsse und Samen, Avocado, Olivenöl, Fisch
— die Tage, an denen Sie drei Mahlzeiten gegessen haben
— jedes Mal, wenn Sie Sport gemacht haben
— alle Nächte, an denen Sie vor Mitternacht im Bett waren und gut geschlafen haben
— Stimmung – jedes Mal, wenn Sie glücklich oder zufrieden waren
— Verdauung – jedes Mal, wenn Sie guten Stuhlgang gehabt haben
— Zeit für sich selbst – jedes Mal, wenn Sie sich entspannt, meditiert oder etwas für sich selbst getan haben

Kennzeichnen Sie mit einem gelben Marker:
— alles Obst, das Sie gegessen haben
— wie oft am Tag Sie Weizen oder Gluten, zum Beispiel in Brot oder Pasta gegessen haben
— wie oft am Tag Sie Milchprodukte wie Milch, Käse oder Joghurt verzehrt haben

Die Ergebnisse

Jetzt haben Sie ein ausgefülltes Ernährungstagebuch mit Markierungen in den Ampelfarben. Und wozu das? Um Ihnen zu zeigen, wie viele Verbesserungsmöglichkeiten es gibt, und um zu unterstreichen, was Sie schon alles richtig machen.

Alle Einträge, die Sie mit Rot gekennzeichnet haben, zeigen, was Sie in den nächsten vier Wochen beenden sollten. Mit diesen Dingen erreichen Sie keinen ausgewogenen Lebensstil.

Für alles, was Sie mit Grün gekennzeichnet haben, können Sie sich beglückwünschen. Mal sehen, ob wir im Lauf der nächsten Wochen Ihr gesamtes Ernährungstagebuch grün färben können.

Und schließlich sind alle Einträge, die Sie mit Gelb gekennzeichnet haben, nicht unbedingt Anlass zur Sorge, aber wenn diese Nahrungsmittel negative Symptome verursachen, könnten Sie eine Unverträglichkeit dagegen haben. Diese Nahrungsmittel sollten Sie in Zukunft gut im Auge behalten. Was das Obst betrifft, notieren Sie, wie viele Portionen Sie davon essen. Wir streben ein bis zwei Portionen täglich an.

Die nächsten vier Wochen und darüber hinaus

Führen Sie während des 4-Wochen-Ernährungsplans Ihr Ernährungstagebuch weiter – und auch später, wenn Sie Ihr neues, ausgewogenes Leben führen. Bewahren Sie alle Ihre alten Einträge auf. Warum? Damit Sie sehen können, wie Sie sich fühlen und wie sich Ihre Symptome verbessern und, hoffentlich, verschwinden. Wenn Sie auf Ihre alten Gewohnheiten zurückblicken und darauf, wie unwohl Sie sich manchmal gefühlt haben, kann Sie das motivieren, Ihre neuen, gesunden Gewohnheiten beizubehalten.

Ihr Ernährungstagebuch: Woche eins

Datum und Zeit	Essen und Trinken	Stimmung, Gedanken und Gefühle	Symptome	Sport und Bewegung (Art, Dauer und Anstrengung von 1–10)
Montag				
Dienstag				
Mittwoch				
Donnerstag				
Freitag				
Samstag				
Sonntag				

Stuhlgang	Art des Stuhls (siehe Skala auf Seite 48)	Stressniveau (auf einer Skala von 1–10)	Zeit für sich	Schlaf Zeit und Qualität	Kosten für Essen und Trinken

Ihr Ernährungstagebuch: Woche zwei

Datum und Zeit	Essen und Trinken	Stimmung, Gedanken und Gefühle	Symptome	Sport und Bewegung (Art, Dauer und Anstrengung von 1–10)
Montag				
Dienstag				
Mittwoch				
Donnerstag				
Freitag				
Samstag				
Sonntag				

Stuhlgang	Art des Stuhls (siehe Skala auf Seite 48)	Stressniveau (auf einer Skala von 1–10)	Zeit für sich	Schlaf Zeit und Qualität	Kosten für Essen und Trinken

Beobachten Sie Ihre Fortschritte

Bevor Sie mit dem Ernährungsplan beginnen, sollten Sie einige persönliche Daten aufschreiben, damit Sie vorher und nachher vergleichen können (und daraus dann weitere Motivation ziehen).

Notieren Sie Folgendes:

— Ihre Maße – Brustumfang, Taille, Hüfte, Oberarme und Oberschenkel
— Ihr Gewicht
— Ihr Verhältnis Taille:Hüfte – Ihr Taillenumfang geteilt durch Ihren Hüftumfang

Eine gute Idee ist auch, jemanden zu bitten, von Ihnen Vorher- und Nachher-Bilder anzufertigen (oder Sie machen Selfies). Tragen Sie dabei Unterwäsche oder anliegende Sportkleidung und machen Sie Ganzkörperbilder von vorn, von der Seite und von hinten. Machen Sie auch einige Nahaufnahmen von Ihrem Gesicht ohne Make-up.

Wiederholen Sie diese Messungen und Fotos nach den vier Wochen – und weiterhin, wenn Sie mit dem Balance-Plan fortfahren (ich bitte meine Klienten immer, es nach zwei und nach drei Monaten noch einmal zu wiederholen). Wenn Sie Ihre positiven Ergebnisse sehen, wird Sie das zum Weitermachen anspornen.

Der Balance-Plan ist kein Abnehmprogramm an sich, sondern er soll Ihren Körper wieder in ein Gleichgewicht bringen. Jeder, der ihn ausprobiert, wird erhebliche Veränderungen an seinem Körper und seinem allgemeinen Aussehen feststellen können. Vielleicht verbessern sich Ihre dunklen Augenringe oder Ihr Teint, oder Ihre Wasseransammlung oder Cellulite verschwindet. Daher ist es wichtig, alle diese Maße und Fotos aufzuheben, damit Sie jede Veränderung sehen können.

Wie fühlen Sie sich?

Schließlich möchte ich, dass Sie darüber nachdenken, wie Sie sich gesundheitlich fühlen. Schreiben Sie neben Ihren Maßen einige Sätze dazu auf und geben Sie Ihre Beschwerden, Symptome und Stimmungen an, die in Ihrem Leben in diesem Augenblick eine Rolle spielen. Ich denke dabei an Dinge wie Müdigkeit, Akne, PMS, Verdauungsprobleme, depressive Stimmung, Schmerzen usw. Es ist leicht, in diesen Fragen eine selektive Erinnerung zu entwickeln. Indem Sie alles zu Papier bringen, können Sie die Veränderungen besser erkennen.

Haben Sie Angst, Ihre Ernährung zu verändern?

Ich weiß, dass es abschreckend sein kann, aber wenn Sie sich besser fühlen wollen, müssen Sie Dinge verändern. Niemand anderes kann das für Sie tun! Eine Definition von Wahnsinn ist, immer dasselbe zu tun und ein anderes Ergebnis zu erwarten. Es ist an der Zeit, die Komfortzone zu verlassen.

Den 4-Wochen-Ernährungsplan in den Griff bekommen

Ziel meines 4-Wochen-Ernährungsplans ist es, Ihre Hormone wieder ins Gleichgewicht und Sie wieder auf Kurs zu bringen. Am Ende der vier Wochen werden sicherlich nicht alle Ihre Symptome verschwunden sein, aber sie sind ja schließlich auch nicht in nur vier Wochen entstanden, oder? Dies ist Ihr Ausgangspunkt, und wenn Sie weitermachen, werden Sie große Veränderungen bemerken.

Zu dem Ernährungsplan gibt es alle erforderlichen Rezepte, die zudem familienfreundlich sind. Ich möchte Sie ermutigen, alles auszuprobieren, auch wenn einige Lebensmittel für Sie neu sind oder Sie meinen, bestimmte Nahrungsmittel nicht zu mögen. Sie werden positiv überrascht sein! Ich habe bei der Erarbeitung dieses Ernährungsplans auch daran gedacht, dass viele Frauen sehr beschäftigt sind. Daher bereiten Sie beispielsweise einige Abendessen gleichzeitig als Mittagessen für den nächsten Tag zu. Außerdem können Sie oftmals das Frühstück schon am Abend zuvor zubereiten.

Was ist IN:
— gesunde, nährstoffreiche Gerichte
— Phytonährstoffe durch Gemüse in allen Farben des Regenbogens
— hochwertiges Eiweiß
— Ballaststoffe
— viele gesunde Fette
— ganze Früchte
— natürliche glutenfreie Vollkornprodukte
— Bohnen und andere Hülsenfrüchte
— Schokolade (in Form von Rohkakao)
— Bioprodukte (wann immer möglich)
— fermentierte Lebensmittel
— Nüsse und Samen
— Kräutertees
— gesunde Snacks
— gesunde Desserts
— pures Wasser
— Gemüse-Smoothies

Was ist begrenzt:
— natürliche Süßungsmittel wie Honig und Ahornsirup
— große Mengen Obst
— Trockenfrüchte

Was ist OUT:
— raffinierter Zucker und alles, was auf »-ose« endet (wie Saccharose oder Dextrose)
— raffinierte Kohlenhydrate – alles, was weiß, süß und luftig ist
— Alkohol
— Milchprodukte
— verarbeitete Lebensmittel
— Gluten und Weizen
— Koffein
— entkoffeinierter Tee oder Kaffee
— Margarine
— Kochen mit raffinierten Pflanzenölen
— gekaufte Dressings und Würzmittel
— künstliche Süßstoffe in jeder Form
— fettreduzierte Produkte
— Fruchtsaft

Wenn Sie viele Stimulanzien wie Zucker, Koffein und Alkohol konsumieren, nutzen Sie die Woche, bevor Sie mit dem Ernährungsplan beginnen, sich langsam von diesen zu entwöhnen. Eventuell werden Sie dabei Entzugserscheinungen wie Kopfschmerzen oder sogar Übelkeit spüren, also gehen Sie langsam vor.

Ihr ideales Gericht

Denken Sie an Ihre letzte Mahlzeit. Wie sah Ihr Teller aus? War er voll mit Gemüse in verschiedenen Farben? Gab es dazu hochwertiges Eiweiß, gesunde Kohlenhydrate und gute Fette?

1. Füllen Sie Ihren Teller zur Hälfte mit nicht stärkehaltigem Gemüse. Dazu zählen Artischocken, Auberginen, Bambussprossen, Blumenkohl, Brokkoli, Brunnenkresse, Chicorée, dunkelgrünes Blattgemüse, Endivie, Fenchel, Spitzkohl, Gartenkürbis, grüne Erbsen, Grünkohl, Gurke, Knoblauch, Kohl, Kohlrabi, Kräuter, Lauch, Mangold, Okra, Pak Choi, Paprika, Pilze, Radicchio, Rettich, Rucola, Salat, Spinat, Sellerie, Spargel, Tomaten, Zucchini, Zuckerschoten und Zwiebeln. Betrachten Sie Gemüse (und Obst wie Beeren, Äpfel oder Birnen) als Ihre »Detox-Krieger« voller Pflanzenwirkstoffe, die die Entgiftungsorgane Ihres Körpers unterstützen und alle gesundheitlichen Aspekte fördern.

2. Füllen Sie ein Viertel Ihres Tellers mit hochwertigem Eiweiß wie Fisch, Huhn, Fleisch, Bohnen und andere Hülsenfrüchte, Eier und Soja (Natto, Miso, Tempeh). Ihre Eiweißportion sollte etwa der Größe Ihrer Handfläche entsprechen. Eiweiß ist Grundlage aller lebenden Zellen. Es ist von wesentlicher Bedeutung für ein hormonelles Gleichgewicht. Zudem trägt es dazu bei, Muskeln aufzubauen und gibt Ihrem Körper die Werkzeuge für Gewebereparatur, Zellwachstum, gesundes Haar und gesunde Haut, Entgiftung und ein starkes Immunsystem. Darüber hinaus trägt es zu einem ausgeglichenen Blutzuckerspiegel bei, verringert einige hormonelle Schwankungen und unterstützt die Produktion bestimmter Hormone.

3. Füllen Sie das letzte Viertel Ihres Tellers mit Vollkornprodukten oder komplexen Kohlenhydraten wie Vollkornreis, Quinoa, glutenfreiem Getreide oder stärkehaltigem Gemüse wie Süßkartoffel, Rote Bete, Kürbis, Butternusskürbis, Steckrübe, weiße Rübe, Frühkartoffeln, Bohnen und andere Hülsenfrüchte. Ich empfehle, davon nicht mehr als 50–80 g pro Mahlzeit zu essen. Das entspricht etwa der Größe einer Faust. (Wenn Sie insulinresistent sind, würde ich diese Menge weiter begrenzen und diese Lebensmittel nur jeden zweiten Tag essen, bis Sie Ihren Stoffwechsel wieder auf Vordermann gebracht und Ihre Insulinempfindlichkeit verbessert haben.) Denken Sie daran: Kohlenhydrate sind nicht schädlich. Sie gehören zu den drei Makronährstoffen, die wir benötigen. Man muss nur die richtigen essen.

4. Wo ist jetzt noch Platz für unsere guten Fette? Integrieren Sie Fette in Form eines Lebensmittels – zum Beispiel in Avocados, Nüssen und Samen, fettigem Fisch, Chia-Samen, gemahlenen Leinsamen und Knochenbrühe, aber auch Oliven- und Kokosöl sind gut.

Hinweis: Wenn Sie diesen Empfehlungen folgen und immer noch das Gefühl haben, hungrig zu sein, oder wenn das Sättigungsgefühl nach einer solchen Mahlzeit nicht lange genug anhält, experimentieren Sie etwas mit Ihren Eiweiß- und Kohlenhydratportionen – vielleicht brauchen Sie ja etwas mehr Eiweiß und etwas weniger komplexe Kohlenhydrate. Achten Sie auch darauf, dass Sie immer genügend gute Fette essen.

Ein Wort zu den Fetten

Was wir unbedingt vermeiden sollten, sind Trans- oder gehärtete Fette sowie raffinierte Pflanzenöle. Diese findet man manchmal (heutzutage allerdings schon weniger) in Fertig- und Fast-Food-Produkten, verarbeiteten Lebensmitteln, industriell hergestellten Kuchen und Keksen. Sie sind allerdings auch kein Bestandteil des Balance-Plans und daher einfach zu vermeiden!

Was genau sind »gute« Fette? Dazu gehören die mehrfach ungesättigten essenziellen Fettsäuren Omega 3 und 6. Omega 9 (eine einfach ungesättigte Fettsäure) ist zwar nicht als essenzielle Fettsäure klassifiziert, hat aber ebenfalls gesundheitliche Vorteile. Die tägliche Aufnahme dieser hochwertigen Fette wird wegen folgender Wirkungen empfohlen: hormonelles Gleichgewicht, Reduzierung von Entzündungen, Stabilisierung des Blutzuckerspiegels, Verbesserung der Insulinempfindlichkeit und Minimierung des Heißhungers auf Zucker.

Omega 3: Vorkommen in fettem Fisch (wie Lachs, Makrele, Sardinen, Hering und frischer Thunfisch), bestimmten Samen (wie Leinsamen und Leinöl, Kürbiskernen und Chia-Samen), Walnüssen, dunkelgrünem Gemüse, Eigelb und Fleisch von Wild- oder Weidetieren. Wissenschaftliche Untersuchungen haben einen Zusammenhang zwischen verstärkten Menstruationsschmerzen, Unfruchtbarkeit, Frühgeburten, Hitzewallungen und einem niedrigen Omega-3-Spiegel im Blut nachgewiesen. Verzehren Sie diese Fettsäure daher unbedingt täglich.

Omega 6: Vorkommen in Nüssen und Mandelkernen, Samen (wie Kürbis- und Pinienkernen sowie Chia-Samen) und Ölen (wie Sesam-, Sonnenblumen-, Walnuss-, Nachtkerzen- und Borretschöl).

Omega 9: Vorkommen in Oliven, kalt gepresstem nativem Olivenöl extra, Avocado (Avocados sind nährstoffdicht und reich an Antioxidantien), Haselnüssen, Pekannüssen, Mandelmus, Macadamianüssen, Sonnenblumenkernen, Weide- oder Wildfleisch.

Gesättigte Fettsäuren: Vorkommen in tierischen Produkten und bestimmten pflanzlichen Lebensmitteln, können in Ihre Ernährung aufgenommen werden und haben sich als vorteilhaft erwiesen – aber denken Sie daran, dass Mäßigung und Balance die Schlüssel zum Erfolg sind. Im Übermaß gegessen führt jede Art von Fett zu einer Gewichtszunahme. Natives Kokosöl ist ein hervorragendes Beispiel für ein gesundes gesättigtes Fett und bestens zum Kochen und Backen geeignet. Es ist eine besondere Art von Fett, da es stoffwechselsteigernde mittelkettige Triglyceride enthält, die direkt in die Leber gehen und dort zur Energieerzeugung genutzt und nicht als Fett gespeichert werden. Kokosöl ist auch entzündungshemmend und antibakteriell, denn es ist reich an Laurinsäure. Etwas Butter ist ebenfalls kein Problem, wenn Sie den 4-Wochen-Ernährungsplan abgeschlossen haben – idealerweise Biobutter von Kühen aus Weidehaltung.

Etwas Vorausplanung

Sie haben sich für den Erfolg entschieden, denn alles ist möglich. Setzen Sie sich hohe Ziele und beginnen Sie mit kleinen Schritten. Schreiben Sie Ihre Ziele in der Gegenwartsform, beispielsweise: »Ich ernähre und umsorge meinen Körper für eine bessere hormonelle Gesundheit«.

Hier sind einige Fragen, über die Sie nachdenken sollten:

— Was hoffen Sie, durch dieses Programm zu erreichen?
— Was ist für Sie am wichtigsten?
— Was würden Sie gerne für Ihre emotionale Gesundheit erreichen?
— Wie lauten Ihre Gesundheitsziele in Bezug auf körperliche Bewegung?

Gehen Sie dann einen Schritt zurück und setzen Sie sich kleinere Ziele, mit denen Sie dieses große Ziel erreichen können. Wenn Sie beispielsweise gegenwärtig nicht frühstücken, ein Verlangen nach Koffein haben und Gemüse vermeiden:

— Ich esse spätestens 1 Stunde nach dem Aufstehen ein eiweißreiches Frühstück
— Ich halbiere meinen Kaffeekonsum jede Woche
— Ich esse in dieser Woche zu jeder Mahlzeit eine Portion Gemüse und erhöhe dies in der nächsten Woche auf zwei

Treffen Sie eine Vereinbarung mit sich selbst, dass Sie auf diese Ziele hinarbeiten, und denken Sie daran, Ihre Erfolge, so klein sie auch sein mögen, zu feiern (allerdings nicht mit einer Flasche Sekt!).

Entsorgen Sie den Schrott

Wenn Sie kein Junkfood im Haus haben, können Sie es auch nicht essen. Nehmen Sie sich Zeit, Ihre Küchenschränke zu durchforsten. Wenn Sie so wie ich nicht gerne Lebensmittel wegwerfen, verschenken Sie sie. Mit Junkfood meine ich verarbeitete, raffinierte Kohlenhydrate, Süßigkeiten, Kuchen, Chips, Fertigsaucen, Tütensuppen, tiefgekühlte Fleischprodukte, die kaum Fleisch enthalten und höchstwahrscheinlich paniert sind. Und natürlich auch Cornflakes und Co., die im Grunde fast nur aus Zucker bestehen, die Nüsse, die eigentlich gesund waren, bis sie geröstet und mit Schokolade überzogen wurden. Die riesige Schachtel Pralinen, die zum halben Preis angeboten wurde, sodass wir gleich zwei davon gekauft haben. Und die Limonaden, Säfte und Sirupe.

Was hält Sie zurück?

Diese Frage stelle ich meinen Klienten immer. Auch Sie sollten darüber nachdenken, bevor Sie beginnen, damit Sie nicht Ihre Motivation verlieren. Hier sind einige Stolpersteine oder Ausreden, die ich oft zu hören bekomme:

»Ich habe nicht genug Zeit.«

Ja, wir haben alle viel zu tun, aber was ist das Wichtigste in Ihrem Leben? Ihre Familie? Ihre Freunde? Ihre Haustiere? Ihre Arbeit? Finanzielle Unabhängigkeit? Das Erste auf dieser Liste sollte Ihre Gesundheit sein. Das ist nicht egoistisch. Wenn Sie Ihrer Gesundheit nicht den Vorzug geben, dann können Sie auch nicht für andere da sein. Stehen Sie früher auf, kochen Sie große Mengen auf einmal, versuchen Sie nicht, es allen recht zu machen, und sagen Sie zuweilen auch Nein. Geben Sie sich selbst den Vorrang.

»Ich habe Angst meine Gewohnheiten zu ändern.«
Das ist eine weitverbreitete Angst, denn wir halten uns an dem fest, was wir kennen. Wer sind Sie, wenn Sie nicht das essen, was Sie immer essen? Wie können Sie ausgehen, wenn Sie nicht mehr so viel trinken wie bisher? Kehren Sie diese Fragen und Selbstzweifel um. Denken Sie daran, wie lange Sie sich schon nicht gut fühlen und wie bereichernd es für Ihr Leben sein könnte, wenn es Ihnen besser ginge.

Worauf würden Sie verzichten, wenn Sie wüssten, dass es einen positiven Effekt hätte? Ist es nicht wert, das herauszufinden?

»Ich fühle mich überwältigt.«
Seien Sie nicht zu hart zu sich selbst. Veränderungen können erschreckend sein, vor allem wenn es viele auf einmal sind. Ich weiß, dieses Buch enthält viel Neues, das man verarbeiten muss. Nehmen Sie sich eine Säule nach der anderen vor.

Gute Planung ist die halbe Miete

Das ist zum Motto unserer Familie geworden. Als ich meinen Mann kennenlernte, war ich alles andere als organisiert. Wenn sich die Zeit für das Abendessen näherte, musste ich feststellen, dass die Lebensmittel, die ich zubereiten wollte, entweder noch nicht gekauft waren oder im Tiefkühlschrank lagen. Es war aber nicht nur dies, ich war generell unorganisiert. Als ich ihn fragte, wie er es schafft, dass Ausflüge und Ähnliches so reibungslos ablaufen, antwortete er mir: »Gute Planung ist die halbe Miete.« Das sprach mich an, und ich begann, es privat und beruflich anzuwenden.

Planen Sie im Voraus – überlegen Sie sich Mitte jeder Woche die Gerichte der folgenden Woche und stellen Sie sicher, dass Sie bis dahin alle Zutaten zu Hause haben.

Kaufen Sie im Internet ein – Vergeuden Sie keine Zeit und Energie beim Anstehen und auf den endlosen Wegen im Supermarkt. Denken Sie immer daran, dass gute Planung die halbe Miete ist und geben Sie einfach Ihre Bestellungen online auf und lassen Sie sie nach Hause liefern.

Das große Kochen am Sonntag – Planen Sie Zeit ein für das Zubereiten großer Mengen wie Granola oder Knochenbrühe. Kochen Sie Saucen und Suppen und frieren Sie sie in Portionsgrößen ein. Zerkleinern Sie die Zutaten für Ihre Smoothies, füllen Sie sie portionsweise in Gefrierbeutel und legen Sie sie in den Kühl- oder Gefrierschrank. Arbeiten Sie mit meinem Ernährungsplan? Ich habe dort aufgeführt, was Sie vorbereiten können.

Investieren Sie in einen Schongarer (Slow cooker) – eines meiner Lieblingsküchengeräte! Er ist leicht in der Handhabung und spart viel Zeit: Sie geben einfach alle Zutaten hinein und einige Stunden später haben Sie ein leckeres, warmes Essen. Ich bereite meine Knochenbrühe darin über Nacht zu und esse etwas davon am nächsten Tag zum Frühstück.

Beziehen Sie Ihre Familie ein – beauftragen Sie sie mit dem Zerkleinern, Verpacken und Sortieren. So wird die Last auf mehrere Schultern verteilt.

Wie geht es weiter?

Sie haben sich bestimmt schon gefragt, was Sie tun, nachdem Sie den 4-Wochen-Ernährungsplan abgeschlossen haben. Zunächst einmal sollten Sie sich gratulieren. Sie haben einen großen Schritt in Richtung Ihrer neuen Lebensweise, hin zu einem Leben im Gleichgewicht getan. Ich bin überzeugt davon, dass Sie sich jetzt so gut fühlen, dass Ihnen eine Wiederaufnahme Ihrer alten Essgewohnheiten nicht einmal in den Sinn kommt.

Sie haben sehr viele Rezepte, aus denen Sie für Ihre zukünftigen Mahlzeiten wählen können. Inzwischen haben Sie auch ein gutes Verständnis für die Prinzipien entwickelt, auf denen dieser Plan basiert. Ich bin mir sicher, Sie können von hier aus selbst weitergehen und Ihre eigenen, leckeren ausgewogenen Mahlzeiten und Snacks kreieren.

Kann ich immer noch im Restaurant essen?

Auf jeden Fall! In den meisten Restaurants gibt es gesunde Alternativen, und in jedem gut geführten Haus wird man Ihre Fragen beantworten und ein Gericht an Ihre Ernährungsbedürfnisse anpassen. Sie können sich auch immer zuvor telefonisch nach gluten- und milchfreien Gerichten erkundigen. Entspannen Sie sich, genießen Sie den Abend und wählen Sie das Beste aus dem, was Ihnen zur Verfügung steht. Und denken Sie an die 80/20-Regel – es geht nicht um Perfektion. Hier einige nützliche Tipps:

— Lassen Sie das Brot stehen und essen Sie lieber Oliven als Vorspeise
— Bestellen Sie einen Beilagensalat
— Bitten Sie um einen Krug oder eine Flasche Wasser, vor allem wenn Sie Wein trinken wollen
— Gegrillter Fisch, gegrilltes Geflügel oder Fleisch sind eine gute Option
— Bestellen Sie Gemüse anstelle von Pommes frites
— Wok- oder Currygerichte auf Kokos- oder Tomatenbasis mit glutenfreien Nudeln oder Reis sind eine gute Wahl
— Vermeiden Sie frittierte Gerichte oder solche mit Sahnesaucen
— Wählen Sie zum Dessert Obst, falls möglich

SOS-Lebensmittel für den Heißhunger zwischendurch

Das kennen wir alle: Ein plötzlicher Heißhunger befällt uns, und wir haben nichts dabei. Vielleicht stehen Sie im Stau, Sie mussten die Mittagspause durcharbeiten, oder Ihr Zug hat Verspätung. Vielleicht brauchen Sie einfach einen Snack und möchten, dass auch dieser gesund ist. Ich habe immer eine kleine Kühltasche mit SOS-Lebensmitteln dabei. Dazu zählen:

— eine Portionspackung Mandelmus
— ein Apfel
— eine kleine Tüte Mandeln oder Nussmischung
— eine kleine Packung Oliven
— Gemüse-Sticks
— Hummus
— eine kleine Dose Fisch ohne Sauce oder Marinade
— Biltong oder Jerky (kleine Streifen gepökeltes oder getrocknetes Fleisch – ich stamme schließlich aus Südafrika!)
— Wasser
— hart gekochte Eier
— Haferkekse
— Falafel
— ein Stück Obst
— eine kleine Flasche Kefir
— eine kleine Dose Drei-Bohnen-Salat
— Miso-Suppe oder Knochenbrühe
— Hähnchen- oder Putenbrustscheiben
— frische Kokosnussstücke

Wiedereinführung bestimmter Lebensmittel

Ich verstehe, dass sich nicht jeder auf Dauer gluten- und milchfrei ernähren möchte. Aber wenn Sie diese beiden wieder in Ihre Ernährung aufnehmen, empfehle ich, es in Maßen zu tun. Essen Sie Milchprodukte und glutenhaltige Lebensmittel nicht täglich und nicht zu jeder Mahlzeit, und variieren Sie bei Ihren glutenhaltigen Lebensmitteln und Milchprodukten.

Gluten

Essen Sie abwechselnd Sauerteig-, Roggen-, Dinkel-, Durumweizen-, Perlgraupen-, Grieß- und andere Getreideprodukte.

Milchprodukte

Verwenden Sie Bioprodukte, darunter auch welche aus Ziegen- und Schafmilch.

Mantras fürs Leben

Fühlen Sie eine Versuchung nahen? Atmen Sie tief durch und erinnern Sie sich:
— Ich treffe die beste Entscheidung mit dem, was ich zur Verfügung habe
— Die sechs Säulen für das hormonelle Gleichgewicht sind meine Basis
— Ich halte mich an die 80/20-Regel des Balance-Plans
— Ich lebe nach dem Motto: »Gute Planung ist die halbe Miete«
— Fett ist nicht der Feind, sondern Zucker
— Mein Körper liebt Gleichgewicht und Bewegung
— Ich esse zu jeder Mahlzeit und jedem Snack Eiweiß
— Wenn das Leben verrückt spielt, finde ich einen Moment der Ruhe, nur für mich

Es ist eine gute Idee, diese problematischen Lebensmittel nacheinander wieder einzuführen: Essen Sie das erste zweimal am Tag und warten Sie dann 72 Stunden, um zu sehen, wie Ihr Körper darauf reagiert. Es könnten Verdauungsprobleme wie Blähungen, Rülpsen, Pupsen und Veränderungen im Stuhlgang auftreten, aber auch Kopfschmerzen, Müdigkeit und Hautreaktionen. Wenn Sie so reagieren, empfehle ich Ihnen, einen Ernährungsberater oder Ihren Hausarzt aufzusuchen.

Koffein

Sie können nicht ohne Ihren geliebten Kaffee oder Tee leben? Dann empfehle ich Ihnen, Ihren Kaffee- oder Teegenuss auf eine Tasse am Tag oder alle paar Tage zu beschränken und ihn ohne Zucker zu trinken.

Alkohol

Die Faustregel für das Trinken von Alkohol ist, ihn auf Ihre 20 Prozent zu beschränken und nur hochwertigen Alkohol wie einen guten trockenen Rotwein (hoher Gehalt an Antioxidantien) oder reine Spirituosen – wie Wodka mit Mineralwasser und frischer Limette – zu trinken. Verzichten Sie auf billige, süße Alkoholika oder Alcopops, die Ihre Verwegenen Sechs völlig aus dem Gleichgewicht bringen. Begrenzen Sie Ihren Alkoholkonsum auf höchstens zwei Gläser einmal pro Woche. Ein besonderer Anlass? O.k., aber zügeln Sie sich danach wieder.

Zucker

Inzwischen wissen Sie, dass Zucker der Feind des hormonellen Gleichgewichts ist. Beschränken Sie den Zucker auf Ihre 20 Prozent und bevorzugen Sie natürliche Süßungsmittel wie Honig und Ahornsirup in Maßen. Glauben Sie mir, Ihre Geschmacksnerven verändern sich, und Sie werden das weiße Zeug gar nicht mehr mögen.

Speiseplan: Woche eins

Zubereitung am Sonntag davor: Hühnerbrühe (siehe Seite 166), Lila Kohlsalat (siehe Seite 195), Spinat-Cashew-Pesto (siehe Seite 199), Hummus nach Wahl (siehe Seite 188), Einfaches Sauerkraut (siehe Seite 200), Gemüse-Frittata (siehe Seite 130), Blaubeer-Chia-Konfitüre (siehe Seite 119), Smoothie-Beutel (siehe Seite 108–110)

	FRÜHSTÜCK	MITTAG
MONTAG *Salat für Mittag und Frühstück für den Morgen vorbereiten*	Frühstücksbrei mit Beeren (siehe Seite 114) Wake-up-Smoothie (siehe Seite 110)	Gemüse-Frittata und Schneller Salat (siehe Seite 130) *Am Abend vorher vorbereiten*
DIENSTAG *Mittagessen für morgen vorbereiten*	Kokos-Chia-Brei mit Blaubeer-Chia-Konfitüre (siehe Seite 119) Green Boost-Smoothie (siehe Seite 109)	Hähnchensalat (siehe Seite 157)
MITTWOCH *Frühstück und Mittagessen für morgen vorbereiten*	Energie-Eier (siehe Seite 128) Smoothie nach Wahl (siehe Seite 108–110)	Lachs-Sandwich mit Lila Kohlsalat (siehe Seite 142 und 195)
DONNERSTAG *Mittagessen für morgen vorbereiten*	Overnight-Oats mit Obst und Nüssen (siehe Seite 114) Green Machine-Smoothie (siehe Seite 110)	Hähnchen-Gemüse-Wok mit Regenbogensalat (siehe Seite 162 und 192)
FREITAG *Mittagessen für morgen vorbereiten*	Quinoa-Brei mit Beeren (siehe Seite 116) Green Machine-Smoothie (siehe Seite 110)	Limabohnen-Zucchini-Salat (siehe Seite 179)
SAMSTAG *Mittagessen für morgen vorbereiten*	Mini-Haferpfannkuchen (siehe Seite 127) Rote Bete-Smoothie (siehe Seite 110)	Kabeljau mit Pesto-Mandel-Kruste, Minze-Erbsen und Chop Chop-Salat (siehe Seite 140 und 192)
SONNTAG *Vorbereitung des Lammfleischs für morgen*	Der Beste Brunch (siehe Seite 126) Smoothie nach Wahl (siehe Seite 108–110)	Blumenkohl-Pizza mit Regenbogensalat (siehe Seite 160 und 192)

ABENDBROT	SNACKS (nur bei Bedarf)	LIFESTYLE-TIPPS
Zitronen-Rosmarin-Hähnchen mit Lila Kohlsalat (siehe Seite 156 und 195)	Hummus und Gemüse-Sticks (siehe Seite 188)	Planen Sie im Voraus nach dem Planungs-Mantra (siehe Seite 95) – blicken Sie auf den nächsten Tag und schauen Sie, was Sie vorbereiten können
Zitronen-Dill-Lachs mit Blumenkohlpüree (siehe Seite 150)		Halten Sie inne und atmen Sie durch, wenn Sie sich überfordert fühlen
Hähnchen-Gemüse-Wok mit Regenbogensalat (siehe Seite 162 und 192)	Chop Chop-Salat (siehe Seite 192) und eine Tasse Knochenbrühe	Essen Sie nur Snacks, wenn Sie wirklich hungrig sind, und wählen Sie Snacks, die Ihr Energieniveau aufrechterhalten und Sie vor Hungerattacken bewahren
Limabohnen-Zucchini-Salat (siehe Seite 179)	Rotes Paprika-Hummus und Gemüse-Sticks (siehe Seite 188)	Gehen Sie die kommende Woche durch und kaufen Sie alle erforderlichen Zutaten
Kabeljau mit Pesto-Mandel-Kruste, Minze-Erbsen und Chop Chop-Salat (siehe Seite 140 und 192)	Gekochtes Ei und Oliven	Essen Sie etwas Sauerkraut (siehe Seite 200) als Ergänzung zu Ihrem Abendessen
Blumenkohl-Pizza mit Regenbogensalat (siehe Seite 160 und 192)	Eine Handvoll Nüsse und Samen und einen Würzigen Matcha-Latte (siehe Seite 112)	Planen Sie »Zeit für sich selbst« ein und halten Sie sich daran
Langsam gegartes Lamm mit Wurzelgemüse und gedämpftes grünes Gemüse und Cremiger Salat (siehe Seite 174, 196 und 176)	Pesto (siehe Seite 199) und Gemüse-Sticks	Laden Sie eine Period Tracker App herunter, um Ihren Zyklus zu verfolgen (siehe Seite 34)

Speiseplan: Woche zwei

Zubereitung am Sonntag der vorhergehenden Woche: Würziges Süßkartoffel-Karotten-Granola (siehe Seite 120), Pistazien-Pesto (siehe Seite 199), Geröstete Kichererbsen (siehe Seite 186), Blaubeer-Chia-Konfitüre (siehe Seite 119), Smoothie-Beutel (siehe Seite 108–110)

	FRÜHSTÜCK	MITTAG
MONTAG *Mittagessen für morgen vorbereiten*	Würziges Süßkartoffel-Karotten-Granola (siehe Seite 120) Tropischer Kurkuma-Smoothie (siehe Seite 108)	Wraps mit Lammfleisch und Cremigem Salat (siehe Seite 176)
DIENSTAG *Kokos-Chia-Brei zubereiten (siehe Seite 119)*	Eier, Avocado und Tomaten auf warmem Spinat (siehe Seite 122) Smoothie nach Wahl (siehe Seite 108–110)	Hähnchen-Sticks in Kokos-Panade mit Blumenkohlpüree und Gemischtem Kräutersalat (siehe Seite 171, 150 und 191)
MITTWOCH *Mittagessen für morgen vorbereiten*	Kokos-Chia-Brei mit Blaubeer-Chia-Konfitüre (siehe Seite 119) Green Boost-Smoothie (siehe Seite 109)	Linsen-Süßkartoffel-Bratlinge (siehe Seite 138)
DONNERSTAG *Mittagessen für morgen vorbereiten*	Energie-Eier (siehe Seite 128) Smoothie nach Wahl (siehe Seite 108–110)	Garnelen-Muschel-Wok thailändische Art (siehe Seite 153)
FREITAG *Mittagessen für morgen vorbereiten*	Würziges Süßkartoffel-Karotten-Granola (siehe Seite 120) Tropischer Kurkuma-Smoothie (siehe Seite 108)	Blumenkohl-Rote-Bete-Wraps mit Kichererbsen und Gemischter Kräutersalat (siehe Seite 136 und 191)
SAMSTAG *Mittagessen für morgen vorbereiten*	Mini-Haferpfannkuchen (siehe Seite 127) Blaubeer-Macadamia-Smoothie (siehe Seite 108)	Gegrillter Lachs mit Dicke-Bohnen-Pesto-Mus (siehe Seite 144)
SONNTAG *Mittagessen für morgen vorbereiten*	Der Beste Brunch (siehe Seite 126) Würziger Matcha-Latte (siehe Seite 112)	Gemüse-Hühnersuppe (siehe Seite 166)

ABENDBROT	SNACKS (nur bei Bedarf)	LIFESTYLE-TIPPS
Hähnchen-Sticks in Kokos-Panade mit Blumenkohlpüree und Gemischtem Kräutersalat (siehe Seite 171, 150 und 191)	Geröstete Kichererbsen (siehe Seite 186)	Machen Sie Ihre 4-7-Atemübung (siehe Seite 68) für einen ruhigen, konzentrierten Start in die Woche
Linsen-Süßkartoffel-Bratlinge (siehe Seite 138)		Beginnen Sie Ihren Tag mit einer positiven Aussage (siehe Seite 80)
Garnelen-Muschel-Wok thailändische Art (siehe Seite 153)	Obstsalat mit Kokosmilchjoghurt (siehe Seite 208)	Denken Sie daran, genügend zu trinken
Blumenkohl-Rote-Bete-Wraps mit Kichererbsen und Gemischter Kräutersalat (siehe Seite 136 und 191)		Gehen Sie die kommende Woche durch und kaufen Sie alle erforderlichen Zutaten
Gegrillter Lachs mit Dicke-Bohnen-Pesto-Mus (siehe Seite 144)	Pesto (siehe Seite 199) und Gemüse-Sticks	Gehen Sie etwas früher zu Bett und sorgen Sie für eine gute Nachtruhe
Langsam gegartes Hähnchen mit Gemüse und Chop Chop-Salat (siehe Seite 178 und 192)	Smoothie nach Wahl (siehe Seite 108–110)	Treffen Sie sich mit Freundinnen und lachen Sie gemeinsam
Putenfleischklößchen und Kürbis-Spaghetti mit Salat oder Gemüse Ihrer Wahl (siehe Seite 158, 191–192 und 196–198)	Eine Handvoll Nüsse und Samen Smoothie nach Wahl (siehe Seite 108–110)	Bringen Sie etwas Bewegung in den Tag, indem Sie eine neue Sportart ausprobieren

Speiseplan: Woche zwei

Speiseplan: Woche drei

Zubereitung am Sonntag der vorhergehenden Woche: Geröstete Kichererbsen (siehe Seite 186), Hummus Ihrer Wahl (siehe Seite 188), Pesto Ihrer Wahl (siehe Seite 199), Hühner- oder Gemüsebrühe (siehe Seite 166), Mandel-Cashew-Proteinkugeln (siehe Seite 202), Einfaches Sauerkraut (siehe Seite 200), Blaubeer-Chia-Konfitüre (siehe Seite 119), Smoothie-Beutel (siehe Seite 108–110)

	FRÜHSTÜCK	MITTAG
MONTAG *Eine Portion Hühnersuppe auftauen*	Eier, Avocado und Tomaten auf warmem Spinat (siehe Seite 122) Wake-up-Smoothie (siehe Seite 110)	Putenfleischklößchen und Kürbis-Spaghetti mit Salat oder Gemüse Ihrer Wahl (siehe Seite 158, 191–192 und 196–198)
DIENSTAG *Mittagessen für morgen vorbereiten*	Hirsebrei mit Zimt (siehe Seite 116) Green Nutrition-Smoothie (siehe Seite 110)	Wolfsbarsch-Pakete mit Dill und Kapern mit Minze-Erbsen und gedämpftem grünem Gemüse (siehe Seite 148, 140 und 198)
MITTWOCH *Mittagessen für morgen vorbereiten*	Energie-Eier (siehe Seite 128) Smoothie nach Wahl (siehe Seite 108–110)	Vegetarisches Pad Thai (siehe Seite 143)
DONNERSTAG *Das Mittagessen portionieren*	Würziges Süßkartoffel-Karotten-Granola (siehe Seite 120) Tropischer Kurkuma-Smoothie (siehe Seite 108)	Hähnchen-Romana-Fajita (siehe Seite 165)
FREITAG *Mittagessen für morgen vorbereiten*	Quinoa-Brei mit Beeren (siehe Seite 116) Green Machine-Smoothie (siehe Seite 110)	Putenfrikadellen und Tandoori-Blumenkohl mit Gemischtem Kräutersalat (siehe Seite 182 und 191)
SAMSTAG *Mittagessen für morgen vorbereiten*	Eier, Avocado und Tomaten auf warmem Spinat (siehe Seite 122) Green Nutrition-Smoothie (siehe Seite 110)	Gefüllte Süßkartoffeln mit gedämpftem grünem Gemüse (siehe Seite 135 und 198)
SONNTAG *Frühstück und Mittagessen für morgen vorbereiten*	Buchweizenpfannkuchen mit Räucherlachs (siehe Seite 124) Blaubeer-Macadamia-Smoothie (siehe Seite 108)	Zitronen-Dill-Lachs mit Blumenkohlpüree und Chop Chop-Salat (siehe Seite 150 und 192)

ABENDBROT	SNACKS (nur bei Bedarf)	LIFESTYLE-TIPPS
Wolfsbarsch-Pakete mit Dill und Kapern mit Minze-Erbsen und gedämpftem grünem Gemüse (siehe Seite 148, 140 und 198)	Smoothie nach Wahl (siehe Seite 108–110)	Beginnen Sie Ihre Woche mit Dankbarkeit – wofür sind Sie dankbar?
Vegetarisches Pad Thai (siehe Seite 143)	Gemüse-Hühnersuppe (siehe Seite 166)	Mittagessen im Park? Zu Fuß zur Arbeit? Gehen Sie nach draußen und nehmen Sie natürliches Tageslicht auf
Hähnchen-Romana-Fajita (siehe Seite 165) Einfaches Sauerkraut (siehe Seite 200)	Birne mit Mandelmus	Vergleichen Sie Ihren Stuhl mit der Stuhlformen-Skala auf Seite 48, um zu sehen, ob er schon perfekt ist
Putenfrikadellen und Tandoori-Blumenkohl mit Gemischtem Kräutersalat (siehe Seite 182 und 191)	Geröstete Kichererbsen (siehe Seite 186)	Gehen Sie die kommende Woche durch und kaufen Sie alle erforderlichen Zutaten
Gefüllte Süßkartoffeln mit gedämpftem grünem Gemüse (siehe Seite 135 und 198)	Eine Handvoll Nüsse und Samen	Frühstück ist wichtig: Planen Sie genügend Zeit am Morgen ein, um ausreichend zu essen
Zitronen-Dill-Lachs mit Blumenkohlpüree und Chop Chop-Salat (siehe Seite 150 und 192)	Eine Tasse Hühner- oder Gemüsebrühe (experimentieren Sie auch mit anderen Knochen)	Probieren Sie Yoga aus
Hähnchen nach Satay-Art mit Blumenkohlreis und Gemischtem Kräutersalat (siehe Seite 155 und 191)	Bratäpfel mit Cashew-Vanillecreme (siehe Seite 204)	Nehmen Sie sich Zeit für ein langes Entspannungsbad in Bittersalz (siehe Seite 74)

Speiseplan: Woche vier

Zubereitung am Sonntag davor: Hühnerbrühe (siehe Seite 166), Lila Kohlsalat (siehe Seite 195), Spinat-Cashew-Pesto (siehe Seite 199), Hummus nach Wahl (siehe Seite 188), Einfaches Sauerkraut (siehe Seite 200), Gemüse-Frittata (siehe Seite 130), Blaubeer-Chia-Konfitüre (siehe Seite 119), Smoothie-Beutel (siehe Seite 108–110)

	FRÜHSTÜCK	MITTAG
MONTAG *Mittagessen für morgen vorbereiten*	Kokos-Chia-Brei mit Blaubeer-Chia-Konfitüre (siehe Seite 119) Green Boost-Smoothie (siehe Seite 109)	Hähnchen nach Satay-Art mit Blumenkohlreis und Gemischtem Kräutersalat (siehe Seite 155 und 191)
DIENSTAG *Mittagessen für morgen einpacken*	Eier, Avocado und Tomaten auf warmem Spinat (siehe Seite 122) Green Nutrition-Smoothie (siehe Seite 110)	Rindfleisch-Wok (siehe Seite 180)
MITTWOCH *Mittagessen für morgen einpacken*	Würziges Süßkartoffel-Karotten-Granola (siehe Seite 120) Tropischer Kurkuma-Smoothie (siehe Seite 108)	Puten-Nudelsalat (siehe Seite 168)
DONNERSTAG *Mittagessen für morgen einpacken*	Energie-Eier (siehe Seite 128) Smoothie nach Wahl (siehe Seite 108–110)	Gebackener Heilbutt mit Artischocken und Brokkoli (siehe Seite 146)
FREITAG *Frühstück für morgen vorbereiten*	Quinoa-Brei mit Beeren (siehe Seite 116) Green Machine-Smoothie (siehe Seite 110)	Linsen-Süßkartoffel-Bratlinge mit thailändischem Mangosalat (siehe Seite 138 und 132)
SAMSTAG *Mittagessen für morgen vorbereiten*	Overnight-Oats mit Obst und Nüssen (siehe Seite 114) Green Machine-Smoothie (siehe Seite 110)	Garnelen-Muschel-Wok thailändische Art (siehe Seite 153)
SONNTAG *Mittagessen für morgen vorbereiten*	Der Beste Brunch (siehe Seite 126) Smoothie nach Wahl (siehe Seite 108–110)	Hähnchensalat (siehe Seite 157)

ABENDBROT	SNACKS (nur bei Bedarf)	LIFESTYLE-TIPPS
Rindfleisch-Wok (siehe Seite 180)	Pesto (siehe Seite 199) und Gemüse-Sticks	Kauen Sie Ihr Essen gut – 20–30mal pro Bissen – Ihr Magen hat keine Zähne
Puten-Nudelsalat (siehe Seite 168)	Eine Handvoll Nüsse und Samen	Beginnen Sie Ihren Tag mit Trockenbürsten (siehe Seite 74–75)
Gebackener Heilbutt mit Artischocken und Brokkoli (siehe Seite 146)	Apfel und Mandelbutter mit etwas Zimt	Dämpfen Sie Ihren Heißhunger mit einer Tasse Zimttee
Linsen-Süßkartoffel-Bratlinge mit thailändischem Mangosalat (siehe Seite 138 und 132)		Gehen Sie die kommende Woche durch und kaufen Sie alle erforderlichen Zutaten
Garnelen-Muschel-Wok thailändische Art (siehe Seite 153)	Mini-Haferpfannkuchen (siehe Seite 127), Haferkekse oder braune Reiskekse mit Guacamole	Bringen Sie etwas Bewegung in den Tag
Langsam gegartes Hähnchen mit Gemüse und Chop Chop-Salat (siehe Seite 178 und 192)	Smoothie nach Wahl (siehe Seite 108–110)	Schauen Sie sich Ihr Ernährungstagebuch an – welche Unterschiede können Sie schon feststellen?
Lammcurry mit gedämpftem grünem Gemüse (siehe Seite 172 und 198)	Würziger Matcha-Latte (siehe Seite 112)	Schreiben Sie Ihre Körpermaße auf – wie haben diese sich im Vergleich zum Beginn verändert?

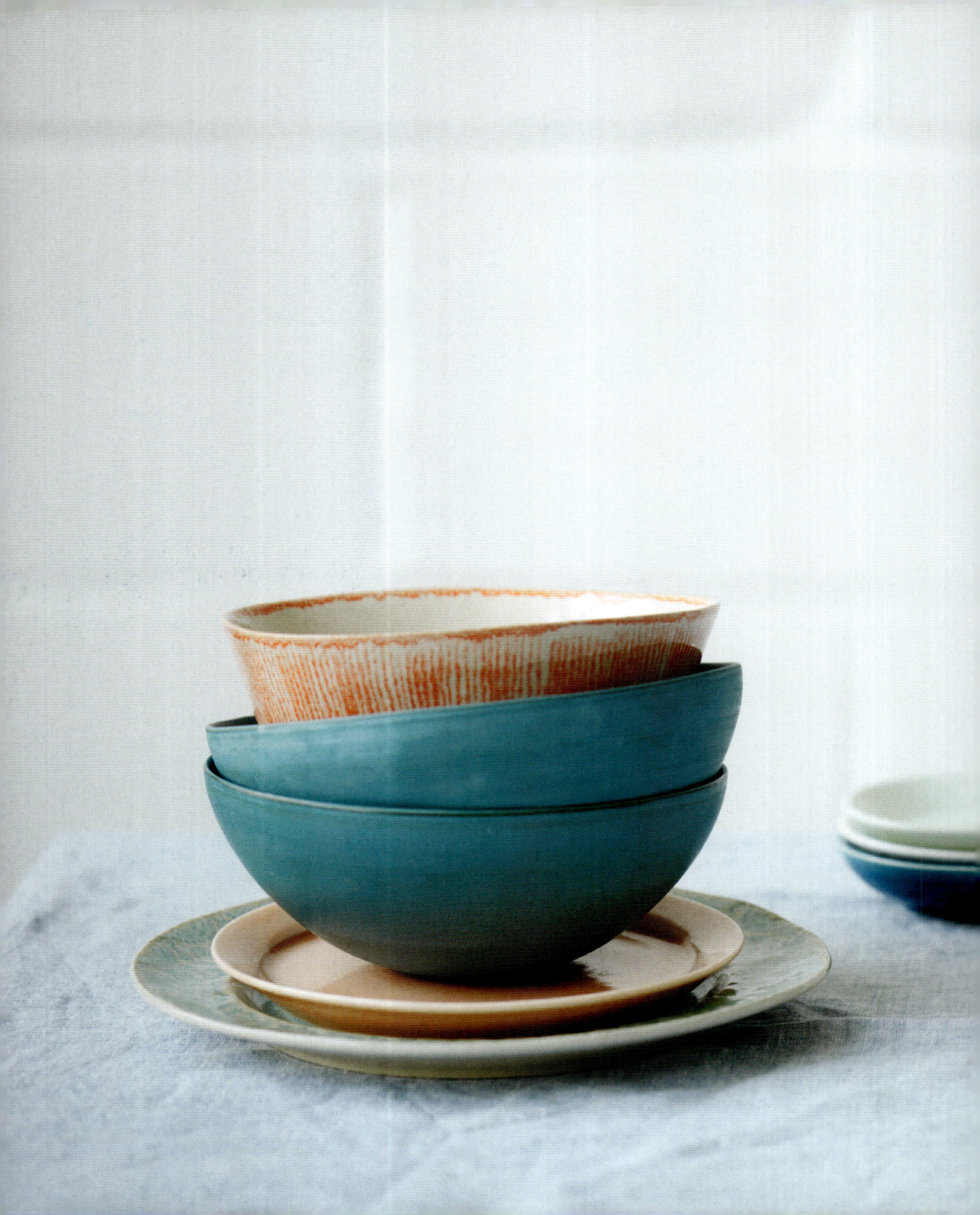

Rezepte

Frühstück

Blaubeer-Macadamia-Smoothie

Dieses kleine Wunder ist voller gesunder Fette und Zutaten, die eine heilende Wirkung auf die Hormone haben.

<u>1 Portion</u>

80 g Blaubeeren, frisch oder tiefgekühlt
2 Handvoll Spinat
30 g Macadamianüsse, vorzugsweise in Wasser eingelegt
200 ml ungesüßte Mandelmilch
½ TL gemahlener Zimt
½ TL gemahlene Kurkuma
1 TL Maca-Pulver
1 Prise schwarzer Pfeffer aus der Mühle

Alle Zutaten mit 100 ml Wasser in einen Mixer geben und sorgfältig pürieren. Bei Bedarf mehr Wasser oder Mandelmilch hinzugeben. Sofort servieren.

Tropischer Kurkuma-Smoothie

Kurkuma, eines der großen Naturheilmittel, gibt einem Smoothie das gewisse Etwas an Energie.

<u>1 Portion</u>

2 kleine Handvoll Grünkohl oder Spinat
200 ml Kokosmilch
100 g Ananas, einschließlich Strunk
½ unbehandelte Zitrone
1 cm frischer Ingwer, mit Schale
1 TL gemahlene Kurkuma
½ TL gemahlener Zimt
¼ TL schwarzer Pfeffer aus der Mühle
½ TL Kokosöl

Alle Zutaten in einen Mixer geben und sorgfältig pürieren. Bei Bedarf noch etwas Wasser oder Kokosmilch hinzufügen.

Von links nach rechts: Blaubeer-Macadamia-Smoothie (die Farbe hängt davon ab, ob frische oder tiefgekühlte Blaubeeren verwendet werden); Tropischer Kurkuma-Smoothie; Green Boost-Smoothie

Green Boost-Smoothie

Eine gute Kombination aus Antioxidantien, essenziellen Fettsäuren und Ballaststoffen. Der Ingwer hilft der Verdauung und reduziert Entzündungen.

1 Portion

120 g Babyspinat
½ Gurke, gehackt
1 kleine Handvoll glatte Petersilie
½ Ananas, geschält und gewürfelt, einschließlich des Strunks
¼ Avocado
1 unbehandelte Zitrone
1 cm frischer Ingwer, mit Schale
2 TL gemahlene Leinsamen

Alle Zutaten zusammen mit 200–250 ml Wasser in einen Mixer geben und sorgfältig pürieren. Bei Bedarf mehr Wasser hinzugeben. Sofort servieren.

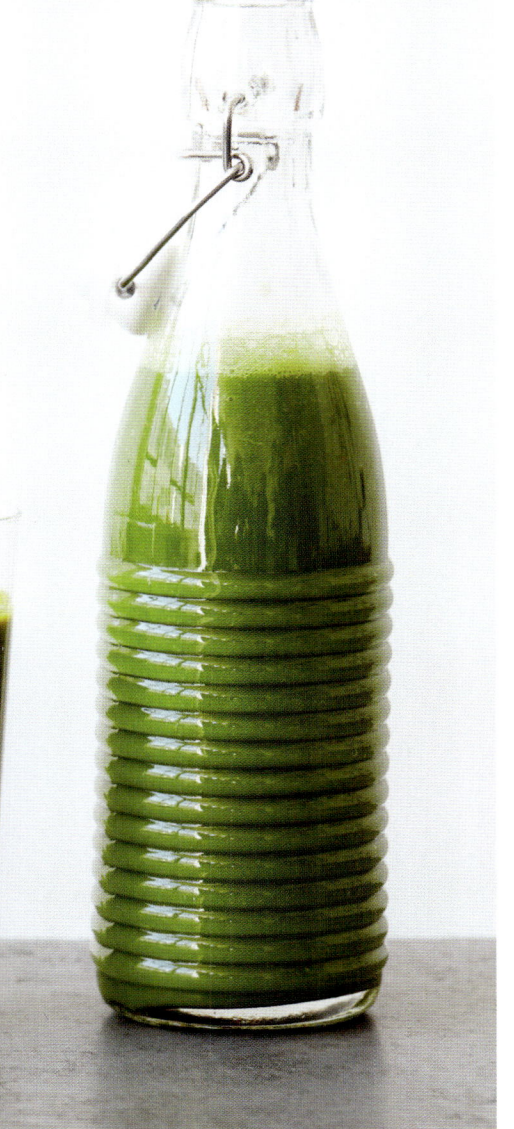

Green Machine

Dieser Smoothie mit Avocado und Leinsamen ist voll von guten Fetten, die die Hormone im Gleichgewicht halten.

<u>1 Portion</u>

3 Handvoll Grünkohl oder Spinat
2 Stangen Sellerie
¼ Avocado
1 kleine Handvoll glatte Petersilie
1 TL gemahlene Leinsamen
¼ unbehandelte Zitrone oder Limette
1 TL Superfoodpulver Ihrer Wahl (optional)

Alle Zutaten mit 250 ml Wasser in einen Mixer geben und sorgfältig pürieren. Bei Bedarf noch etwas Wasser dazugeben. Sofort servieren.

Rote-Bete-Smoothie

Die schöne Rote Bete ist einer der größten natürlichen Entgifter. Dieser Smoothie reinigt Sie von innen nach außen.

<u>1 Portion</u>

1–2 kleine Rote Beten
1 Karotte
½ Apfel
1 Handvoll Babyspinat
¼ TL Kokosöl
1 cm frischer Ingwer
einige Tropfen Zitronensaft
2 EL gemahlene Leinsamen

Alle Zutaten mit 250 ml Wasser in einem Mixer sorgfältig pürieren und bei Bedarf mehr Wasser hinzugeben. Sofort servieren.

Green Nutrition

Wenn Sie einen supergesunden Smoothie haben möchten, ist dieser genau das Richtige für Sie.

<u>1 Portion</u>

2 Handvoll Grünkohl
2 Stangen Sellerie
¼ Gurke
1 Apfel
1 unbehandelte Zitrone
2 cm frischer Ingwer, mit Schale
¼ Avocado
2 TL gemahlene Leinsamen

Alle Zutaten mit 250 ml Wasser in einen Mixer geben und sorgfältig pürieren. Bei Bedarf mehr Wasser hinzufügen. Sofort servieren.

Wake-up-Smoothie

Brauchen Sie einen Muntermacher?

<u>1 Portion</u>

½–1 TL Matchapulver
½ Avocado
1 Handvoll Babyspinat
1 TL Kokosöl
2 EL gemahlene Leinsamen
¼ TL gemahlenen Zimt
1 Apfel
¼ unbehandelte Zitrone
1 TL Superfoodpulver Ihrer Wahl (optional)

Alle Zutaten mit 250 ml Wasser in einem Mixer sorgfältig pürieren und bei Bedarf mehr Wasser hinzugeben. Sofort servieren.

Beeren-Minze-Fizz

Diese fruchtige Schorle ist wie ein Cocktail aus der Natur. Sie ist voll mit wunderbaren Antioxidantien.

1 Liter

100 g gemischte Beeren
1 l Mineralwasser mit Kohlensäure
1 kleine Handvoll Minzeblätter
Eiswürfel

Die Beeren in einer Schüssel leicht zerdrücken, damit etwas Saft austritt. Anschließend mithilfe eines Löffels in einen Krug mit Mineralwasser geben.

Minzeblätter nach Geschmack hinzufügen.

Eiswürfel in den Krug geben und diesen für 30 Minuten in den Kühlschrank stellen.

Minze-Gurke-Cooler

Ich liebe es, Gurke in Wasser zu geben, denn das Getränk ist lecker, erfrischt und hydriert.

1 Liter

½ Bio-Gurke
1 unbehandelte Bio-Zitrone
1 l Mineralwasser mit Kohlensäure
1 kleine Handvoll Minzeblätter
Eiswürfel

Mit einem Gemüseschäler die Gurke in dünne Streifen schneiden.

Die Zitrone halbieren und aus einer Hälfte den Saft in einen Krug mit Mineralwasser pressen. Die zweite Hälfte in Streifen schneiden und mit den Gurkenstreifen in den Krug geben.

Minzeblätter nach Geschmack hinzufügen.

Eiswürfel hineingeben und den Krug für 30 Minuten in den Kühlschrank stellen.

Würziger Matcha-Latte

Dieses süße, cremige Getränk wird Ihnen die Energie geben, die Sie morgens brauchen – ohne dass Sie dafür Kaffee benötigen. Matchapulver ist voll mit Antioxidantien, kann zur Gelassenheit beitragen und hat einen entgiftenden Effekt.

<u>1 Portion</u>

- 1 TL Matchapulver
- 200 ml gefiltertes Wasser (100 ml raumtemperiert, 100 ml heiß)
- 200 ml Kokosmilch
- ¼ TL Vanillepulver
- ¼ TL gemahlener Zimt
- ¼ TL gemahlene Muskatnuss
- ½ TL Kurkuma
- 1 Prise schwarzer Pfeffer aus der Mühle
- 1 TL Honig (Raw; optional)

Alle Zutaten, außer dem heißen Wasser, in einen Mixer geben und 30–40 Sekunden pürieren.

Das heiße Wasser dazugeben und erneut mixen.

Als warmes Getränk servieren oder über Eis gießen. Nach Belieben noch zusätzlich mit Zimt bestreuen.

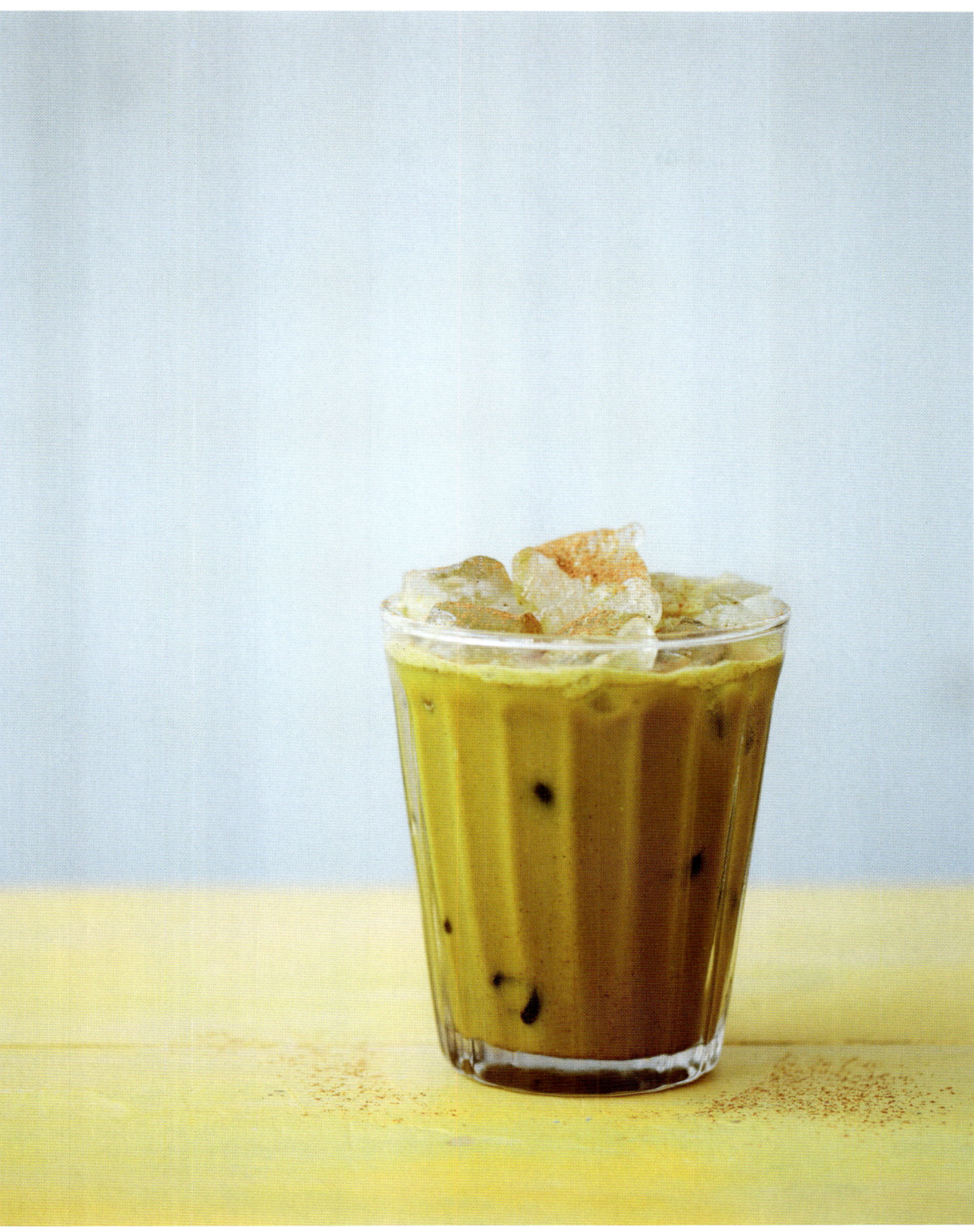

Overnight-Oats mit Obst und Nüssen (im Bild)

Verabschieden Sie sich von zuckerhaltigen Zerealien – Sie brauchen sie nicht. Diese Overnight-Oats sind voller Ballaststoffe, Eiweiß und essenzieller Fettsäuren, die Ihren Hormonspiegel für den Tag bestimmen. Das Gericht kann am Abend vorbereitet werden, denn morgens zählt jede Minute.

1 Portion

- 4 EL glutenfreie, großblättrige Haferflocken
- ½ TL gemahlener Zimt
- 1 EL Kürbiskerne
- 1 EL Sonnenblumenkerne
- 200 ml ungesüßte oder selbst gemachte Mandelmilch
- 1 EL Pecannüsse, grob gehackt
- 1 EL Haselnüsse, grob gehackt
- 2 EL gemahlene Leinsamen
- 80 g gemischte Beeren

Haferflocken, Zimt, Kürbis- und Sonnenblumenkerne in einer Schüssel vermengen. Die Milch hinzugeben, alles gut verrühren, abdecken und über Nacht in den Kühlschrank stellen.

Am nächsten Morgen sollte die Milch aufgesogen worden sein. Die Nüsse, die gemahlenen Leinsamen und die Beeren zu der Haferflockenmischung geben und gut unterrühren.

Mit weiterer Milch und mehr Zimt, falls gewünscht, servieren.

Frühstücksbrei mit Beeren

Dies ist eine gesunde und sättigende Variante des Frühstücksklassikers mit jeder Menge leckerer Zutaten. Außerdem sättigen die Nüsse mit ihren gesunden Fetten den ganzen Morgen.

1 Portion

- 45 g glutenfreie, großblättrige Haferflocken
- 230 ml Kokosmilch oder Mandelmilch, plus etwas extra zum Servieren
- 100 g gemischte Beeren, frisch oder tiefgekühlt
- 45 g rohe, fein gehackte Nüsse und Samen
- 1 Prise gemahlener Zimt

Haferflocken und Milch mit 230 ml Wasser in einen Kochtopf geben und unter ständigem Rühren aufkochen. 15–20 Minuten bei niedriger Temperatur köcheln lassen, ab und zu umrühren.

Unterdessen die Beeren in einem Mixer pürieren – eventuell etwas Wasser hinzugeben. Beiseitestellen.

Die Haferflocken in eine Schüssel füllen und das Beerenpüree darüber geben. Mit Nüssen und Samen bestreuen. Mit etwas zusätzlicher Milch und Zimt servieren.

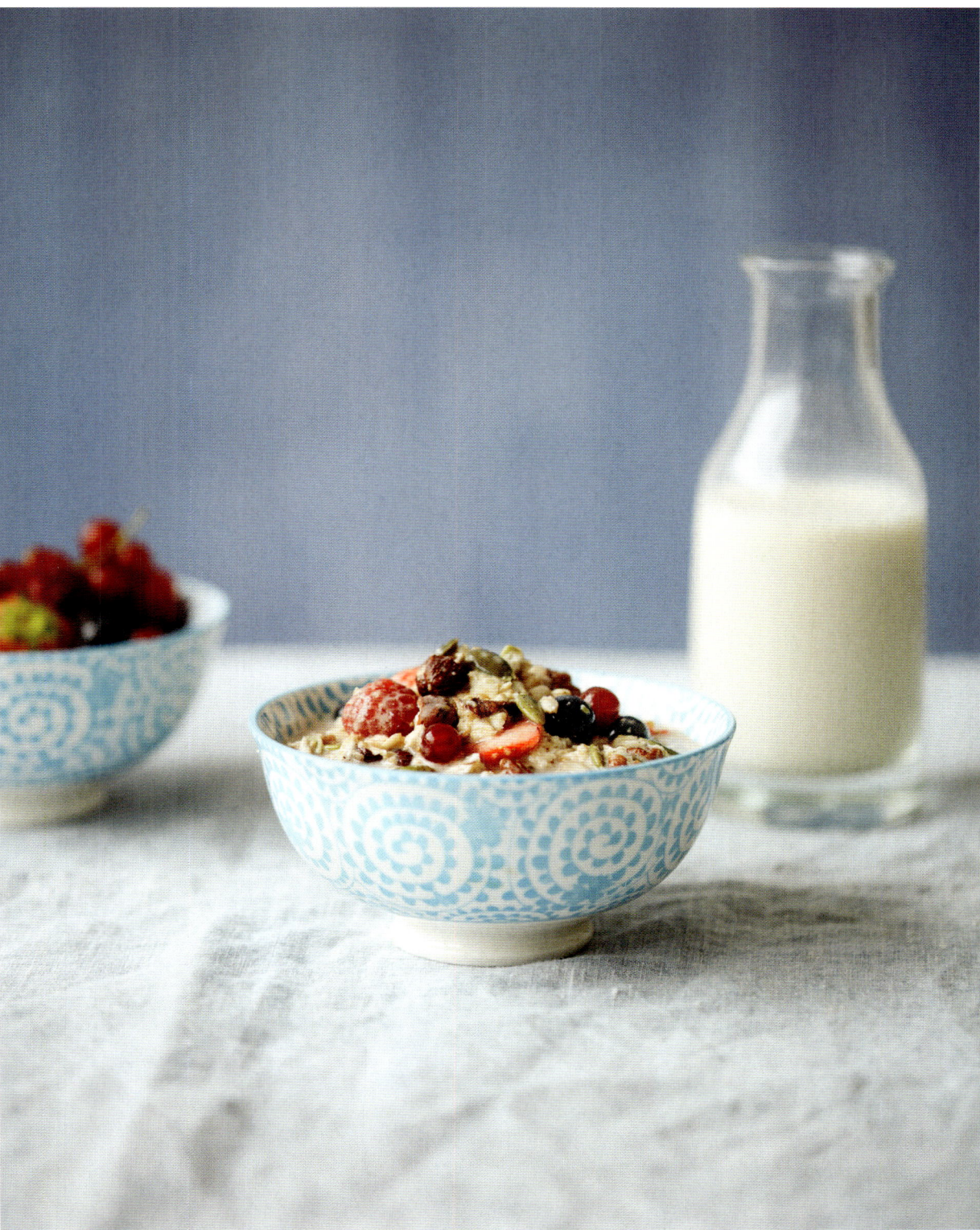

Quinoa-Brei mit Beeren (im Bild)

Dies ist eine wunderbare Alternative zu den zuckerreichen Frühstückszerealien. Außerdem enthält dieser Frühstücksbrei reichlich Eiweiß für einen guten Start in den Tag.

1 Portion

80 g Quinoa, gekocht
120 ml Kokosmilch oder Mandelmilch, plus etwas extra zum Begießen
½ TL gemahlener Zimt
1 EL Kokosflocken (ungesüßt)
½ TL Vanillepulver
20 g Mandelblättchen
1 Prise Meersalz
1–2 EL Kokosmilchjoghurt
2 EL Maca-Pulver
1 TL Kürbiskerne
30 g Beeren, aufgetaut oder frisch

Quinoa, Milch, Zimt, Kokos, Vanille, Mandeln und Salz in einem kleinen Topf bei mittlerer Temperatur erhitzen und 5–6 Minuten unter ständigem Rühren kochen, bis der Frühstücksbrei eine cremige Konsistenz hat.

Den Brei mit einem Löffel in eine kleine Schüssel füllen und etwas Milch darüber geben.

Mit Joghurt, Maca-Pulver, Kürbiskernen und Beeren servieren.

Hirsebrei mit Zimt

Dieser Hirsebrei ist reich an Ballaststoffen und eignet sich deshalb wunderbar als Frühstück. Der natürlich süße Zimt hilft Ihrem Körper, den Blutzuckerspiegel im Gleichgewicht zu halten.

1 Portion

100 ml Kokosmilch
50 g Hirseflocken
1 TL gemahlener Zimt
1 TL Chia-Samen
1 TL Kokosöl
abgeriebene Schale von 1 unbehandelten Orange
1 TL Kokosraspel
3 EL gemischte Samen

Die Kokosmilch zusammen mit 100 ml Wasser in einen Topf füllen und aufkochen.

Die Hirseflocken hinzugeben und etwa 15 Minuten köcheln lassen, bis sie weich und cremig sind. Falls der Brei zu dick ist, etwas mehr Wasser oder Milch hinzugeben.

Vom Herd nehmen und Zimt, Chia-Samen und Kokosöl unterrühren. Mit Orangenschale, Kokos und Samen bestreuen und servieren.

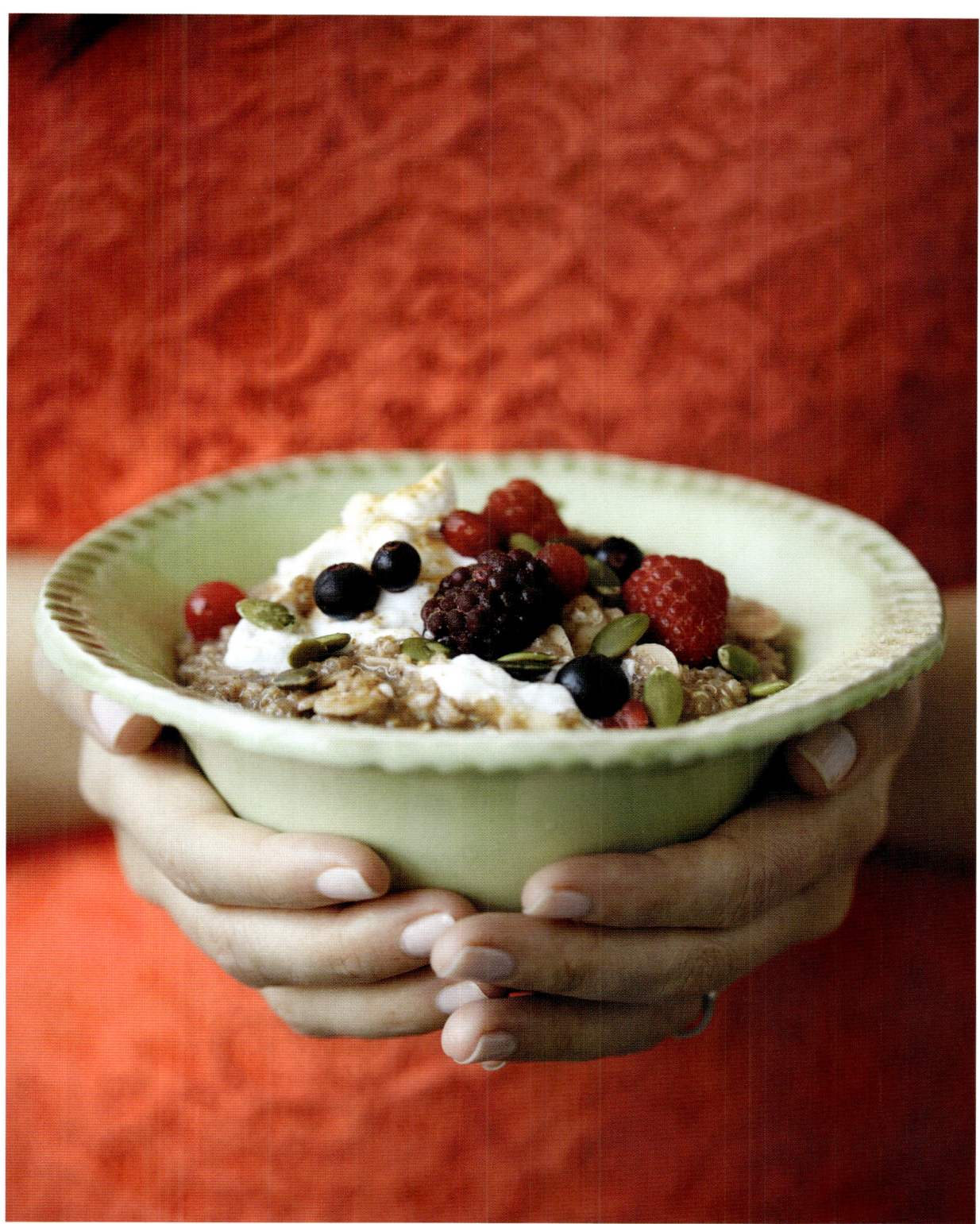

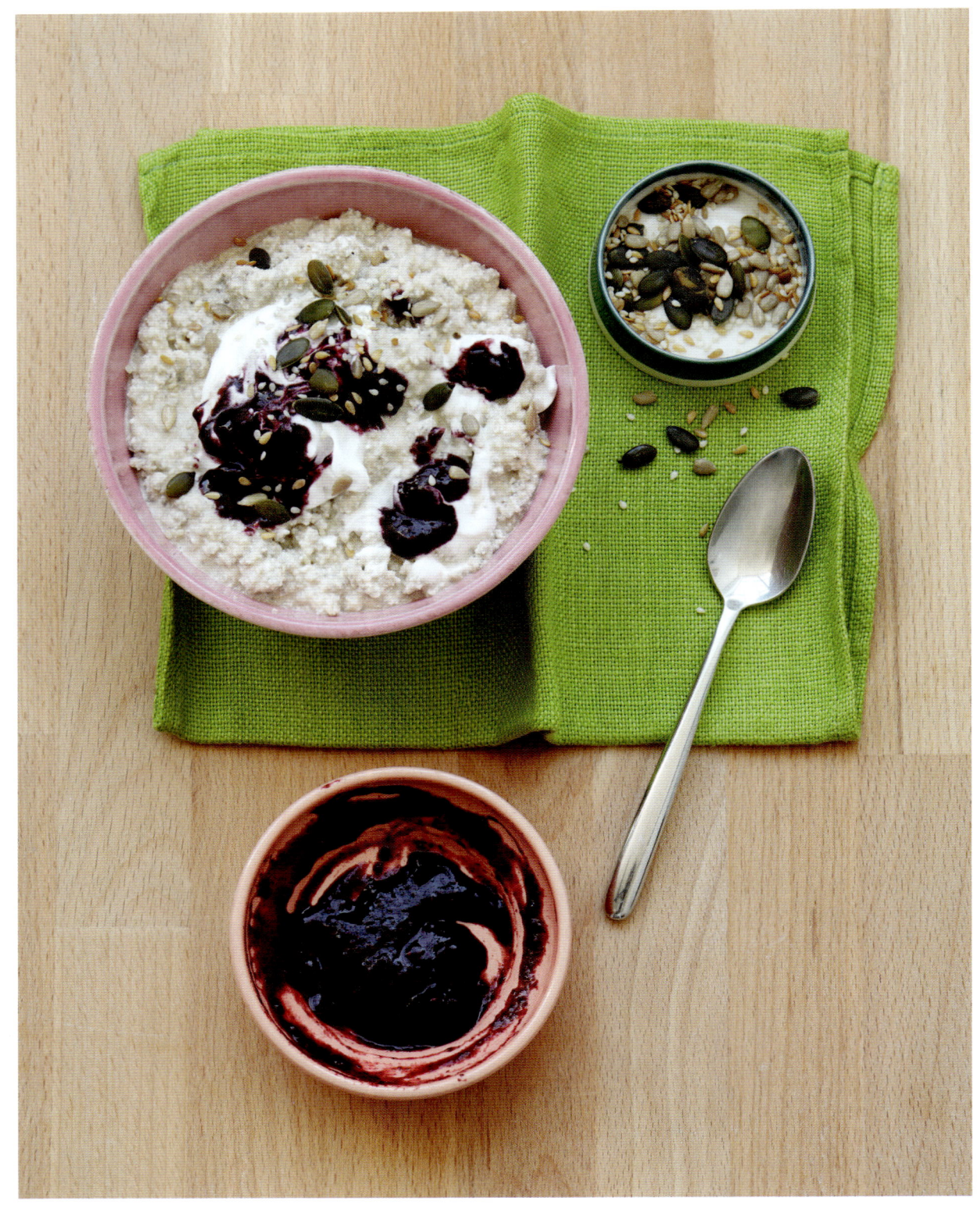

Kokos-Chia-Brei mit Blaubeer-Chia-Konfitüre

Chia-Samen enthalten reichlich Ballaststoffe und Omega-3-Fettsäuren. Außerdem können sie Schwankungen im Blutzuckerspiegel ausgleichen. Blaubeeren sind reich an Vitamin C, Kalium und Ballaststoffen. Die Chia-Konfitüre schmeckt auch lecker auf Toast oder Reiswaffeln.

2 Portionen

Für die Blaubeer-Chia-Konfitüre
400 g Blaubeeren, frisch oder tiefgekühlt
1–2 Datteln, entsteint
½ TL Vanillepaste
Saft von ½ Zitrone
2 EL Chia-Samen

Für den Brei
80 g Kokosraspel
12 Mandeln
450 ml pflanzliche Milch Ihrer Wahl
Saft von ½ Zitrone
2 EL gemahlene Mandeln
1 ½ TL Vanillepaste
1 Prise Salz
2 TL Maca-Pulver
2 EL Chia-Samen

Zum Servieren
2 EL Blaubeer-Chia-Konfitüre (siehe oben)
2 EL Kokosmilchjoghurt
2 EL gemischte Samen

Mit der Blaubeer-Chia-Konfitüre beginnen. Die Blaubeeren in einen Kochtopf geben (bei frischen Beeren 1 EL Wasser hinzufügen). Vorsichtig erhitzen, oft umrühren, bis die Schale platzt und ein Püree entsteht. Vom Herd nehmen. Zusammen mit den Datteln und der Vanillepaste in einen Mixer geben und bis zur gewünschten Konsistenz pürieren.

Anschließend Zitronensaft und die Chia-Samen dazugeben und abkühlen lassen – die Mischung dickt im Lauf der Zeit ein und ist nach einigen Stunden streichfest. In einem Glas luftdicht verschlossen hält sich die Konfitüre 1 Woche im Kühlschrank. Sie kann auch in Eiswürfelbehältern eingefroren werden. Perfekt für Smoothies.

Alle Zutaten für den Brei, außer den Chia-Samen, in einer großen Schüssel verrühren. In einen Mixer geben und pürieren, bis die Masse cremig ist oder die gewünschte Konsistenz hat.

Die Chia-Samen unterrühren und den Brei abgedeckt über Nacht in den Kühlschrank stellen.

Den Kokos-Chia-Brei am nächsten Tag warm oder kalt mit der Blaubeer-Chia-Konfitüre, dem Kokosmilchjoghurt und den gemischten Samen servieren.

Würziges Süßkartoffel-Karotten-Granola

Dieses leckere, würzige Müsli verdankt seine Süße den Süßkartoffeln und den Karotten, die jede Menge Ballaststoffe enthalten und Ihren Blutzuckerspiegel nicht in die Höhe treiben. Außerdem kann der Zimt den Insulinspiegel ins Gleichgewicht bringen. Ein Frühstück für Helden.

<u>8–10 Portionen</u>

150 g Süßkartoffeln, gehackt
100 g Karotten, gehackt
1 EL Kokosöl
¼ TL gemahlene Gewürznelken
¼ TL gemahlener Ingwer
¼ TL gemahlene Muskatnuss
1 TL gemahlener Zimt
2 TL Vanilleextrakt
1 Prise Meersalz
80 g ungesüßte Kokosflocken
100 g gemahlene Mandeln
100 g Mandelblättchen
100 g Pekannüsse, gehackt
80 g Kürbiskerne
80 g Sonnenblumenkerne
3 gehäufte EL gemahlene Leinsamen

Zum Servieren

5 gehäufte EL Kokosmilchjoghurt, Mandelmilch oder Kokosmilch
½ TL gemahlener Zimt
1 kleine Handvoll Blaubeeren

Den Backofen auf 180 °C vorheizen. Ein großes Backblech mit Backpapier auslegen oder mit ein wenig Kokosöl einfetten.

Die Süßkartoffeln und Karotten 15–20 Minuten dämpfen, bis sie weich sind. Anschließend beides zusammen mit Kokosöl, Gewürznelken, Ingwer, Muskatnuss, Zimt, Vanilleextrakt und Salz in einen Mixer geben und pürieren. Wenn das Püree zu fest ist, bis zu 220 ml Wasser dazugeben, aber es sollte nicht zu wässrig werden. Die Mischung abkühlen lassen und unterdessen die trockenen Zutaten vorbereiten.

Die Kokosflocken, gemahlenen Mandeln, Mandelblättchen, Pekannüsse, Kerne und Samen in einer großen Schüssel mischen.

Das Püree aus dem Mixer dazugeben und rühren, bis alles gut vermischt ist. Die trockenen Zutaten sollten rundherum überzogen sein.

Das Granola gleichmäßig auf dem vorbereiteten Blech verteilen und etwa 20 Minuten backen. Da die Temperatur je nach Ofen variieren kann, sollten Sie es gut im Auge behalten, damit es nicht verbrennt. Das Blech aus dem Ofen nehmen und das Granola wenden, damit es gleichmäßig bräunt.

Das Blech zurück in den Ofen schieben und diesmal die Tür des Backofens einige Zentimeter offen lassen, damit die Feuchtigkeit entweichen kann und das Müsli schön knusprig wird. Weitere 25–30 Minuten backen, bis das Müsli goldbraun und knusprig ist.

Das Granola aus dem Ofen nehmen und abkühlen lassen. In einem luftdichten Behälter hält es sich bis zu 2 Wochen.

60 g Granola in einer Schale mit Joghurt oder Milch servieren und mit Zimt und Blaubeeren bestreuen. Guten Appetit.

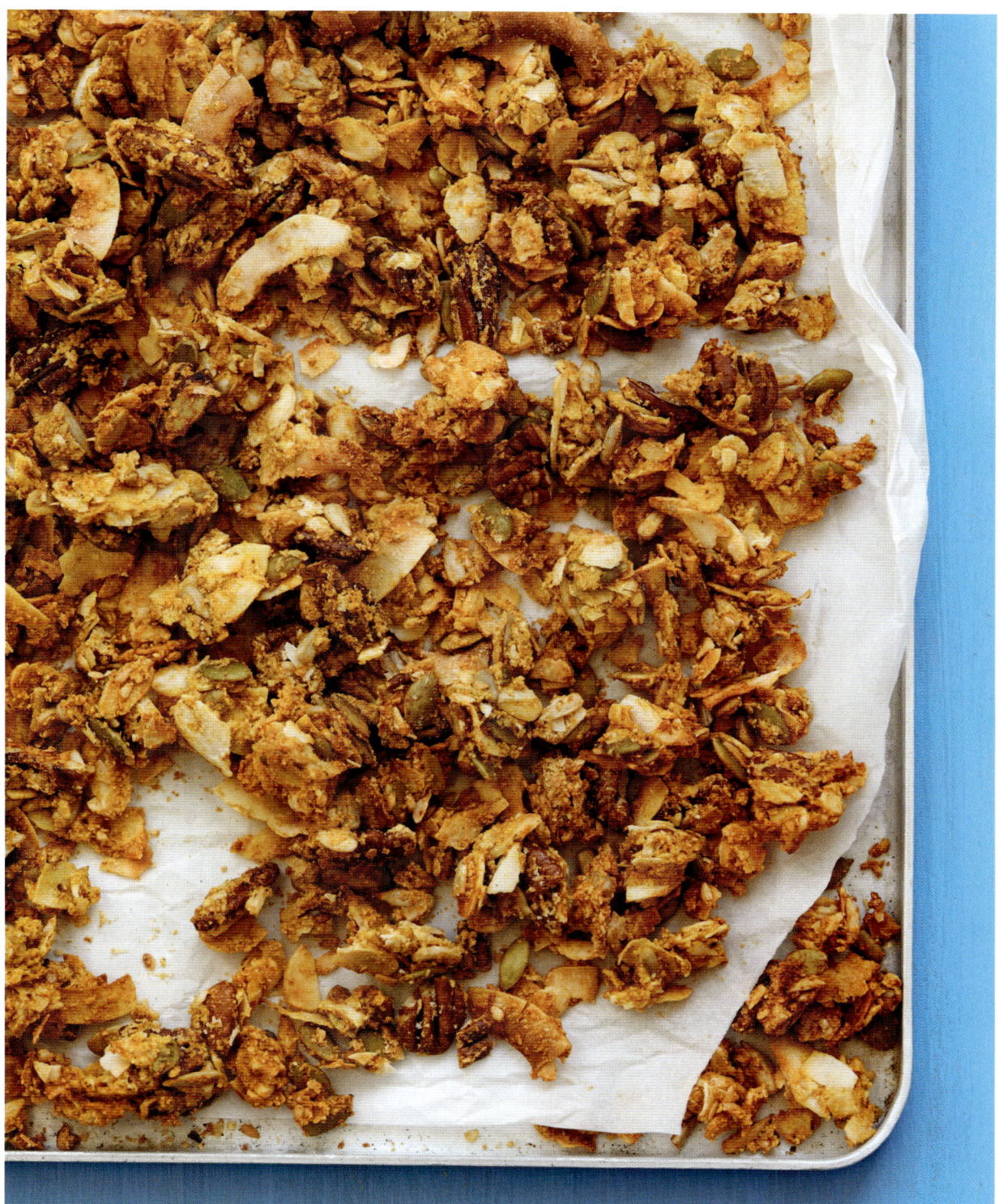

Eier, Avocado und Tomaten auf warmem Spinat

Ein schneller und leicht zuzubereitender Klassiker bei uns zu Hause. Die Zubereitung sollte nicht länger als 10 Minuten dauern. Weitere Vorteile? Der Spinat steckt voller Vitamine und Inhaltsstoffe, unter anderem Eisen, Folsäure und Vitamin C.

<u>1 Portion</u>

2 Bio-Eier
2 Handvoll frischer Babyspinat
natives Olivenöl extra
1 große Strauchtomate
½ reife Avocado, geschält und in Stücke geschnitten
Meersalz und schwarzer Pfeffer aus der Mühle

In einem kleinen Topf etwas kaltes Wasser zum Kochen bringen (so viel, dass die Eier bedeckt sind). Die Eier hineinlegen und bis zur gewünschten Konsistenz kochen: etwa 5 Minuten für ein weiches Ei, 6 Minuten für ein wachsweiches Ei und 8 Minuten für ein hart gekochtes Ei.

Die Eier mit einem Schaumlöffel aus dem Wasser heben und auf Küchenpapier abtropfen lassen.

In der Zwischenzeit den Spinat in eine Pfanne geben und bei mittlerer Temperatur erwärmen. Ein wenig Wasser, einige Tropfen Olivenöl und etwas Salz nach Geschmack hinzufügen, einen Deckel auflegen und den Spinat in 1–2 Minuten zusammenfallen lassen. Den Spinat auf einen Teller geben.

Die Tomate halbieren und mit der Schnittseite nach unten in die gleiche Pfanne legen. Etwas Öl und Wasser hinzugeben. 1–2 Minuten erhitzen, bis sie warm ist.

Die Eier schälen, halbieren und auf dem Spinatbett anrichten. Die Tomate und Avocado hinzufügen, alles mit Salz und schwarzem Pfeffer würzen und genießen.

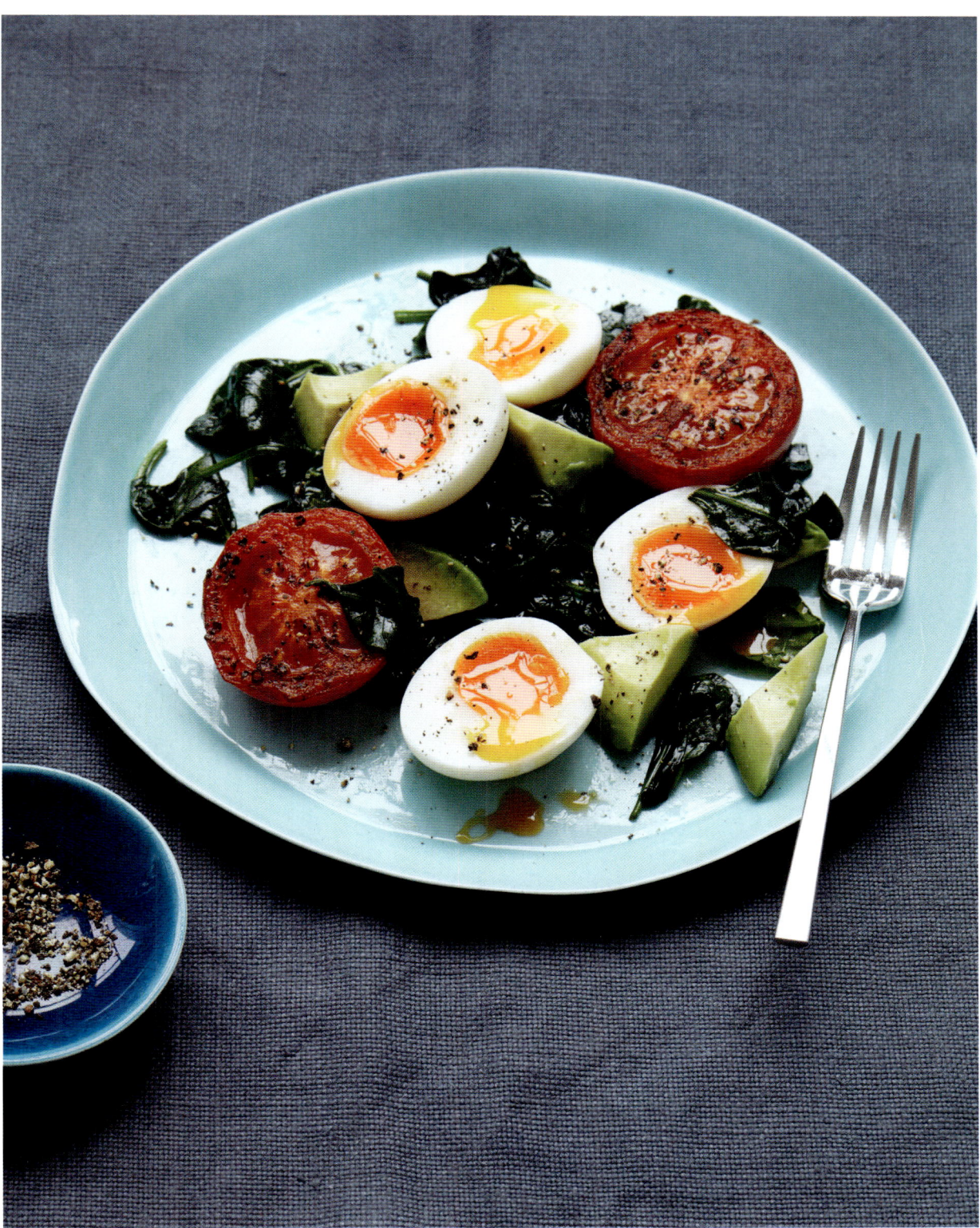

Buchweizenpfannkuchen mit Räucherlachs

Buchweizen ist trotz seines Namens nicht mit Weizen verwandt und verleiht diesen Pfannkuchen einen herrlich nussigen Geschmack. Ergänzt um gesundes Fett und Eiweiß in Form von Räucherlachs haben Sie hier das perfekte Frühstück.

<u>2 Portionen</u>
(8 Pfannkuchen)

Für die Pfannkuchen
220 g Buchweizenmehl
1 TL aluminium- und glutenfreies Backpulver
¼ TL schwarzer Pfeffer aus der Mühle
½ TL gemahlene Kurkuma
½ TL Salz
3 EL Kokosöl

Belag
100 g Räucherlachs, in Scheiben
1 große Strauchtomate, in Scheiben
1 reife Avocado, geschält und gehackt
1 Handvoll Dill, gehackt
½ Zitrone

Alle Zutaten für die Pfannkuchen, außer dem Kokosöl, mit 355 ml Wasser zu einem leicht flüssigen Teig verrühren.

Etwas Kokosöl in einer beschichteten Bratpfanne erhitzen. Den Teig esslöffelweise in die Pfanne geben, sodass, je nach Größe der Pfanne, ein bis drei Pfannkuchen mit einem Durchmesser von etwa 10 cm entstehen. Die Pfannkuchen einige Minuten braten, bis sich an ihrer Oberfläche kleine Blasen bilden und die Ränder sich leicht vom Pfannenboden lösen lassen. Dann die Pfannkuchen wenden und auf der anderen Seite goldbraun braten.

Die gebratenen Pfannkuchen warm stellen, bis der gesamte Teig aufgebraucht ist.

Jeweils vier Pfannkuchen übereinander stapeln, dabei jede Schicht mit Räucherlachs, Tomatenscheiben und Avocado belegen, mit Dill bestreuen und mit etwas Zitrone beträufeln. Die beiden Pfannkuchentürme servieren.

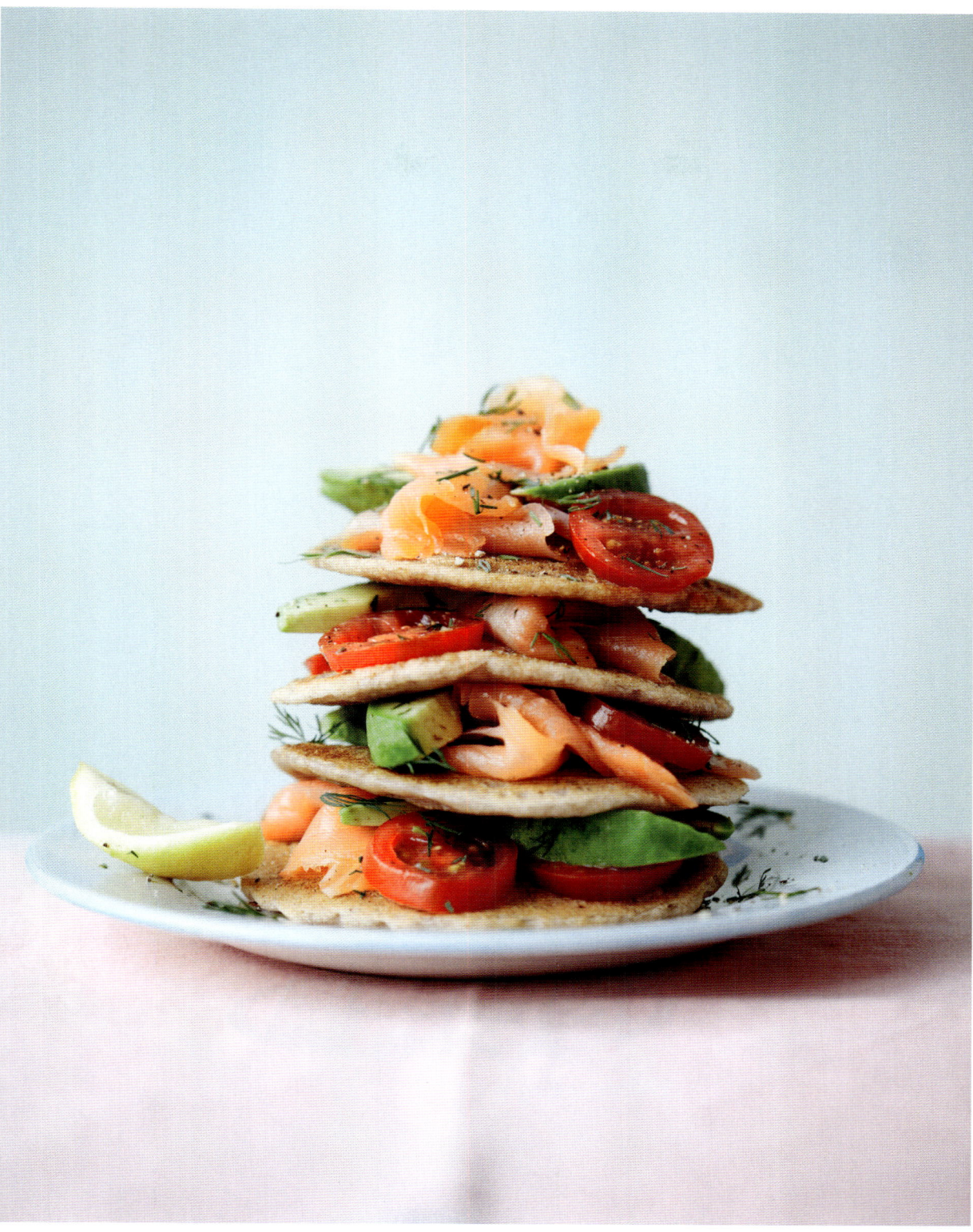

Der Beste Brunch

Pochierte Eier sind ein klassisches, allseits beliebtes Gericht zum Brunch. Mit ihrem weichen, leckeren Eigelb passen sie hervorragend zu allen möglichen anderen Speisen. Hier einige Tipps für den perfekten Brunch-Teller.

<u>1 Portion</u>

1 EL natives Olivenöl extra
2 Strauchtomaten, in Scheiben
2 Handvoll Spinat
1 Knoblauchzehe, zerdrückt
1 Spritzer Weißweinessig
1 Bio-Ei, in eine kleine Schüssel aufgeschlagen
½ reife Avocado, geschält und in Scheiben geschnitten
1 große Scheibe Räucherlachs, in Streifen geschnitten
2 TL Schnittlauchröllchen
Salz und schwarzer Pfeffer aus der Mühle

Einen kleinen Topf mit so viel Wasser füllen, dass es ein Ei bedeckt, und zum Kochen bringen.

Währenddessen etwas Olivenöl in einer Bratpfanne erhitzen. Die Tomaten mit etwas Salz und Pfeffer hinzufügen und 5–6 Minuten unter Rühren braten, bis sie weich sind und sich die Haut löst. Die Tomaten auf einen Teller legen und im Backofen bei niedriger Temperatur warm halten.

In dieselbe Pfanne Spinat und Knoblauch geben und kurz erhitzen, bis der Spinat zusammengefallen ist. Beiseitestellen.

Inzwischen sollte das Wasser kochen. Den Essig hinzugeben und das Wasser rühren, bis ein Wirbel entsteht, dann den Herd abschalten. Das Ei aus der Schüssel langsam in das kochende Wasser gleiten lassen, einen Deckel auf den Topf geben und das Ei ziehen lassen, bis das Eiweiß nicht mehr klar ist und das Eigelb die gewünschte Konsistenz hat (2–3 Minuten für ein weiches Eigelb, länger für ein festeres).

Das Ei mit einem Schaumlöffel aus dem Wasser heben, überschüssiges Wasser abtropfen lassen und das Ei auf Küchenpapier legen.

Zum Servieren den Spinat auf einen Teller geben und die Tomaten und Avocado darauf anrichten. Das pochierte Ei vorsichtig obenauf legen und mit Räucherlachs, Schnittlauch und eventuell mehr Salz und Pfeffer bestreuen. Sofort essen.

Mini-Haferpfannkuchen

Diese Haferpfannkuchen mit Äpfeln sind warm ein leckeres Frühstück. Sie schmecken aber auch kalt mit einem Klecks Mandelmus – der perfekte Snack, um einen langen Nachmittag durchzuhalten.

<u>2 Portionen</u>
(6–8 Pfannkuchen)

Für den Teig
50 g glutenfreie Haferflocken
1 kleiner roter Apfel oder 1 kleine Birne, fein gehackt
½ reife Banane
1 TL aluminium- und glutenfreies Backpulver
1 EL gemahlene Leinsamen
1 TL gemahlener Zimt
2 Bio-Eier
1 Schuss Kokosmilch
1 EL Kokosöl oder natives Olivenöl extra

Belag (optional)
Kokosmilchjoghurt
Mandelmus, mit geraspeltem Apfel oder in dünne Scheiben geschnittener Birne
Blaubeeren
Erdbeeren, halbiert

Alle Zutaten für den Teig, außer ½ EL Öl, in einen Mixer geben und einige Minuten pürieren, bis ein glatter Teig entsteht. Den Teig 10–15 Minuten im Mixer ruhen lassen, bis er etwas dicker geworden ist.

Währenddessen die gewünschten Zutaten für den Belag herrichten.

Wenn der Teig dickflüssiger ist, den verbliebenen ½ EL Öl in einer beschichteten Pfanne erhitzen. Für jeden kleinen runden Pfannkuchen 1 EL Teig in die Pfanne geben, sodass, je nach Größe der Pfanne, gleichzeitig zwei bis drei Pfannkuchen entstehen. Die Pfannkuchen 2–3 Minuten behutsam braten, bis die Ränder sich leicht vom Pfannenboden lösen lassen. Dann die Pfannkuchen wenden und auf der anderen Seite goldbraun braten.

Mit dem Belag Ihrer Wahl servieren.

Energie-Eier

Rühreier sind schnell gemacht und enthalten viel Protein und gesunde Fette. Sie liefern Ihnen viele Stunden lang Energie, während der eisenhaltige Spinat Ihren Körper von innen lächeln lässt.

<u>1 Portion</u>

2 Bio-Eier
1 TL Schnittlauchröllchen, plus etwas zum Servieren
1 Schuss Kokosmilch oder Mandelmilch
1 TL natives Olivenöl extra
1 Handvoll Babyspinat
2 Handvoll Brunnenkresse, gehackt, einige Blätter zum Servieren zurückbehalten
½ reife Avocado, geschält und gewürfelt
1 große Strauchtomate, in Scheiben geschnitten
Meersalz und schwarzer Pfeffer aus der Mühle
Zum Servieren (optional)
1 große oder 2 kleine Scheiben Buchweizenbrot, getoastet
40 g Räucherlachs

Eier, Schnittlauch und Milch in einer Schüssel verrühren. Nach Geschmack salzen und pfeffern und beiseitestellen.

In einer kleinen Pfanne das Öl erhitzen, die Pfanne bewegen, sodass das Öl den gesamten Boden bedeckt. Spinat und Brunnenkresse hineingeben und 2–3 Minuten erhitzen, bis die Blätter zusammengefallen sind.

Die Eier darübergeben und 1–2 Minuten stocken lassen, mit einem Pfannenwender in kleinere Stücke teilen. Die Eier unter Wenden weitere 2–3 Minuten braten, bis sie die gewünschte Konsistenz haben.

Rührei, Avocado und Tomate mit dem Räucherlachs auf Toast servieren. Schnittlauchröllchen und Brunnenkresse sowie nach Geschmack ein wenig Salz darüberstreuen.

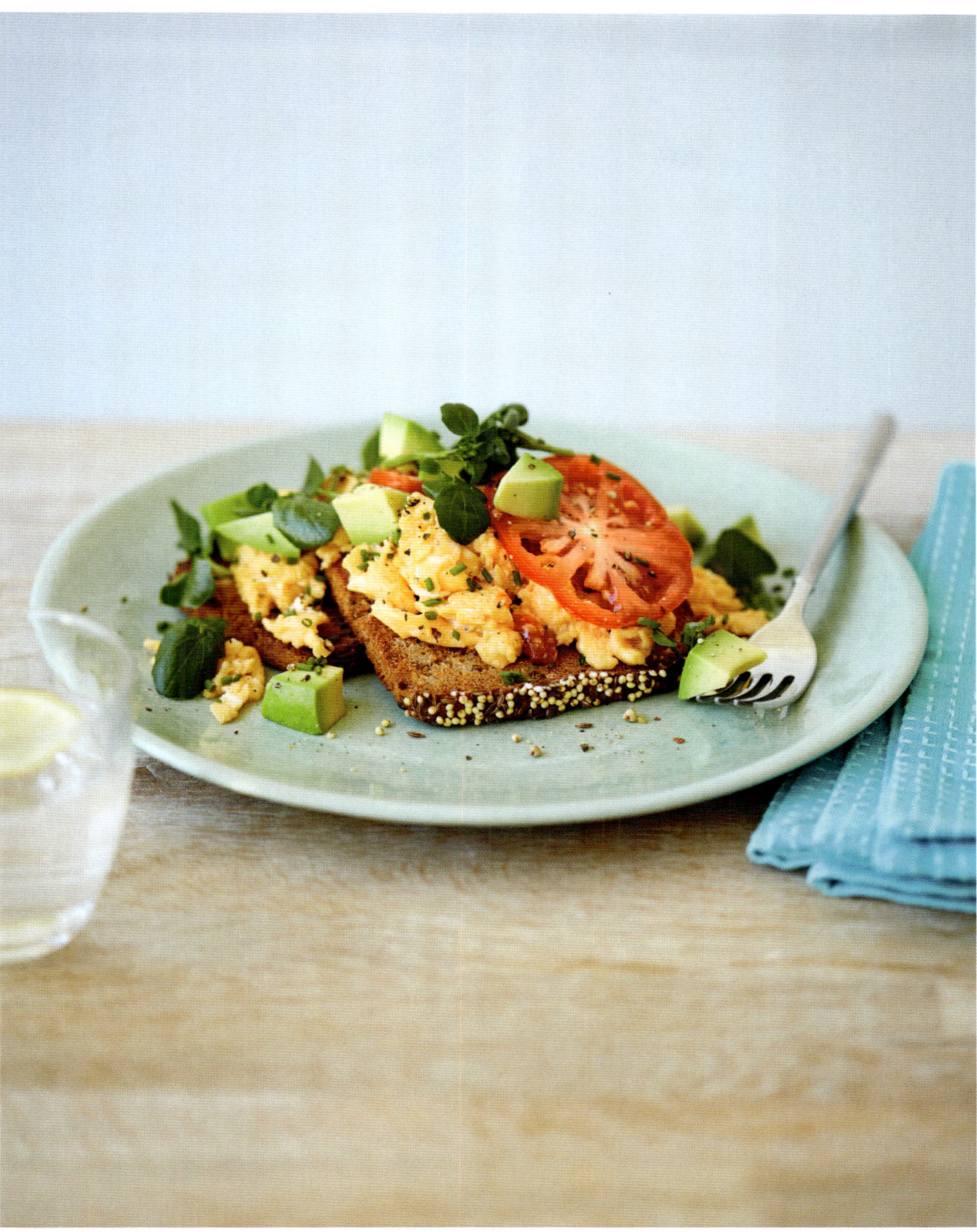

Mittag- & Abendessen

Gemüse-Frittata & Schneller Salat

Ich esse täglich Eier, denn sie enthalten viele Fettsäuren, die gut für die Hormongesundheit sind. Mein superschneller Salat ist sehr lecker und vielseitig. Die cremige Avocado versorgt den Körper ebenfalls mit gesunden Fetten.

2 Portionen

2 EL Kokosöl
1 kleine rote Zwiebel, in dünne Scheiben geschnitten
1 rote Paprikaschote, von den Samen befreit und in dünne Scheiben geschnitten
1 mittelgroße Karotte, in dünne Scheiben geschnitten
25 g sonnengetrocknete Tomaten in Öl, abgetropft und grob gehackt
1 mittelgroße Zucchini, in dünne Scheiben geschnitten
3 große Bio-Eier
1 EL Kokosmilch oder Mandelmilch
1 TL gemahlene Kurkuma
1 TL getrockneter Oregano
1 große Tomate, in schmale Spalten geschnitten
Meersalz und schwarzer Pfeffer aus der Mühle

Für den Schnellen Salat
2 Handvoll Rucola
½ rote Zwiebel, geschält und gewürfelt
½ reife Avocado, geschält und gehackt
10 Kirschtomaten, halbiert
natives Olivenöl extra
Balsamicoessig
Meersalz und schwarzer Pfeffer aus der Mühle

Das Öl in einer ofenfesten Omelettpfanne mit 20 cm Durchmesser erhitzen. Die Zwiebelscheiben darin anschwitzen, bis sie weich und goldbraun sind.

Dann die Paprika, die Karotte, die sonnengetrockneten Tomaten und die Zucchini dazugeben und das Gemüse 3–4 Minuten garen, bis es weich ist.

Die Eier, die Milch und die Gewürze verschlagen und mit Salz und Pfeffer abschmecken. Die Mischung in die Pfanne geben und 8–10 Minuten braten, bis die Frittata fast gestockt und auf der Unterseite goldbraun ist.

Unterdessen den Salat zubereiten. Rucola, Zwiebelwürfel, Avocado und Kirschtomaten in eine Salatschüssel geben, mit Olivenöl und Balsamicoessig beträufeln und gut vermengen.

Den Backofengrill auf mittlerer Stufe vorheizen. Die Frittata vom Herd nehmen, mit den Tomatenspalten belegen und dann unter dem Grill 3–4 Minuten gratinieren, bis sie auf der Oberseite gestockt und leicht gebräunt ist.

Den Rucolasalat mit Salz und Pfeffer bestreuen und mit der in Stücke geschnittenen Frittata servieren.

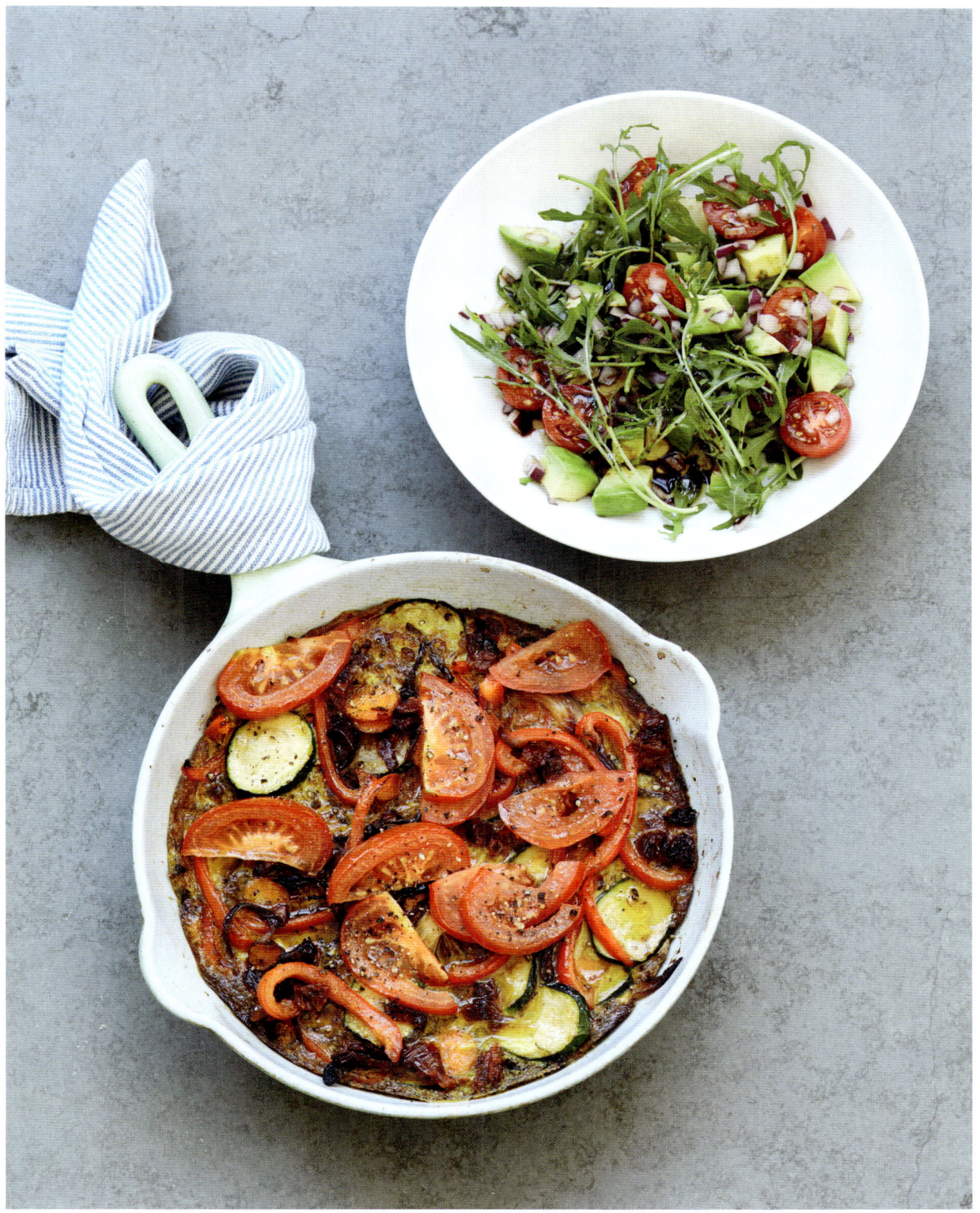

Thailändischer Mangosalat

Einer leckeren Mango kann man nur schwer widerstehen, sie ist aber nicht nur für Süßspeisen geeignet. Verwenden Sie sie für die verschiedensten Gerichte, beispielsweise für Salsas oder Salate wie diesen hier.

<u>2 Portionen</u>

Für den Salat
150 g gemischter Blattsalat, grob zerzupft
2 Karotten, geraspelt
1 Bund Frühlingszwiebeln, in feine Scheiben geschnitten
1 rote Paprikaschote, von den Samen befreit und in Scheiben geschnitten
100 g Bohnensprossen
1 frische milde rote Chilischote, von den Samen befreit und fein gewürfelt
70 g gemischte Nüsse, gehackt
1 reife Mango, geschält und in 1 cm große Würfel geschnitten

Für das Dressing
2 EL natives Olivenöl extra
Saft von 1 ½ Limetten
2 EL Tamari
½ frische rote Chilischote, von den Samen befreit und gehackt
1 TL Rohhonig (optional)
je 1 Prise Meersalz und zerstoßener schwarzer Pfeffer
1 kleine Handvoll Koriandergrün

Alle Zutaten für den Salat in eine große Salatschüssel geben und gut vermengen.

Die Zutaten für das Dressing in einem Mixer pürieren und dann über den Salat geben. Zum Schluss eine Prise Salz und zerstoßenen Pfeffer darüberstreuen.

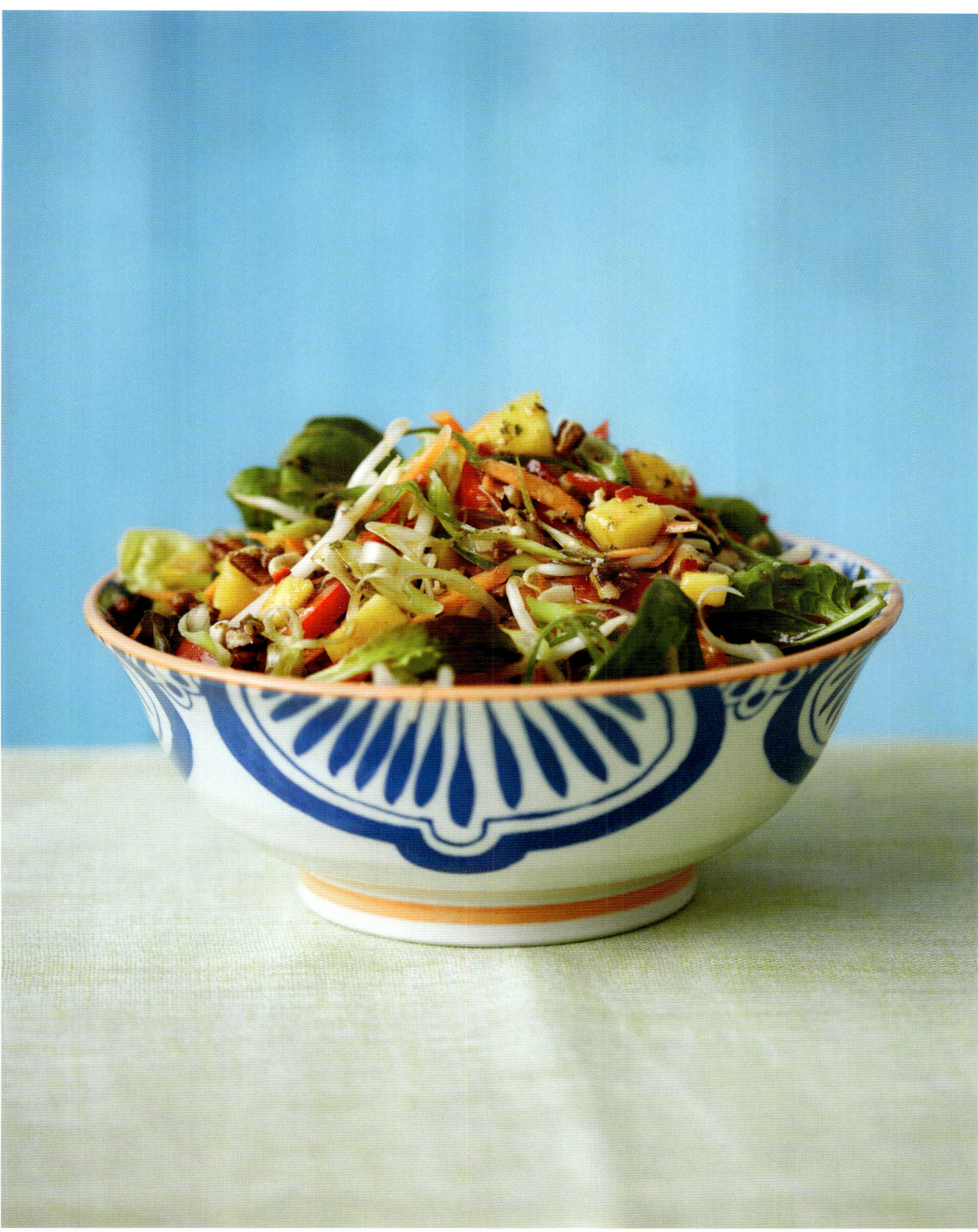

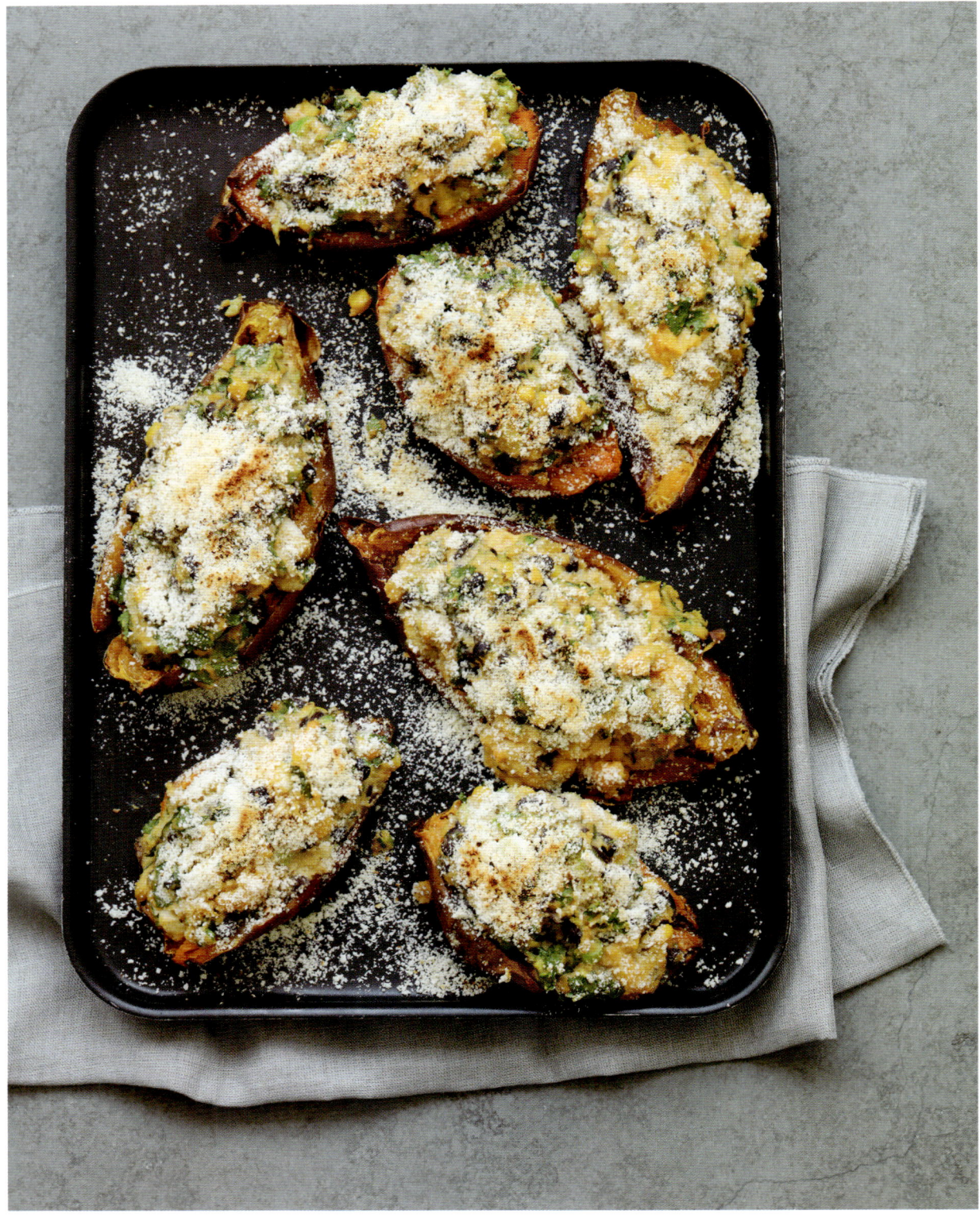

Gefüllte Süßkartoffel

Süßkartoffeln sind so eine Wohltat – natürlich süß und mit einem hohen Gehalt an Vitaminen, Mineralstoffen sowie eine hervorragende Quelle gesunder Kohlenhydrate. Dieses nahrhafte Gericht gehört zu meinen Lieblingsmahlzeiten.

<u>2 Portionen</u>

- 2 große Süßkartoffeln, sauber gebürstet
- 6 EL Kokosmilchjoghurt
- 2 EL Tahin
- 1 Dose (400 g; BPA-frei) Schwarze Bohnen, abgetropft und abgespült
- 1 reife Avocado, zerdrückt
- 150 g ungesüßter Zuckermais, abgetropft
- 2 reife Strauchtomaten, gehackt
- 6–8 Scheiben Jalapeño-Chilischote (frisch oder aus der Dose), gehackt
- 4 Frühlingszwiebeln, gehackt
- 2 EL Kokosöl
- 2 kleine Handvoll Koriandergrün, grob gehackt
- 2 Knoblauchzehen, zerdrückt (optional)
- 2 TL gemahlene Kurkuma
- 4 EL gemahlene Mandeln
- Salz und schwarzer Pfeffer aus der Mühle
- Gedämpftes grünes Gemüse, als Beilage (siehe Seite 196 und 198)

Den Backofen auf 180 °C vorheizen. Ein Backblech mit Backpapier auslegen.

Die Süßkartoffeln auf das vorbereitete Blech legen und 45 Minuten im Ofen backen oder bis sie weich sind. Die gebackenen Kartoffeln der Länge nach halbieren, das Fruchtfleisch mit einem Löffel aus der Schale schaben und in eine Schüssel geben, dabei die Kartoffelschale intakt lassen. (Tipp: Am besten etwas Fruchtfleisch an der Schale belassen, sodass diese nicht zusammenfällt).

Das Fruchtfleisch mit Joghurt und Tahin mischen. Die schwarzen Bohnen und die übrigen Zutaten, außer den gemahlenen Mandeln, unterrühren. Nach Geschmack würzen.

Die Füllung wieder in die Kartoffelschalen geben, jede Hälfte mit 1 EL gemahlenen Mandeln bestreuen und einige Minuten unter dem Grill gratinieren, bis sie goldbraun sind.

Eine Süßkartoffel mit gedämpftem Gemüse Ihrer Wahl zum Abendbrot essen und die andere für das Mittagessen am nächsten Tag aufheben.

Blumenkohl-Rote-Bete-Wraps mit Kichererbsen

Die Wraps sind ein Fest für Auge und Gaumen – lecker, frisch und farbenfroh, und dank der fantastischen Roten Bete ein schmackhafter Entgifter für die Leber. Sie sind auch voller Vitamine, Mineralstoffe und Glutamin, die das Verdauungssystem glücklich und gesund halten.

2 Portionen

Für den Gemüsemix
1 Dose (400 g; BPA frei) Kichererbsen, abgetropft und trockengetupft
½ Blumenkohl, in Röschen zerteilt
2 mittelgroße Rote Beten, sauber gebürstet und in Würfel geschnitten
2 TL gemahlener Kreuzkümmel
1 TL Paprikapulver (optional)
2 TL Kurkuma
Meersalz
2 TL natives Olivenöl extra

Für den Minzejoghurt
200 g Kokosmilchjoghurt
80 g Gurke, fein gehackt
2 EL Minze, fein gehackt
Saft von ½ Zitrone
½ TL gemahlener Kreuzkümmel
1 Prise Cayennepfeffer
je 1 Prise Salz und gemahlener Pfeffer

Für die Wraps
4 kleine glutenfreie Maiswraps
1 große Karotte, geraspelt
Gemischter Kräutersalat als Beilage (siehe Seite 191)

Den Backofen auf 200 °C vorheizen. Ein Backblech mit Backpapier auslegen.

Kichererbsen, Blumenkohl und Rote Beten in eine große Schüssel geben und mit den übrigen Zutaten für den Gemüsemix vermischen. Alles auf dem vorbereiteten Blech verteilen und 20–30 Minuten im Ofen backen, bis die Kichererbsen knusprig sind. Nach der Hälfte der Zeit wenden.

In der Zwischenzeit den Minzejoghurt zubereiten. Alle Zutaten verrühren, abschmecken und bei Bedarf mehr Minze hinzufügen.

Vor dem Servieren je einen Löffel Minzejoghurt auf zwei Wraps geben, geröstete Kichererbsen, Blumenkohl und Rote Beten sowie geraspelte Karotte hinzufügen und die Wraps aufrollen.

Die beiden Wraps mit einem Gemischten Kräutersalat servieren.

Die zweite Portion für das Mittagessen am nächsten Tag aufbewahren. Die Wraps erst kurz vor dem Essen füllen und aufrollen.

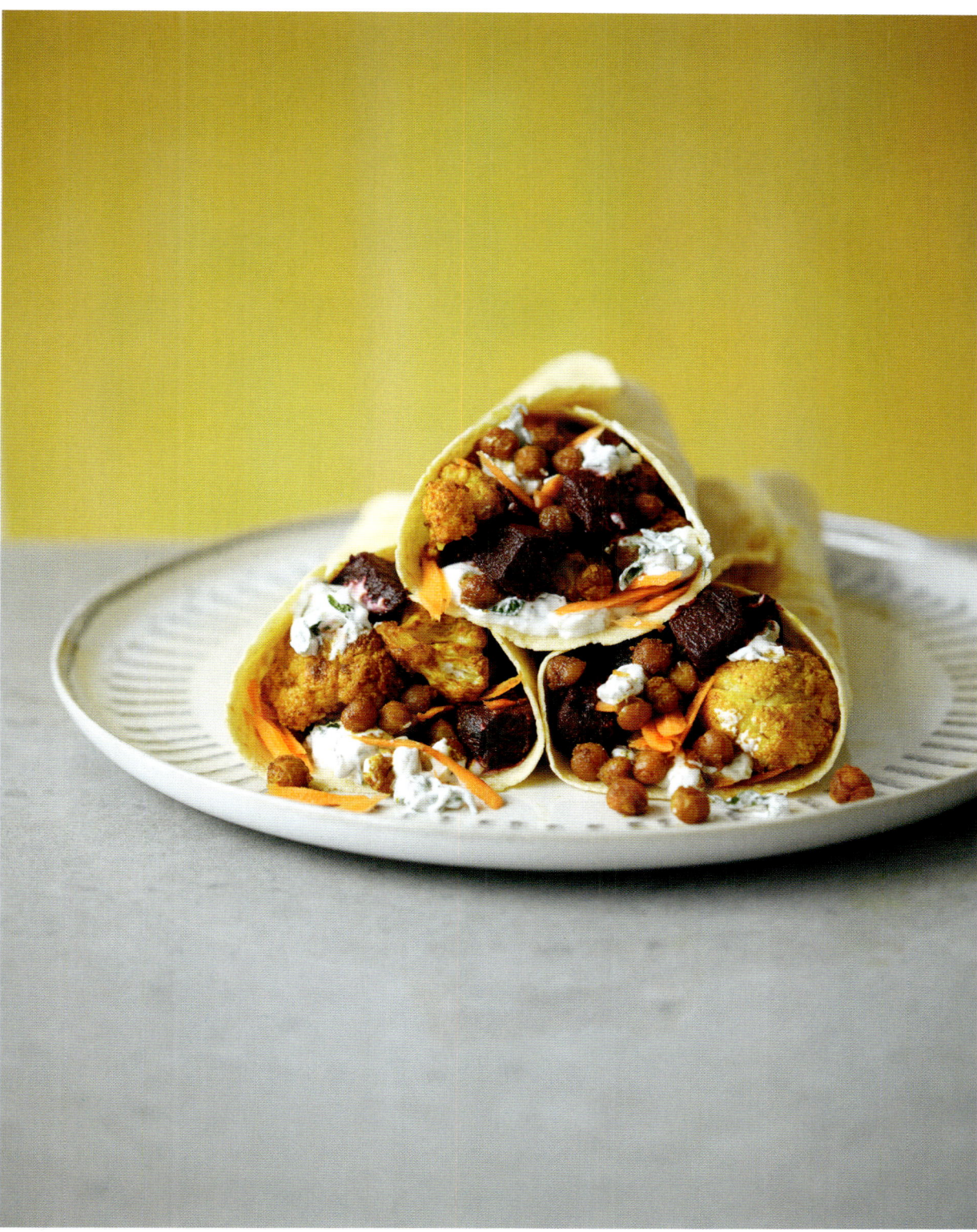

Linsen-Süßkartoffel-Bratlinge

Linsen gehören zu meinen Lieblingszutaten, denn sie enthalten viel Eiweiß und Eisen, die beide eine große Rolle für glückliche Hormone spielen. Die Süßkartoffeln und Karotten sind reich an Antioxidantien und verleihen den Bratlingen einen Hauch von Süße, sodass sie auch Kindern schmecken.

2 Portionen

2 TL natives Olivenöl extra
1 große Knoblauchzehe, zerdrückt
1 mittelgroße rote Zwiebel, fein gehackt
½ rote Paprika, fein gehackt
1 mittelgroße Karotte, geraspelt
1 mittelgroße Zucchini, geraspelt
100 g gekochte Linsen Ihrer Wahl (ich bevorzuge rote oder Puy-Linsen)
50 g gekochte Quinoa
1 kleine Süßkartoffel, gekocht und leicht zerdrückt
15 g Sonnenblumenkerne
15 g Kürbiskerne
1 TL Chia-Samen
½ TL Paprikapulver
½ TL gemahlener Kreuzkümmel
½ TL gemahlene Kurkuma
1 TL Salz
1 gute Prise schwarzer Pfeffer aus der Mühle
1 Prise Cayennepfeffer

Als Beilage
4 Handvoll gemischtes Gemüse wie Spargel, Zucchini, Brokkoli oder Pak Choi
Saft von 1 Zitrone, gemischt mit 3 EL nativem Olivenöl extra

1 TL Öl in einer großen Bratpfanne bei mittlerer Temperatur erhitzen. Den Knoblauch etwa 1 Minute darin anschwitzen, oft umrühren. Die Zwiebel hinzufügen und ebenfalls anschwitzen, bis sie weich ist. Dann die Paprika, die Karotte und die Zucchini dazugeben und 5 Minuten garen, bis das Gemüse weich ist.

Alles in eine große Schüssel geben und die Linsen, Quinoa, die zerdrückte Süßkartoffel, die Sonnenblumen- und Kürbiskerne, die Chia-Samen sowie die Gewürze hinzufügen. Die Masse gut verrühren und abschmecken.

Mit den Händen vier Bratlinge formen und diese für 10–15 Minuten in den Kühlschrank legen.

Eine beschichtete Bratpfanne bei mittlerer Temperatur 1 Minute erhitzen, dann 1 TL Öl hineingeben und dieses leicht erwärmen. Die Bratlinge in die Pfanne legen und 6–8 Minuten auf jeder Seite braten, bis sie braun und durchgegart sind.

In der Zwischenzeit das gemischte Gemüse Ihrer Wahl dämpfen.

Das gedämpfte Gemüse abtropfen lassen, auf einem warmen Teller mit zwei Bratlingen anrichten und mit Zitronensaft-Olivenöl beträufeln. Die zweite Portion für das Mittagessen am nächsten Tag aufbewahren.

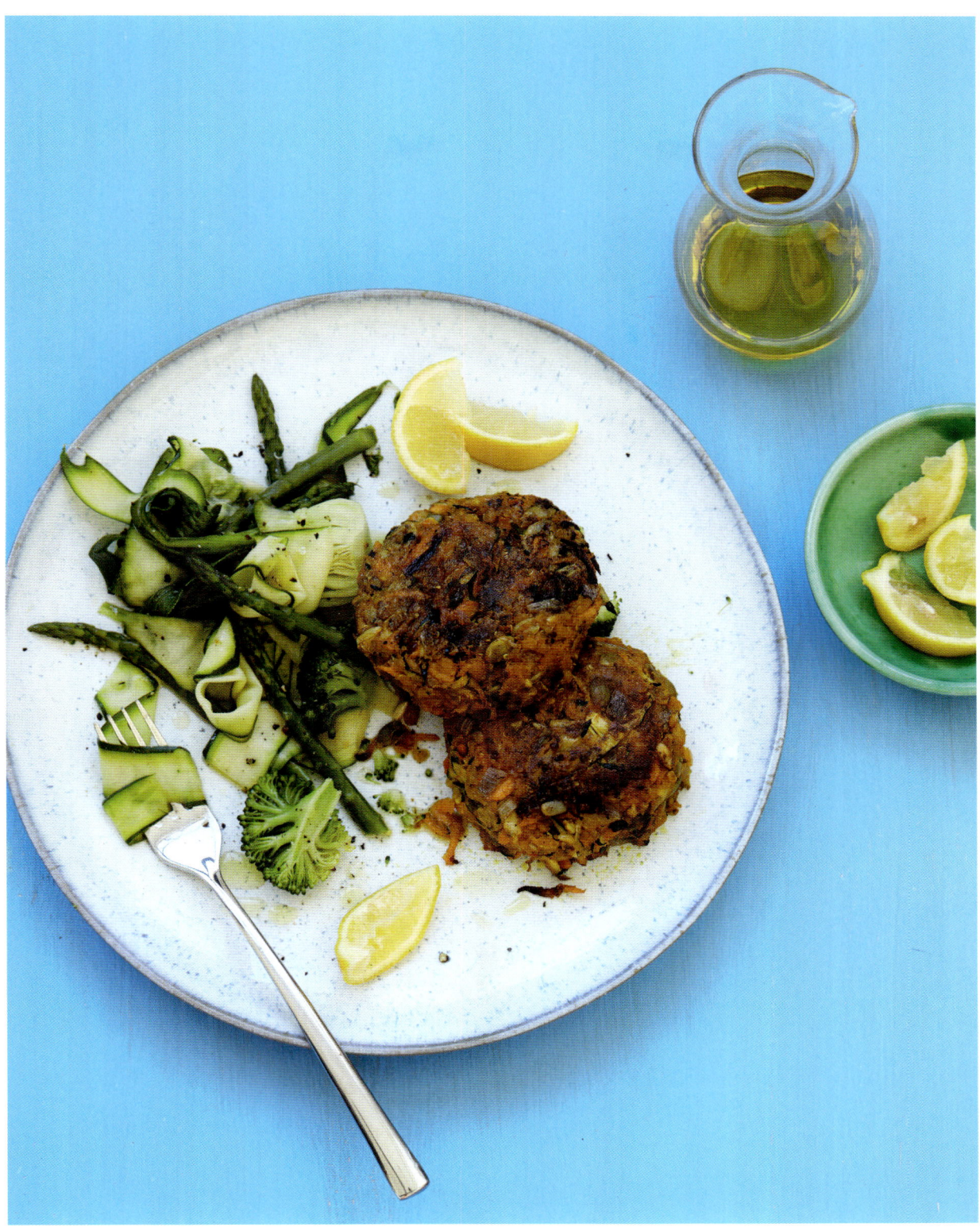

Kabeljau mit Pesto-Mandel-Kruste und Minze-Erbsen

Kabeljau ist eine gute Eiweißquelle und schmeckt einfach fantastisch mit dem Pesto. Träufeln Sie viel frischen Zitronensaft darüber für einen Hauch mediterraner Küche und servieren Sie dazu mein Erbsenpüree, bei dem die Minze für eine gesunde Verdauung sorgt.

2 Portionen

3½ EL frisches Pesto (siehe Seite 199)
3½ EL gemahlene Mandeln
natives Olivenöl extra (optional)
320 g Kabeljaufilet ohne Haut
1 unbehandelte Zitrone
1 Handvoll Kirschtomaten, halbiert
Meersalz und schwarzer Pfeffer aus der Mühle
Schneller Salat als Beilage (siehe Seite 130)

Für die Minze-Erbsen
einige Tropfen natives Olivenöl extra
200 g grüne Erbsen (tiefgekühlt)
2 Frühlingszwiebeln, in feine Scheiben geschnitten
1 kleine Handvoll Minzeblätter, gehackt
1 EL Kokosmilchjoghurt
einige Tropfen frisch gepresster Zitronensaft
Meersalz und zerstoßener schwarzer Pfeffer

Den Backofen auf 180 °C vorheizen. Ein Backblech mit Backpapier auslegen.

In einer Schüssel Pesto und gemahlene Mandeln gut vermischen, bei Bedarf einige Tropfen Öl hinzufügen.

Die Kabeljaufilets auf das vorbereitete Blech legen, auf jedes Filet etwas von der Pestomischung geben und über den ganzen Fisch verteilen. Mit der Rückseite des Löffels gut andrücken, damit keine Risse entstehen.

Eine halbe Zitrone auspressen, die andere Hälfte in Scheiben schneiden. Den Zitronensaft über den Fisch träufeln, salzen und pfeffern und die Zitronenscheiben darauflegen. Die Kirschtomaten um den Fisch herum verteilen und diesen 10–15 Minuten backen, bis er weiß ist und sich leicht zerteilen lässt.

In der Zwischenzeit die Minze-Erbsen zubereiten. Etwas Öl in eine Pfanne erhitzen, dann die Erbsen und Frühlingszwiebeln hinzufügen und unter ständigem Rühren erwärmen.

Beides zusammen mit den übrigen Zutaten in einer Küchenmaschine zu einem Püree verarbeiten. Abschmecken und bei Bedarf mehr Minze, Gewürze oder Zitrone hinzufügen.

Den Kabeljau mit den Minze-Erbsen und einem Schnellen Salat servieren.

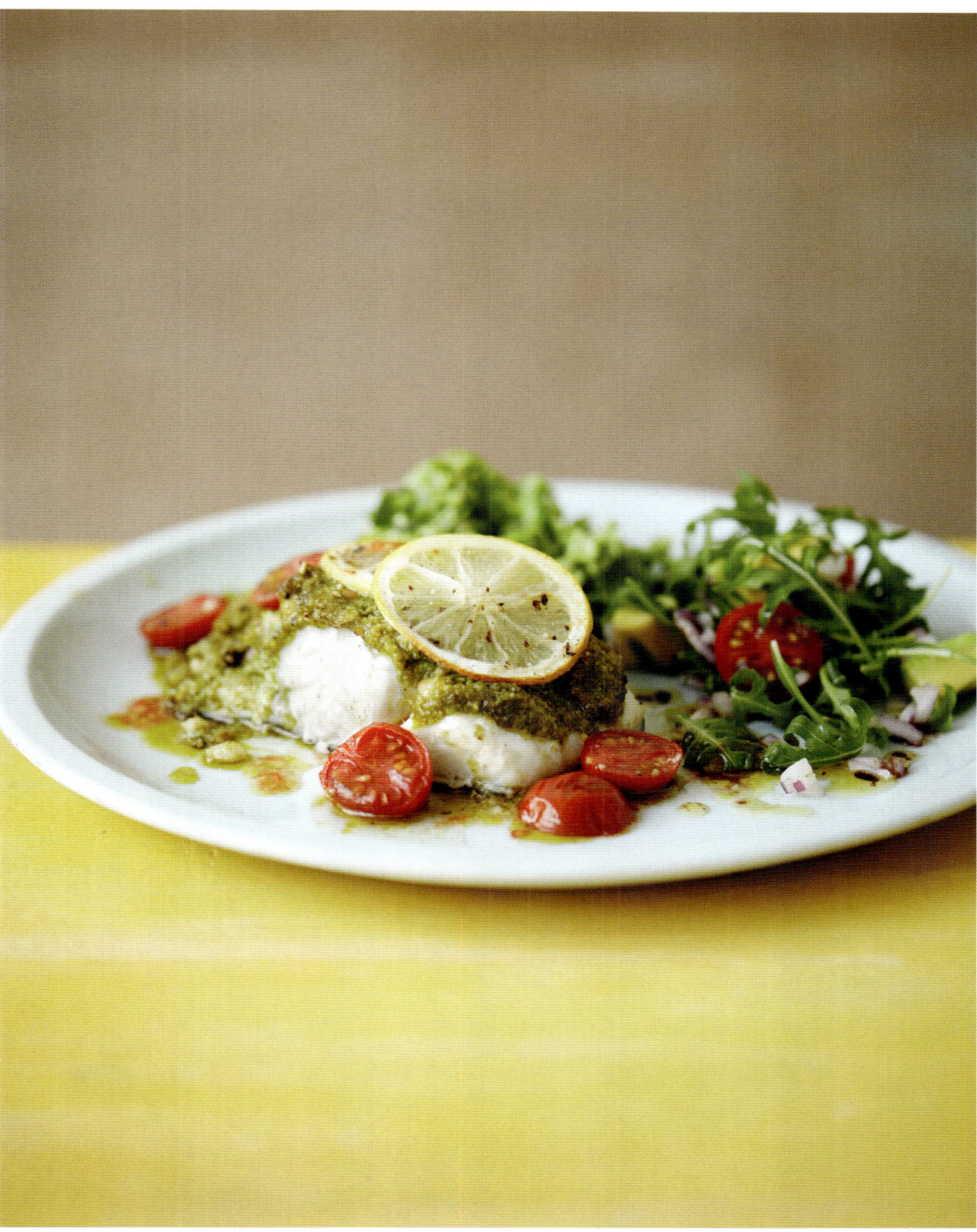

Lachs-Sandwich

Durch das herrliche Eiweiß und die guten Fette in diesem einfachen Gericht fühlen Sie sich länger satt und voller Energie für den Rest des Tages.

<u>1 Portion</u>

- 1 gegrilltes Lachsfilet (zum Beispiel vom letzten Grillabend)
- 1 kleine Handvoll Rucola
- 1 TL natives Olivenöl extra
- Saft von ½ Zitrone
- je 1 Prise Meersalz und schwarzer Pfeffer aus der Mühle
- ½ Avocado, zerdrückt
- 2 Scheiben Buchweizenbrot
- ½ große Strauchtomate, in Scheiben
- 1 EL gehackter Dill
- 1 EL gemischte Samen
- 1 Portion Lila Kohlsalat (siehe Seite 195)

Den Lachs vorsichtig mit einer Gabel in Segmente teilen. Er sollte grob zerkleinert aussehen. Beiseitestellen.

Den Rucola in Öl und Zitronensaft wenden und mit Salz und Pfeffer abschmecken. Beiseitestellen.

Die zerdrückte Avocado auf das Brot streichen und mit den Tomatenscheiben belegen. Den Rucola auf den Tomatenscheiben verteilen.

Den Lachs auf den Rucola geben und mit Dill und den gemischten Samen bestreuen. Mit einer Portion Lila Kohlsalat servieren (zum Mitnehmen in einem separaten Behälter verstauen).

Vor dem Essen das Sandwich nach Belieben erneut mit Zitronensaft beträufeln und dann genießen.

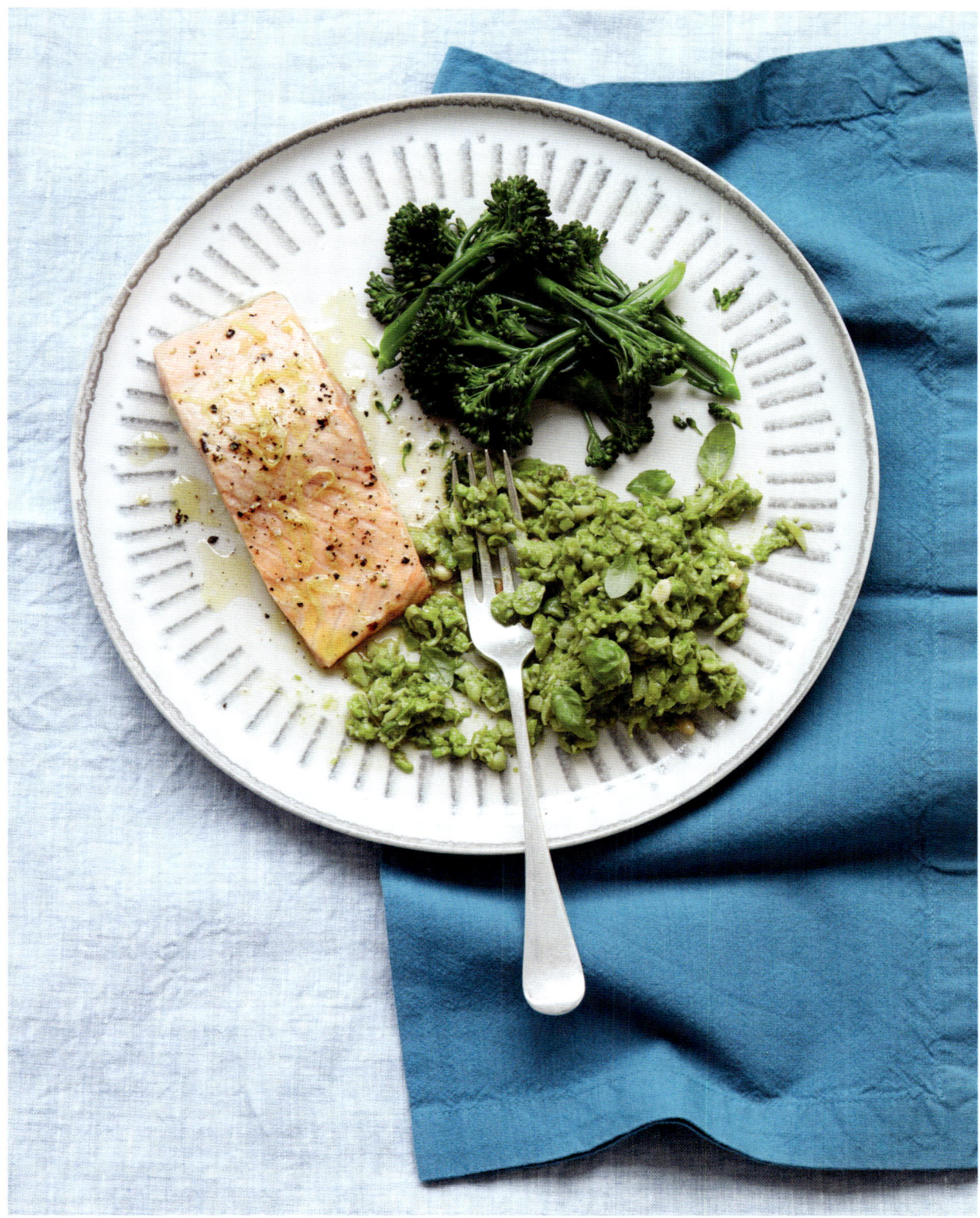

Gebackener Heilbutt mit Artischocken und Brokkoli

Der feste, fleischige Heilbutt harmoniert mit allen möglichen Aromen. Ich backe ihn gerne zusammen mit zwei Entgiftungswundern zu einem perfekten Gericht für das hormonelle Gleichgewicht.

<u>2 Portionen</u>

- 1 Dose (400 g; BPA-frei) Artischockenherzen, abgetropft und halbiert
- 2 Knoblauchzehen, zerdrückt
- natives Olivenöl extra
- Saft von 1 Zitrone
- Salz und Pfeffer aus der Mühle
- 300 g Spargelbrokkoli
- 360 g Heilbuttfilets
- 2 EL Kapern
- 1 unbehandelte Zitrone, in dünne Scheiben geschnitten
- 1 Handvoll Petersilie, fein gehackt
- 1 EL Estragon, fein gehackt
- 1 EL Schnittlauchröllchen
- Gemischter Kräutersalat oder Blumenkohlpüree als Beilage (siehe Seite 191 und 150)

Den Backofen auf 200 °C vorheizen.

Die Artischocken zusammen mit dem Knoblauch in eine ofenfeste Form geben. Etwas Öl und Zitronensaft darüber träufeln und mit Salz und Pfeffer würzen. 10 Minuten backen.

Die Form aus dem Ofen nehmen, Brokkoli und Heilbuttfilets hinzufügen und mit den Kapern bestreuen. Gut würzen, dann die Zitronenscheiben auf den Heilbutt legen und alles mit etwas Öl beträufeln.

Bevor die Form wieder in den Ofen gegeben wird, den Fisch und den Brokkoli mit der Garflüssigkeit aus der Form übergießen. Weitere 15 Minuten backen, bis der Fisch gar ist.

Das Gericht vor dem Servieren mit Petersilie, Estragon und Schnittlauch bestreuen.

Gemischten Kräutersalat oder Blumenkohlpüree als Beilage dazu reichen.

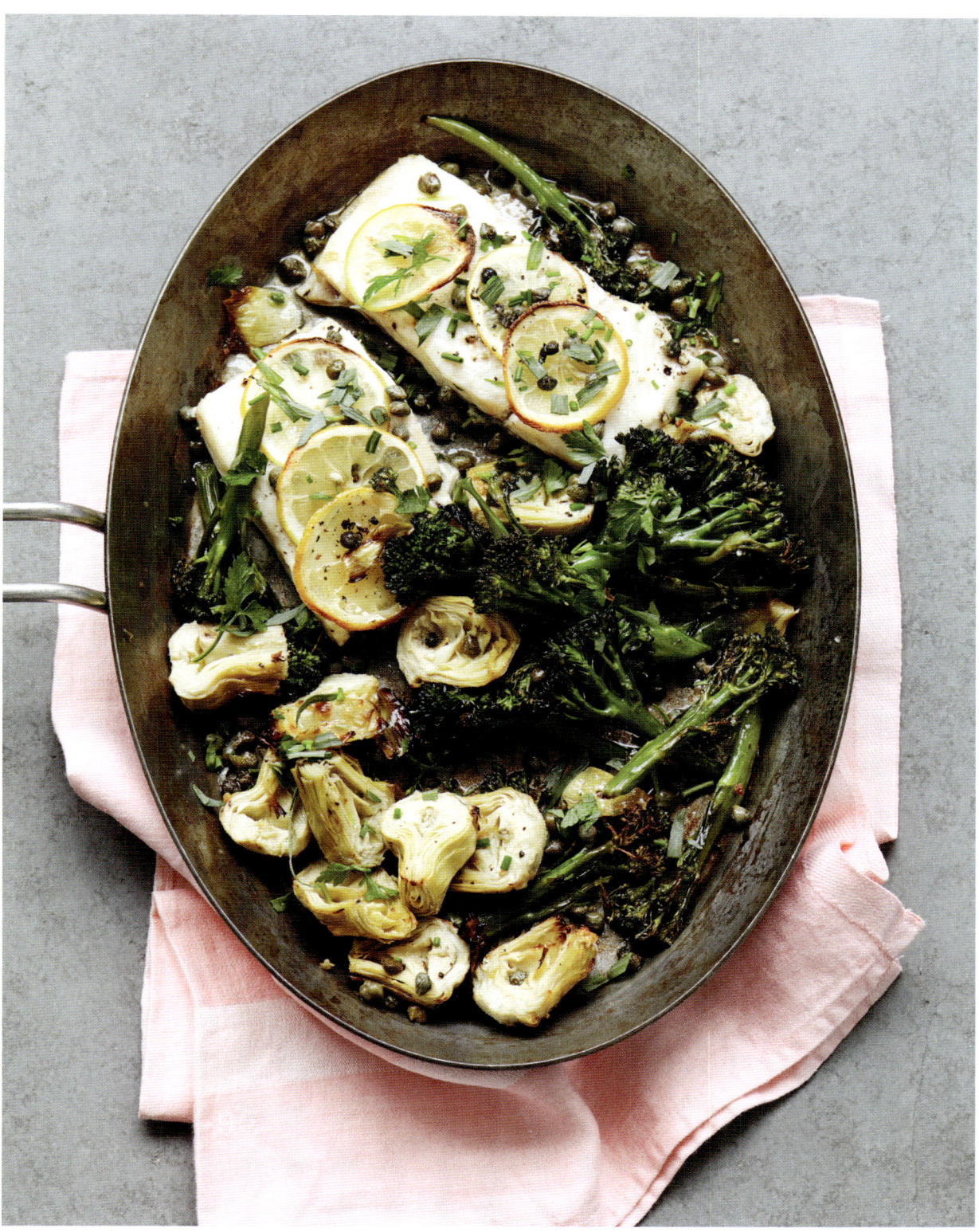

Wolfsbarsch-Pakete mit Dill und Kapern

Der Wolfsbarsch ist eine meiner bevorzugten Eiweißquellen und dazu auch noch mager. Zitrone, grünes Gemüse und Tomaten, mit einem hohen Gehalt an Vitamin C, machen dieses Gericht besonders wertvoll für die Gesundheit.

<u>2 Portionen</u>

2 Wolfsbarschfilets
Saft von ½ Zitrone
2 EL Dill, fein gehackt
1 EL Kapern
½ unbehandelte Zitrone, in dünne Scheiben geschnitten
4 große Strauchtomaten, in Scheiben geschnitten
Meersalz und zerstoßener schwarzer Pfeffer

Als Beilage
Minze-Erbsen (siehe Seite 140)
Gedämpftes grünes Gemüse (siehe Seite 196 und 198)

Den Backofen auf 180 °C vorheizen. Zwei Abschnitte Backpapier auf ein Backblech legen.

Je ein Wolfsbarschfilet auf ein Stück Backpapier legen und mit Zitronensaft beträufeln. Mit Dill und Kapern bestreuen und die Zitronenscheiben auf den Filets verteilen. Die Tomatenscheiben um den Fisch herum legen, dann jedes Stück Backpapier über dem Fisch zusammenschlagen, sodass man zwei Pakete mit dem Fisch darin erhält. Den Fisch im Päckchen 12–15 Minuten backen, bis er weiß und gar ist und sich leicht in Segmente zerteilen lässt.

Die Wolfsbarsch-Pakete mit Minze-Erbsen und gedämpftem grünem Gemüse servieren.

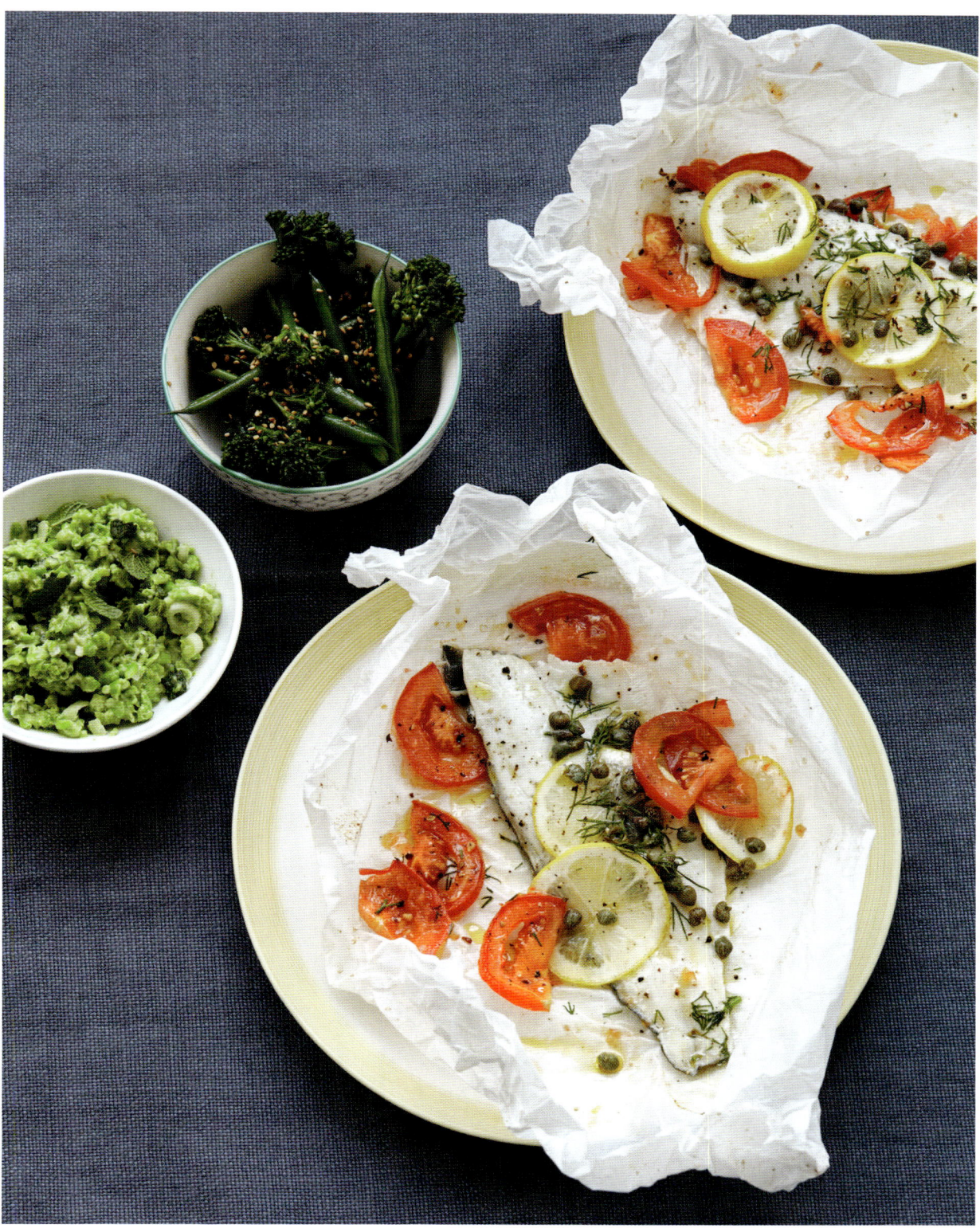

Zitronen-Dill-Lachs mit Blumenkohlpüree

Zitrone und Dill sind eine klassische Kombination für Fischgerichte – und das aus gutem Grund. Aus Blumenkohl lässt sich die leckerste Alternative zu Kartoffelpüree herstellen. Außerdem unterstützt Blumenkohl die Herstellung des hormonellen Gleichgewichts.

<u>2 Portionen</u>

3 EL natives Olivenöl extra
Saft von 3 Zitronen
abgeriebene Schale von 1 unbehandelten Zitrone
2 TL fein gehackter Dill
2 Knoblauchzehen, zerdrückt
2 Lachsfilets à 150 g
Salz und schwarzer Pfeffer aus der Mühle

Für das Blumenkohlpüree
1 kleiner Kopf Blumenkohl, in Röschen zerteilt
3 Knoblauchzehen, fein gehackt
1 TL Schnittlauchröllchen
1 TL fein gehackter Thymian
1 EL Mandelmilch
2–3 EL Hefeflocken (Nährhefe; optional)
Steinsalz und zerstoßener schwarzer Pfeffer, nach Geschmack
1 TL Kokosöl oder Ghee (optional)

Als Beilage
Schneller Salat (siehe Seite 130)

Öl, Zitronensaft und -schale, Dill, Knoblauch sowie etwas Salz und Pfeffer in einer kleinen Schüssel zu einer Marinade vermischen.

Die Lachsfilets in eine flache Glasschale legen, die Marinade darübergießen und die Filets darin wenden, sodass sie von allen Seiten damit überzogen sind. Die Schale mit den Filets zugedeckt für 20–30 Minuten in den Kühlschrank stellen (falls Sie dafür Zeit haben).

Unterdessen den Salat zubereiten und den Blumenkohl vorbereiten.

Den Backofengrill 10–15 Minuten auf mittlerer oder hoher Temperatur vorheizen. Währenddessen mit der Zubereitung des Blumenkohlpürees beginnen. In einem Dampfkochtopf die Blumenkohlröschen weich dämpfen oder alternativ in etwas Wasser weich kochen. Abgießen und trockentupfen.

Den Blumenkohl zusammen mit den übrigen Zutaten für das Püree, außer dem Öl, in der Küchenmaschine zu einem weichen, cremigen Püree zerkleinern; abschmecken und warm halten.

Wenn der Grill heiß ist, den Lachs auf ein Backblech legen, mit Marinade aus der Schale bestreichen, salzen und pfeffern und 6–8 Minuten auf jeder Seite grillen. Die Filets nach dem Wenden wieder mit Marinade bestreichen.

Ein Lachsfilet auf einem Bett aus Blumenkohlpüree zusammen mit dem Salat anrichten. Die andere Portion Fisch und Püree für das Mittagessen am nächsten Tag aufbewahren.

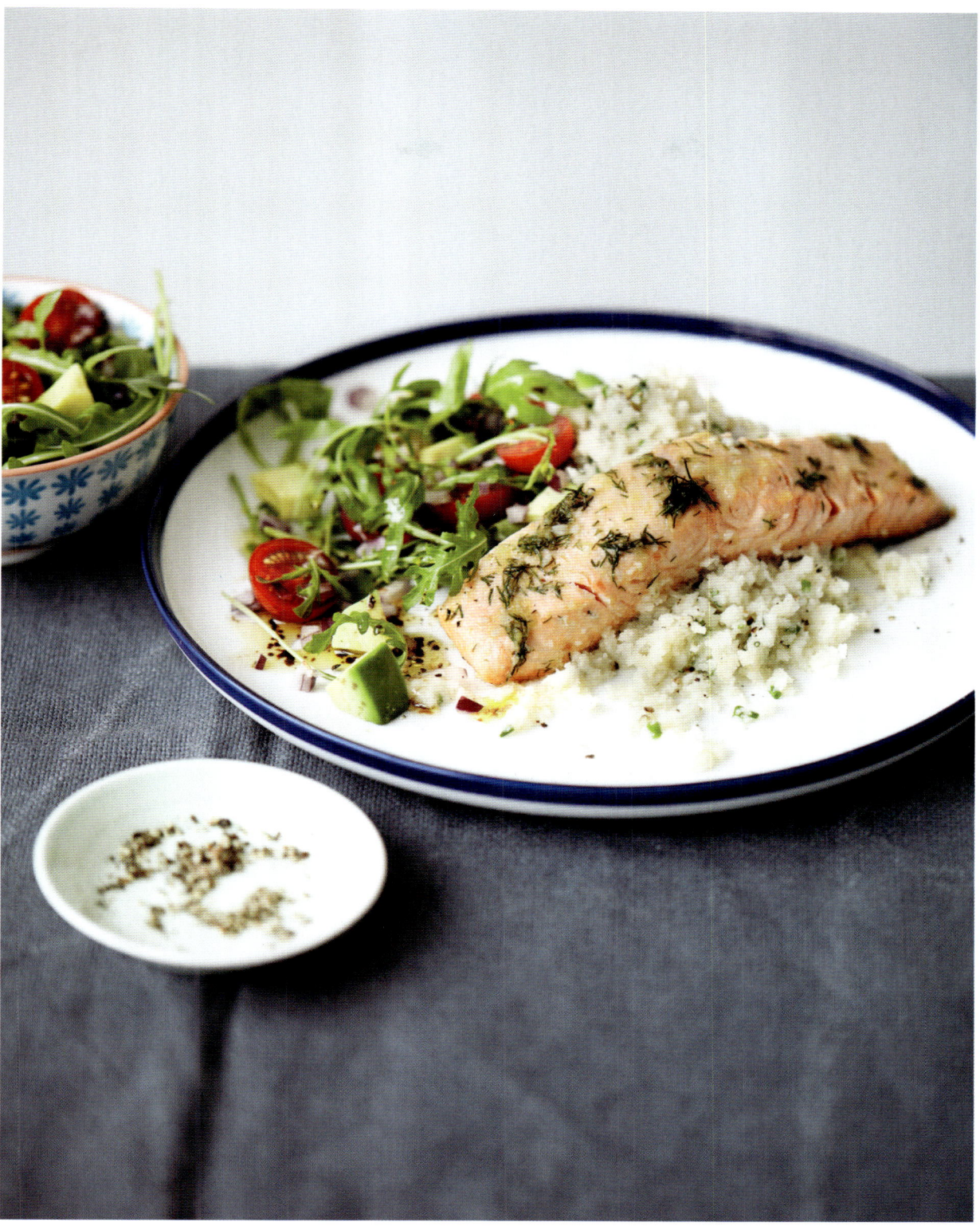

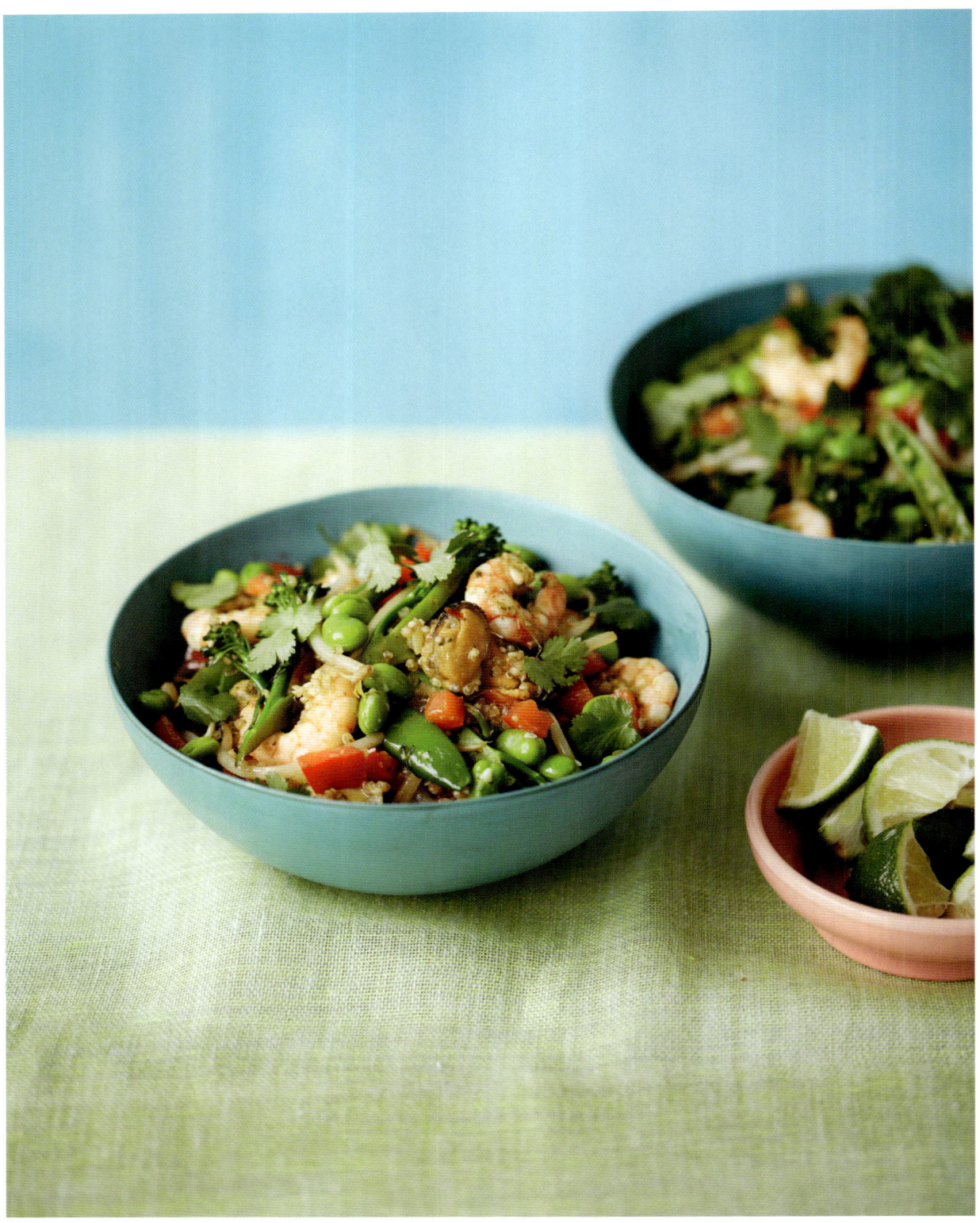

Garnelen-Muschel-Wok thailändische Art

Dieses thai-inspirierte Gericht ist eine neue Variante des altbekannten, pfannengerührten Gemüses. Ich liebe die Kombination aus Limette, Gewürzen und Nüssen darin und serviere dieses Gericht gerne mit eiweißhaltiger Quinoa.

<u>2 Portionen</u>

Für die Würzpaste
1 große frische Chilischote, von den Samen befreit und fein gehackt
1 große Handvoll Koriandergrün, gehackt
2 Knoblauchzehen, zerdrückt
2 TL gehackter Ingwer
1 TL Rohhonig
Saft von 1 Limette

Für den Wok
100 g Garnelen
100 g Muscheln, ohne Schale
Sesamöl
4 Frühlingszwiebeln, fein gehackt oder 1 Schalotte, gehackt
70 g Dicke Bohnen oder Edamame-Bohnen
100 g Bohnensprossen
1 Handvoll Spargelbrokkoli, gehackt
1 Handvoll Zuckerschoten, halbiert
2 rote Paprikaschoten, von den Samen befreit, in dünne Scheiben geschnitten und gehackt
1 EL Tamari
2 EL Fischsauce (optional)

Für die Quinoa
175 g gekochte Quinoa

Als Beilage
1 Handvoll Koriandergrün
2 EL Kürbiskerne
Saft von ½ Limette

Zunächst die Würzpaste herstellen. Dazu alle Zutaten dafür in einem Multihacker zu einer weichen Masse zerkleinern.

Garnelen und Muscheln in eine Schüssel geben, die Paste darüber verteilen und die zugedeckte Schüssel für etwa 1 Stunde in den Kühlschrank stellen (wenn Sie dafür Zeit haben). Währenddessen das Gemüse vorbereiten.

Etwas Sesamöl in einer großen Pfanne oder einem Wok erhitzen und die Frühlingszwiebeln oder Schalotte darin goldgelb anschwitzen. Das übrige Gemüse hinzufügen und unter Rühren garen, bis es weich ist. Mit Tamari würzen.

Die Muscheln und Garnelen zusammen mit der Fischsauce, falls verwendet, hineingeben und alles gut verrühren. Das Gericht unter ständigem Rühren noch etwa 2 Minuten braten, bis die Meeresfrüchte gar sind, dann vom Herd nehmen und in eine große Schüssel geben.

Die gekochte Quinoa ebenfalls in die Schüssel geben und unterheben. Den Garnelen-Muschel-Wok in zwei Portionen teilen. Eine ist für den Abend, die andere für das Mittagessen am nächsten Tag.

Die Korianderblätter und Kürbiskerne über beide Portionen streuen und etwas Limettensaft darüber träufeln.

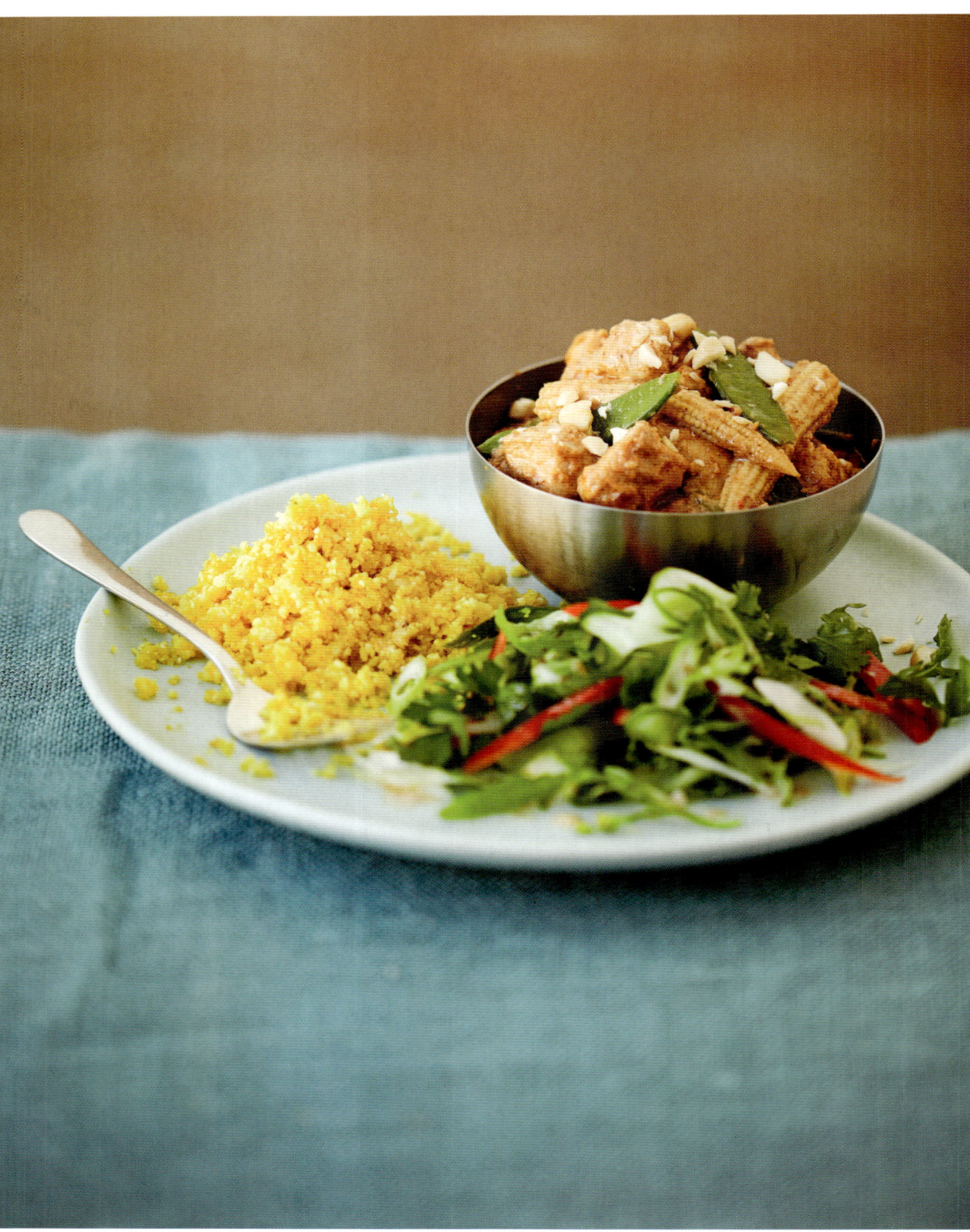

Hähnchen nach Satay-Art mit Blumenkohlreis

Mandelmus fehlt nie in meinem Vorratsschrank. Es enthält gesunde Fette und Magnesium für die nötige Energie, unterstützt die Knochengesundheit und punktet mit Ballaststoffen sowie dem hautfreundlichen Vitamin E. Blumenkohlreis ist reich an Phytonährstoffen und schnell gemacht.

2 Portionen

Für die Currypaste
3 rote Chilischoten, von den Samen befreit und gehackt
4 TL gemahlener Koriander
2 TL gemahlener Kreuzkümmel
4 Stängel Zitronengras, gehackt
2 TL gehackter Ingwer
3 Schalotten, gehackt
6 Knoblauchzehen, gehackt
abgeriebene Schale und Saft von 2 unbehandelten Limetten
1 EL Paprikapulver
1 EL natives Olivenöl extra

Für das Hähnchen
1 EL Kokosöl
2 Knoblauchzehen, gehackt
1 Zwiebel, fein gehackt
300 g Hähnchenbrust ohne Haut, gewürfelt
1 TL Chilipulver (optional)
85 g weiches Mandelmus
3–4 EL Currypaste (siehe oben)
300 ml Kokosmilch
100 g Mini-Maiskolben
100 g Zuckerschoten
Saft von 1 Limette
50 g Cashewkerne, grob gehackt
1 Portion Gemischter Kräutersalat (siehe Seite 191)

Für den Blumenkohlreis
1 Blumenkohl, gehackt
100 ml Gemüsebrühe
1 TL gemahlene Kurkuma
1 TL gemahlener Kreuzkümmel
Meersalz und Pfeffer aus der Mühle

Alle Zutaten für die Currypaste in einem Multihacker zu einer weichen Paste verarbeiten; bei Bedarf etwas Wasser hinzufügen.

Das Kokosöl in einer großen Pfanne erhitzen. Knoblauch und Zwiebel hinzufügen und 2 Minuten anschwitzen, bis die Zwiebel glasig wird. Dann die Hähnchenwürfel dazugeben und von allen Seiten anbraten. Mit Salz und nach Belieben Chilipulver abschmecken.

Das Mandelmus und die Currypaste hineingeben und gut unterrühren, bis alles damit überzogen ist. Kokosmilch, Mini-Mais, Zuckerschoten sowie 3–4 EL Wasser hinzufügen und alles 20 Minuten köcheln lassen.

Währenddessen den Blumenkohlreis zubereiten. Den Blumenkohl portionsweise im Mixer oder in der Küchenmaschine zu einer reisähnlichen Konsistenz zerkleinern. Den Kohl mit der Brühe und den Gewürzen in einen Topf geben und 5–6 Minuten zugedeckt garen, er sollte zart und luftig sein, aber nicht zu weich. Abgießen, mit einer Gabel auflockern und warm halten.

Wenn das Fleisch gar ist, den Limettensaft und den größten Teil der Cashewkerne hinzufügen und 5 Minuten köcheln lassen.

Das Gericht vom Herd nehmen und mit den restlichen Cashewkernen bestreuen. Die Hälfte davon mit einer Portion Blumenkohlreis und Salat anrichten und zum Abendbrot essen, den Rest für das Mittagessen am nächsten Tag aufheben. Übrig gebliebene Currypaste einfrieren.

Zitronen-Rosmarin-Hähnchen

Dieses gebackene Hähnchenfleisch mit Zitrone und Rosmarin ist die besondere Variante eines Klassikers, der vor allem durch das Aroma der alkalisierenden frischen Zitrone gewinnt.

2 Portionen

1 ½ EL natives Olivenöl extra
300 g Bio-Hähnchenbrust, ohne Knochen und Haut
1 mittelgroße Süßkartoffel, gewaschen und in Scheiben geschnitten
200 ml Hühnerbrühe (gekauft oder selbst gemacht, siehe Seite 166)
4 EL Zitronensaft
½ EL abgeriebene Schale von 1 unbehandelten Zitrone
2 Knoblauchzehen, gehackt
1 TL zerstoßener oder gemahlener Rosmarin
¾ TL getrockneter Thymian
1 Prise Steinsalz
1 Prise zerstoßener schwarzer Pfeffer
1 Lorbeerblatt
1 Portion Lila Kohlsalat (siehe Seite 195)
Sesam

Zum Garnieren

2 Zweige Rosmarin
½ unbehandelte Zitrone, in Scheiben geschnitten

Den Backofen auf 200 °C vorheizen.

Das Öl in einer großen Bratpfanne bei mittlerer bis hoher Temperatur erhitzen. Das Hähnchenfleisch hinzufügen und etwa 3 Minuten braten, sodass es rundherum gebräunt ist. Das Fleisch in eine große ofenfeste Form geben und die Süßkartoffeln hinzufügen.

Hühnerbrühe, Zitronensaft und -schale, Knoblauch, Rosmarin, Thymian, Salz und Pfeffer in einer kleinen Schüssel vermischen. Das Lorbeerblatt hineingeben.

Das Fleisch mit der Zitronensauce übergießen und 20–30 Minuten im Backofen garen, bis es gar und der austretende Saft klar ist. Währenddessen das Hähnchenfleisch alle 5–10 Minuten mit der Sauce begießen.

Das Fleisch und die Süßkartoffeln in zwei Portionen teilen und mit frischem Rosmarin und Zitronenscheiben garnieren. Eine Portion mit Lila Kohlsalat und darüber gestreutem Sesam zum Abendessen servieren. Die zweite Portion für das Mittagessen am nächsten Tag aufbewahren.

Hähnchensalat

Ich suche immer nach Ideen zur Resteverwertung. Dieser Salat eignet sich hervorragend, um gebratenes Hühnerfleisch zu verarbeiten. Er ist voll von Eiweiß und gesunden Fetten, und die Kürbiskerne liefern jede Menge Mineralstoffe, die das hormonelle Gleichgewicht fördern.

1 Portion

1 große Strauchtomate, gewürfelt
3 Frühlingszwiebeln, gehackt
1 Mini-Romanasalat, gehackt
1 rote Paprikaschote, von den Samen befreit und in Scheiben geschnitten
½ reife Avocado, geschält und in Würfel geschnitten
200 g Brathähnchenreste (siehe Seite 178)
1 EL Kürbiskerne
1 EL Sonnenblumenkerne
1 Portion Lila Kohlsalat (siehe Seite 195)

Für das Dressing
2 EL natives Olivenöl extra
4 EL Rotwein- oder Balsamicoessig
1 TL Dijonsenf

Alle Zutaten für das Dressing in ein Glas geben, und dieses verschließen und schütteln, bis alles gut vermischt ist.

Tomate, Frühlingszwiebeln, Romanasalat, Paprika und Avocado in einer Salatschüssel vermischen.

Das Fleisch in mundgerechte Stücke zerpflücken. Zusammen mit den Kernen in die Salatschüssel geben und alles sorgfältig vermengen.

Das Dressing über den Salat gießen und unterheben.

Den Salat und eine Portion Lila Kohlsalat in getrennten, verschlossenen Behältern für das Mittagessen am nächsten Tag im Kühlschrank aufbewahren.

Putenfleischklößchen und Kürbis-Spaghetti

Das ist Essen für die Seele. Fleischklößchen mit Kräutern in einer kräftigen Tomatensauce über Kürbis-Spaghetti. Einfach, gesund und ausgesprochen lecker.

<u>2 Portionen</u>

Für die Fleischklößchen
500 g Putenhackfleisch
1 rote Zwiebel, fein gehackt
2 Knoblauchzehen, gehackt
1 Handvoll Petersilie, fein gehackt
6 Basilikumblätter, fein gehackt
1 TL Dijonsenf
1 ½ TL Paprikapulver
1 Prise Cayennepfeffer
2 EL gemahlene Mandeln
1 Ei, verschlagen
Meersalz und zerstoßener schwarzer Pfeffer
natives Olivenöl extra
Gedämpftes grünes Gemüse, als Beilage
   (siehe Seite 196 und 198)

Für die Sauce
1 TL natives Olivenöl extra
1 Knoblauchzehe, zerdrückt und gehackt
1 rote Zwiebel, fein gehackt
1 rote Paprikaschote, von den Samen befreit
   und gehackt
1 Zucchini, fein gehackt
1 Dose (400 g; BPA-frei) gehackte Tomaten
   bester Qualität
5 große Eiertomaten, in Viertel geschnitten
2 TL getrockneter Oregano
1 Handvoll Basilikumblätter, plus einige zum
   Garnieren
Meersalz und zerstoßener schwarzer Pfeffer
Saft von ½ Zitrone

Für die Kürbis-Spaghetti
2 TL Kokosöl
2 Salbeiblätter, fein gehackt
½ großer Butternusskürbis, geschält und mit
   dem Spiralschneider in Spaghetti geschnitten

Alle Zutaten für die Fleischklößchen in eine Schüssel geben, mit den Händen vermengen und würzen. Zehn bis zwölf Klößchen formen und diese für 1 Stunde in den Kühlschrank stellen.

Unterdessen die Sauce zubereiten. Das Öl in einer Pfanne bei mittlerer Temperatur erwärmen. Den Knoblauch etwa 1 Minute darin anschwitzen, oft umrühren. Die Zwiebel hinzufügen und ebenfalls anschwitzen, bis sie weich ist. Dann die Paprika und Zucchini dazugeben und alles weitere 5 Minuten garen. Die frischen und konservierten Tomaten zusammen mit dem Oregano, Basilikum und den anderen Gewürzen hinzufügen. Alles aufkochen, dann die Temperatur reduzieren und die Sauce 15 Minuten köcheln lassen, bis sie eingedickt ist und die frischen Tomaten weich geworden sind. Die Tomaten mit einem Löffel in der Sauce zerdrücken und den Zitronensaft unterrühren.

Die Sauce in eine ofenfeste Form geben. Den Backofen auf 180 °C vorheizen. Etwas Öl in einer Bratpfanne erhitzen. Die Fleischklößchen darin etwa 1 Minute auf jeder Seite anbraten, dann in die Sauce legen und in etwa 15 Minuten im Ofen durchgaren.

Für die Kürbis-Spaghetti das Kokosöl in einer Pfanne zerlassen und die Salbeiblätter darin knusprig braten. Die Kürbis-Spaghetti unterheben, würzen und 3–5 Minuten braten, bis sie durchgewärmt sind.

Eine Portion Spaghetti mit Sauce und Fleischklößchen anrichten und mit gedämpftem Gemüse oder einer Salatbeilage servieren. Die zweite Portion für das Mittagessen am nächsten Tag aufbewahren.

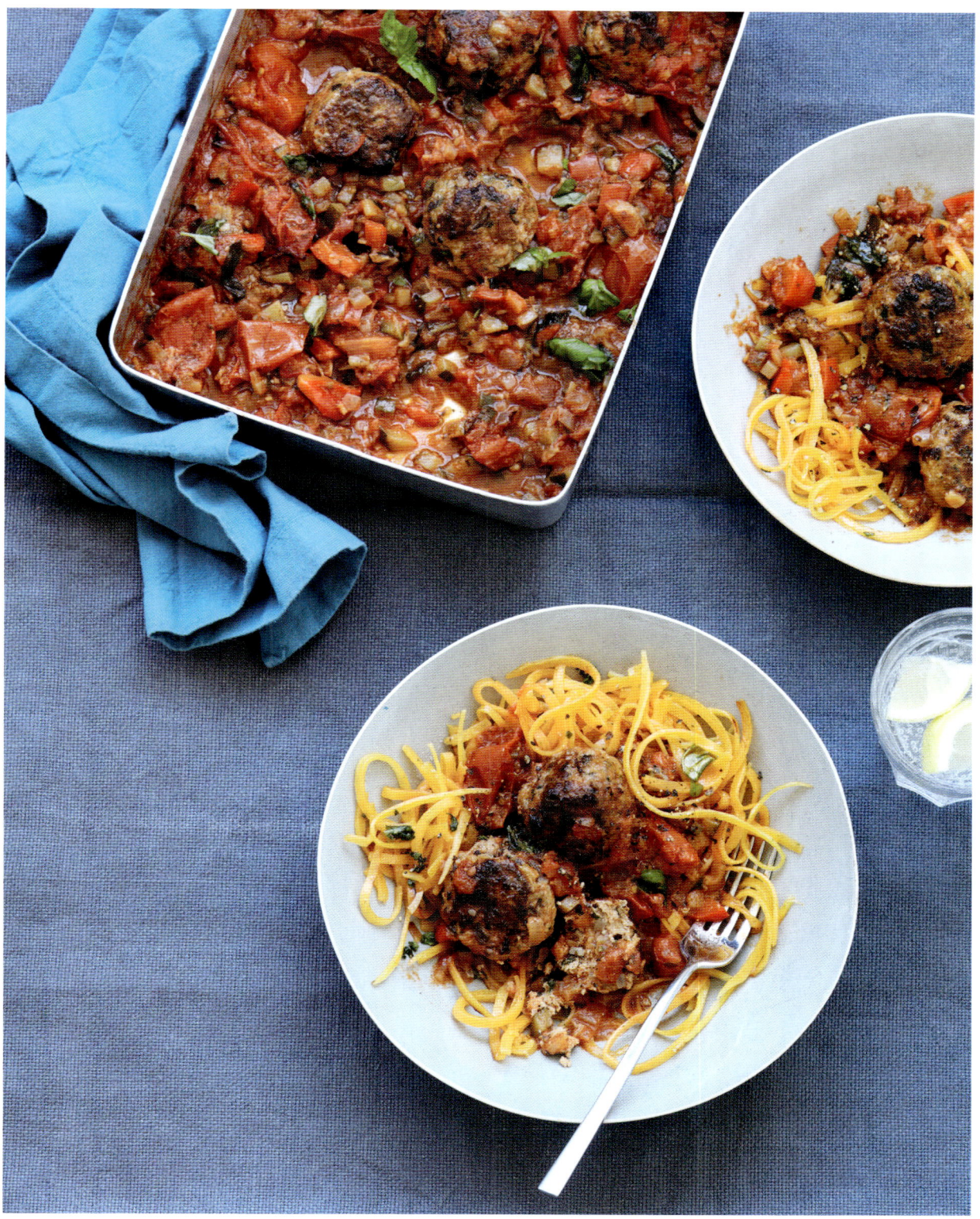

Blumenkohl-Pizza

Wer sagt, dass Pizza ungesund ist? Gemischt mit eiweißhaltiger Quinoa und gemahlenen Mandeln wird aus Blumenkohl ein leckerer, knuspriger Pizzaboden – ohne Gluten und ungesunde Zusätze. Perfekt mit Tomatensauce und Ihrem Lieblingsbelag.

<u>2 Portionen</u>

140 g Blumenkohlröschen
100 g Quinoamehl oder glutenfreies Mehl
50 g gemahlene Mandeln
¼ TL Natron
½ TL Salz
1 TL aluminium- und glutenfreies Backpulver
¼ TL Paprikapulver
1 Eiweiß
2 EL natives Olivenöl extra

Für die Marinara-Sauce
½ EL natives Olivenöl extra
3 Knoblauchzehen, zerdrückt und gehackt
1 Dose (400 g; BPA-frei) gehackte Tomaten bester Qualität
Saft von ½ Zitrone
1 TL getrockneter Oregano
4 Basilikumblätter, gehackt
Meersalz und zerstoßener schwarzer Pfeffer

Belag (nach Wahl)
gegrillte und in Scheiben geschnittene Hähnchenbrust
Tomatenscheiben
in Scheiben geschnittene rote oder gelbe Paprikaschote
Basilikumblätter

Zunächst die Marinara-Sauce zubereiten. Das Öl in einer Pfanne erhitzen, dann den Knoblauch hinzufügen und unter ständigem Rühren goldgelb anbraten. Die restlichen Zutaten hinzufügen, würzen und ohne Deckel bei niedriger bis mittlerer Temperatur köcheln lassen, bis die Sauce eingedickt ist. Oft umrühren, da die Sauce leicht am Pfannenboden ansetzt.

Den Backofen auf 200 °C vorheizen.

Den Blumenkohl in einer Küchenmaschine zerkleinern, bis er die Konsistenz von Reis hat. In eine Schüssel geben und mit dem Mehl, den gemahlenen Mandeln, Natron, Salz, Backpulver und Paprikapulver vermischen. In einer anderen Schüssel das Eiweiß, Öl und 50 ml Wasser verschlagen.

Mittig in den Blumenkohl eine Vertiefung drücken und das Eiweiß hineingeben. Alles zu einem Teig vermengen, bei Bedarf ein wenig mehr Wasser hinzugeben.

Den Pizzateig auf zwei runden beschichteten Blechen mit je 25 cm Durchmesser verteilen und mit der Rückseite eines Löffels andrücken; auf eine gleichmäßige Dicke achten. Die Pizzaböden im Ofen in 20 Minuten goldgelb backen, dann wenden und für weitere 5 Minuten backen. Herausnehmen und auf einem Gitter leicht abkühlen lassen.

Einen Pizzaboden gleichmäßig mit der Hälfte der Tomatensauce bestreichen, nach Wunsch belegen und dann erneut in den Backofen geben, bis er goldbraun und der Belag gar ist.

Die fertige Pizza mit Basilikumblättern bestreuen und mit einem großen gemischten Salat servieren. Aus dem anderen Boden am nächsten Tag eine weitere Pizza zubereiten.

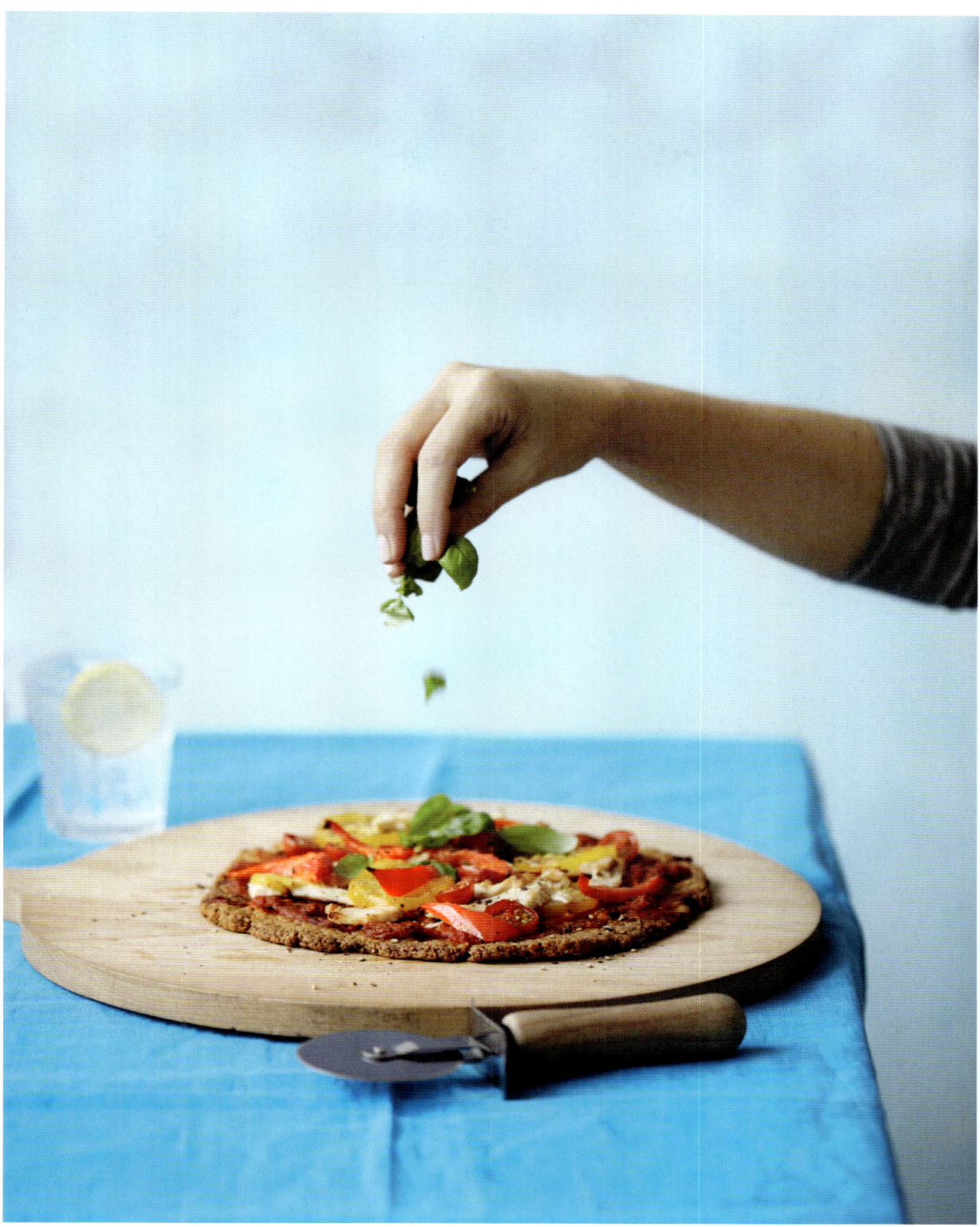

Hähnchen-Gemüse-Wok

Ich liebe pfannengerührte Gerichte. Dieses hier ist voller exotischer Aromen und eine hervorragende Ballaststoffquelle. Sesam passt perfekt dazu, denn er verleiht dem Gericht Textur und auch Mineralstoffe wie Mangan, Kalzium und Magnesium.

2 Portionen

- 2 TL Kokosöl
- 4 Knoblauchzehen, zerdrückt
- 1 rote Zwiebel, gewürfelt
- 1 frische rote Chilischote, gehackt
- 300 g Bio-Hähnchenbrust, in Würfel geschnitten
- 350 ml Hühnerbrühe
- 2 EL glutenfreie Sojasauce oder Tamari
- 3 EL Sesamöl
- 2 Frühlingszwiebeln, gehackt
- 200 g Pak Choi, gehackt
- 200 g Zuckerschoten
- 2 rote Paprikaschoten, von den Samen befreit und in Scheiben geschnitten
- 1 kleiner Kopf Brokkoli, gehackt
- 5 Wasserkastanien, geschält und in Scheiben geschnitten
- 1 Handvoll Shiitakepilze
- 2 EL Sesam zum Garnieren
- Meersalz und zerstoßener schwarzer Pfeffer
- Gemischter Salat, als Beilage (siehe Seite 191 und 192)

1 TL Kokosöl in einem Topf erhitzen. Die Hälfte des Knoblauchs und der Zwiebel sowie den Chili hineingeben. Bei mittlerer Temperatur anschwitzen, bis die Mischung einen herrlichen Duft verströmt.

Das Fleisch, die Hühnerbrühe und 1 EL Sojasauce hinzugeben und das Fleisch unter Rühren garen, bis es durch ist. Nach Geschmack würzen.

Das Hähnchenfleisch in eine Schüssel geben und die Brühe für später aufheben. 1 EL Sesamöl auf das Fleisch geben, beides gut vermischen und beiseitestellen.

Das restliche Kokosöl zusammen mit dem restlichen Knoblauch und der restlichen roten Zwiebel in einen großen Wok geben und umrühren.

Frühlingszwiebeln, Pak Choi, Zuckerschoten, Paprika, Brokkoli, Wasserkastanien, Shiitakepilze und die aufbewahrte Hühnerbrühe hinzufügen und alles 3–5 Minuten unter ständigem Umrühren erhitzen.

Abschließend die restliche Sojasauce, 2 EL Sesamöl und das gegarte Hähnchenfleisch in den Wok geben. Noch 1 Minute unter Rühren braten, bis alles durchgewärmt ist. Vom Herd nehmen und mit Sesam bestreuen.

Das Gericht in zwei Portionen teilen. Eine Portion auf einen Teller geben und mit einem Salat Ihrer Wahl als Abendessen servieren. Die zweite Portion für das Mittagessen am nächsten Tag aufbewahren.

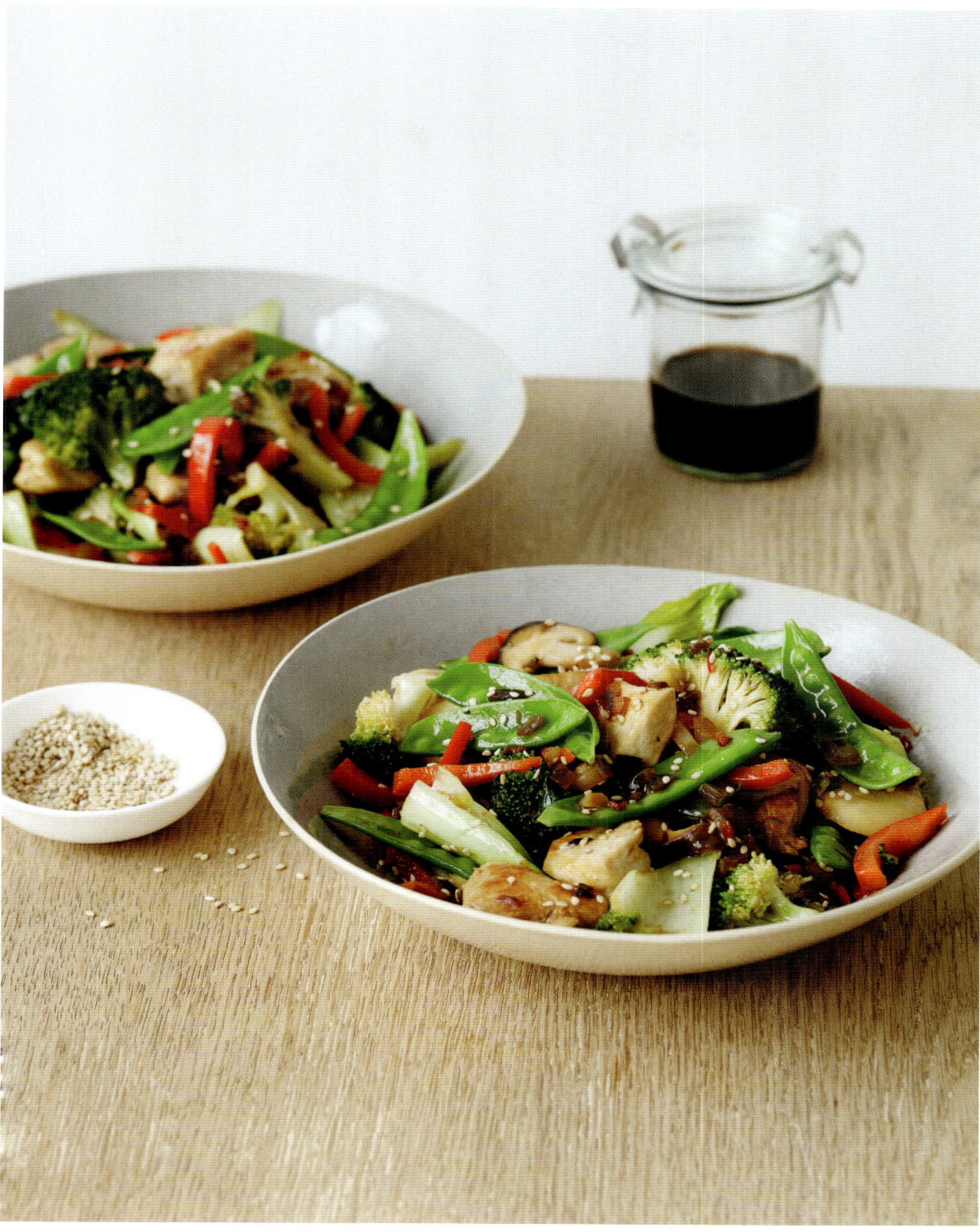

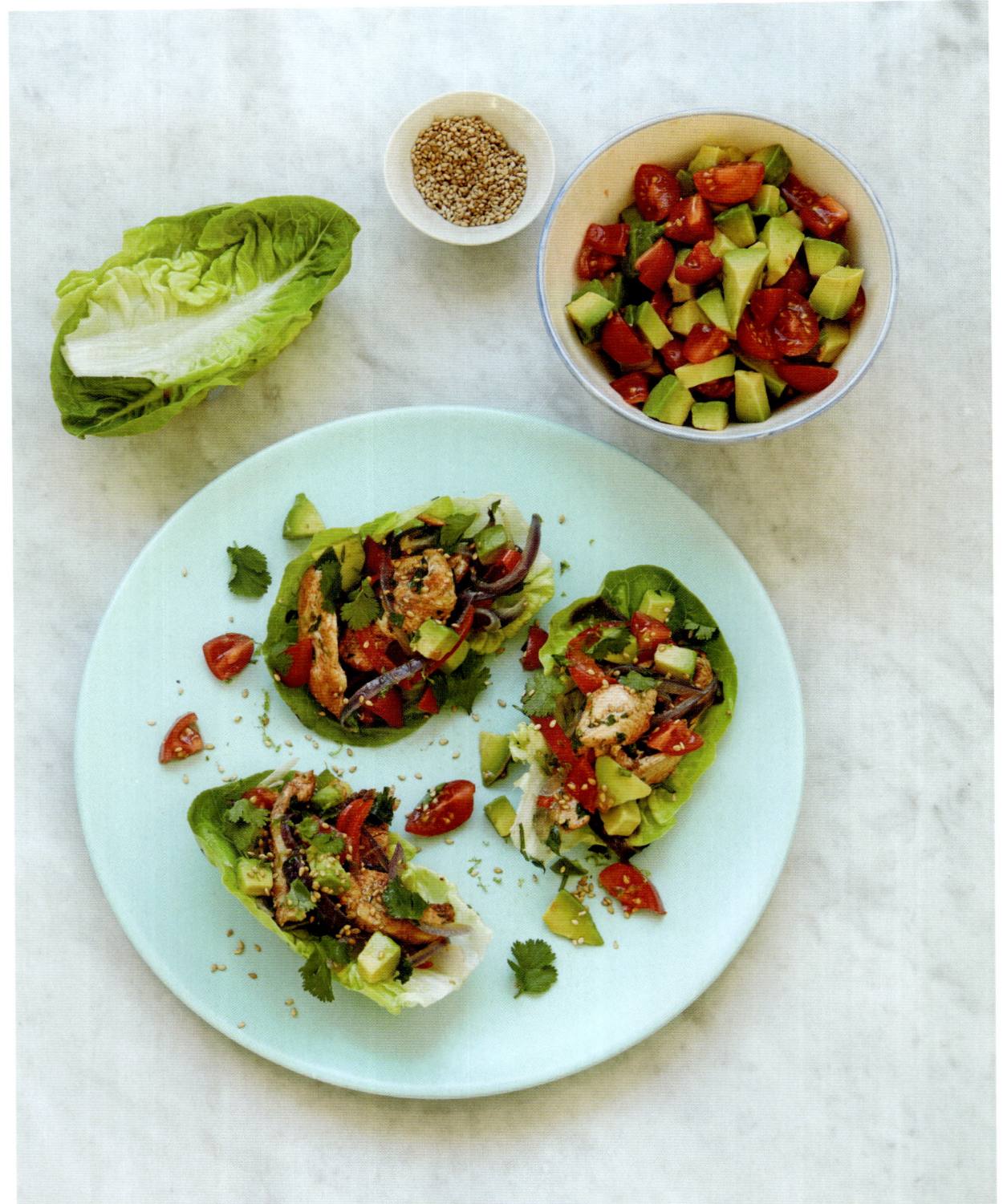

Hähnchen-Romana-Fajita

Jede Familie braucht einen mexikanischen Abend – und dies ist eine leckere und gesunde Art, die klassischen Fajitas zu genießen. Die Avocado-Salsa ist voller gesunder Fette, die Entzündungen reduzieren und Ihren Körper bei der Nährstoffaufnahme unterstützen können.

<u>2 Portionen</u>

300 g Bio-Hähnchenbrust, in Streifen geschnitten
1 TL Paprikapulver
1 TL gemahlener Kreuzkümmel
1 TL getrockneter Oregano
1 TL Kokosöl
4–6 EL Hühnerbrühe
2 rote Zwiebeln, in feine Scheiben geschnitten
1 Knoblauchzehe, gehackt
1 rote Paprikaschote, von den Samen befreit und in Scheiben geschnitten
1 grüne Paprikaschote, von den Samen befreit und in Scheiben geschnitten
1 kleine Handvoll Koriandergrün, fein gehackt, plus einige Blätter
1 kleine Handvoll glatte Petersilie, fein gehackt
Saft und abgeriebene Schale von 1 unbehandelten Limette
2–3 Herzen Romanasalat, in ganze Blätter zerteilt und gewaschen
1 EL Sesam zum Garnieren

Für die Avocado-Salsa
1 reife Avocado, geschält und gehackt
10 Kirschtomaten, geviertelt
1 Spritzer Limettensaft

Das Hähnchenfleisch und die Gewürze in einer Schüssel vermischen.

Das Kokosöl in einer Pfanne erhitzen, die Hähnchenstreifen mit 1–2 EL Hühnerbrühe hineingeben und braten, bis sie gebräunt sind. Mit einem Schaumlöffel herausheben und beiseitestellen. Nun die Zwiebeln und den Knoblauch in die Pfanne geben und ebenfalls bräunen, bei Bedarf etwas mehr Öl hinzufügen.

Das Hühnerfleisch zusammen mit der roten und grünen Paprika und der restlichen Hühnerbrühe wieder in die Pfanne geben und unter Rühren braten, bis es durchgegart ist und die Paprika weich sind. Bei Bedarf einige Esslöffel Wasser hinzufügen, um ein Ansetzen zu verhindern. Beiseitestellen und leicht abkühlen lassen.

In der Zwischenzeit alle Zutaten für die Avocado-Salsa in einer Schüssel vermischen.

Vor dem Servieren Koriandergrün, Petersilie, Limettensaft und -schale unter das Fleisch heben. Je einen Löffel der Fleischmischung auf ein Salatblatt geben, Avocado-Salsa darübergeben und mit Sesam und einigen Korianderblättern bestreuen.

Zum Mitnehmen für das Mittagessen am nächsten Tag Hähnchenfleisch, Salsa und Salatblätter getrennt voneinander aufbewahren und erst kurz vor dem Essen zusammenfügen.

Gemüse-Hühnersuppe

Meine Hühnersuppe ist genau das Richtige für die Seele – herzhaft, tröstend und unglaublich lecker.

<u>3–4 Portionen</u>

1 ½ EL natives Olivenöl extra
3 Knoblauchzehen, zerdrückt
1 Zwiebel, fein gewürfelt
500–600 g Brathähnchenreste, ohne Knochen
4 Karotten, grob gehackt
1 Stange Lauch, in feine Scheiben geschnitten
3 Stangen Sellerie, grob gehackt
½ Butternusskürbis, geschält, von den Samen befreit und in Würfel geschnitten
2 Zucchini, grob gehackt
200 ml Hühnerbrühe (siehe rechts)
1 TL Salz
schwarzer Pfeffer aus der Mühle, nach Geschmack
¾ TL getrockneter Thymian
¾ TL getrockneter Rosmarin
1 gute Prise Safran
1 Lorbeerblatt
Chop Chop-Salat als Beilage (siehe Seite 192)

Das Öl in einem großen Suppentopf erhitzen und Knoblauch und Zwiebel darin anschwitzen.

Die übrigen Zutaten hinzufügen und mit 1 l Wasser bedecken. Bei hoher Temperatur zum Kochen bringen.

Den aufsteigenden Schaum abschöpfen, die Temperatur reduzieren und die Suppe 30–40 Minuten köcheln lassen, bis das Gemüse weich ist. Bei Bedarf mehr Wasser hinzugießen.

Wenn die Suppe fertig ist, zum Mittagessen eine Schüssel davon mit einem Chop Chop-Salat servieren.

Den Rest der Suppe abkühlen lassen und portionsweise einfrieren.

Hühnerbrühe

Selbstgekochte Hühnerbrühe ist schmackhafter und nahrhafter als jeder gekaufte Brühwürfel.

<u>2 Liter</u>

1 Biosuppenhuhn (1, 3–1, 8 kg)
1 TL schwarze Pfefferkörner
1 Lorbeerblatt
3 Stangen Sellerie, grob gehackt
1 große rote Zwiebel, grob gehackt
3 große Karotten, geschält und grob gehackt
2 rote Paprikaschoten, von den Samen befreit und gehackt
4 TL Apfelessig
3 Zweige Petersilie
2 Zweige Thymian
3 Zweige Rosmarin
1 Zweig Oregano
1 TL grobes Meersalz

Alle Zutaten in einen großen Topf geben, mit kaltem Wasser bedecken und zum Kochen bringen.

Den Schaum von der Oberfläche abschöpfen, die Temperatur senken und die Brühe 3–4 Stunden köcheln lassen.

Die fertige Brühe vollständig abkühlen lassen und durch ein Sieb in ein sauberes Gefäß gießen. Sie ist tiefgekühlt bis zu sechs Monate haltbar.

Eine Gemüsebrühe kann nach demselben Rezept zubereitet werden, jedoch ohne Suppenhuhn und Oregano. Dabei anstatt Rosmarin frischen Estragon verwenden und eine Stange gehackten Lauch und drei zerdrückte Knoblauchzehen hinzufügen.

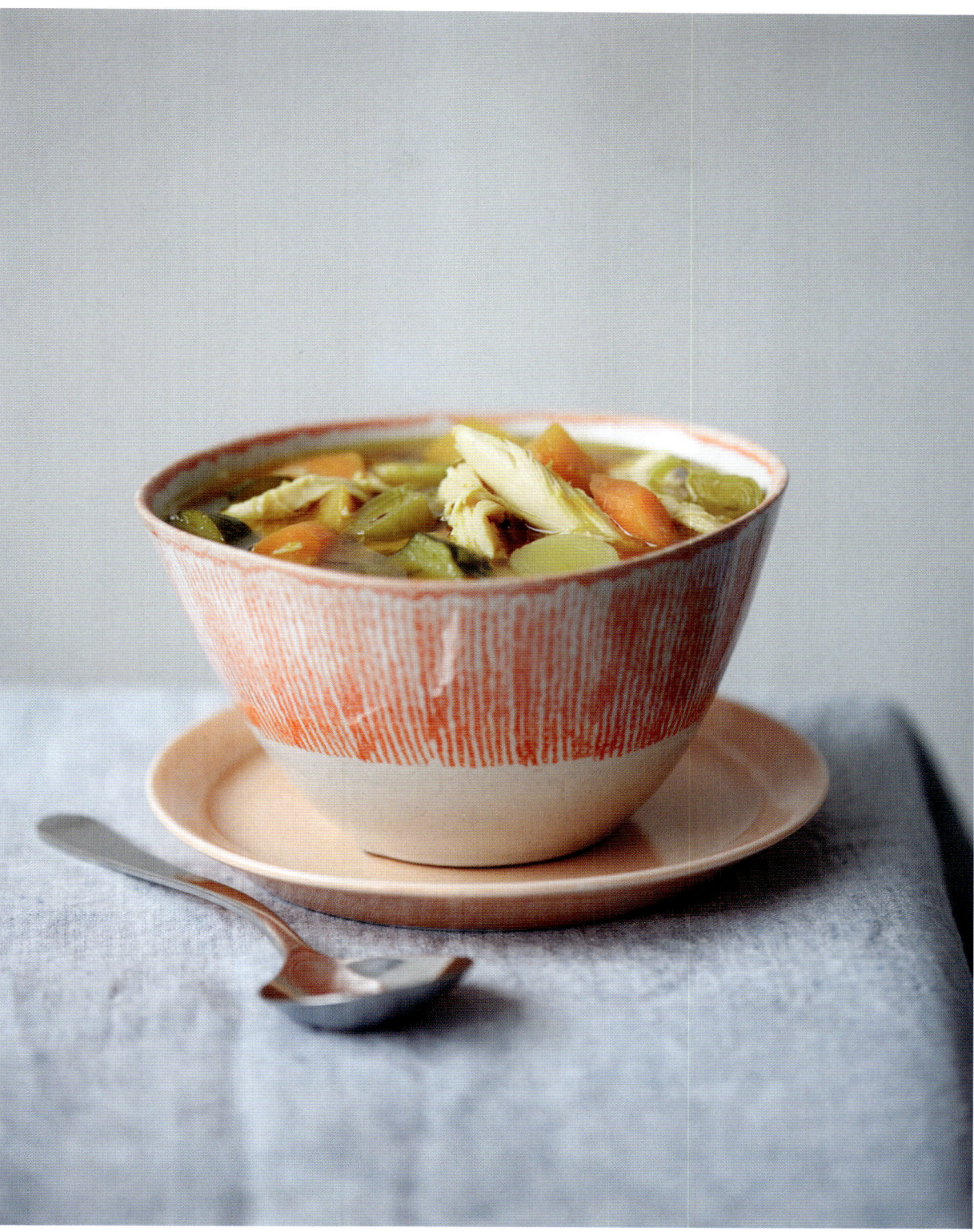

Puten-Nudelsalat

Dieser Salat enthält die perfekte Kombination aus Fett, Eiweiß und Kohlenhydraten und hilft Ihnen, Gemüse in den Farben des Regenbogens zu essen. Pute ist eine wunderbare Eiweißquelle und perfekt, um Hungerhormone abzuwehren und Muskeln aufzubauen.

2 Portionen

Für das Putenfleisch
Saft und Schale von 1 unbehandelten Zitrone
1 Knoblauchzehe, zerdrückt
1 TL Rohhonig
1 EL Dijonsenf
½ TL Salz
1 TL zerstoßener schwarzer Pfeffer
300 g Putenbrust

Für den Salat
100 g glutenfreie Nudeln
2 Handvoll Spinat
1 Handvoll gemischte Salatblätter
¼ Gurke, gehackt
1 rote Paprikaschote, von den Samen befreit und gehackt
1 Karotte, geraspelt
1 Zucchini, in Julienne geschnitten
6 sonnengetrocknete Tomaten, gehackt
1 kleines Bund Petersilie, fein gehackt
2 EL Kürbiskerne

Für die Vinaigrette
3 ½ EL natives Olivenöl extra
2 EL Rotweinessig
1 EL Dijonsenf
1 EL Zitronensaft
1 Knoblauchzehe, zerdrückt und gehackt
½ TL getrockneter Oregano
Salz und schwarzer Pfeffer aus der Mühle

Zitronensaft und -schale, Knoblauch, Honig, Senf, Salz und Pfeffer vermengen. Das Putenfleisch in eine flache Schale legen und die Mischung darübergeben, sodass es von allen Seiten bedeckt ist. Zum Marinieren für 1 Stunde zugedeckt in den Kühlschrank stellen oder länger, wenn Sie die Zeit dazu haben.

Zur Zubereitung den Backofen auf 180 °C vorheizen. Ein Backblech mit Backpapier auslegen, das marinierte Putenfleisch darauflegen und 18–20 Minuten im Ofen backen, bis es gar ist.

In der Zwischenzeit die Nudeln kochen und leicht abkühlen lassen.

Die Nudeln mit den übrigen Salatzutaten in einer großen Schüssel vermischen und beiseitestellen.

Alle Zutaten für die Vinaigrette in ein Glas geben. Dieses verschließen und schütteln, bis alles gut vermischt ist.

Vor dem Servieren das Putenfleisch in Streifen schneiden und in die Salatschüssel geben. Die Vinaigrette über den Salat gießen und unterheben. Eine Portion zum Abendessen servieren (warm oder kalt) und eine Portion für das Mittagessen am nächsten Tag aufheben.

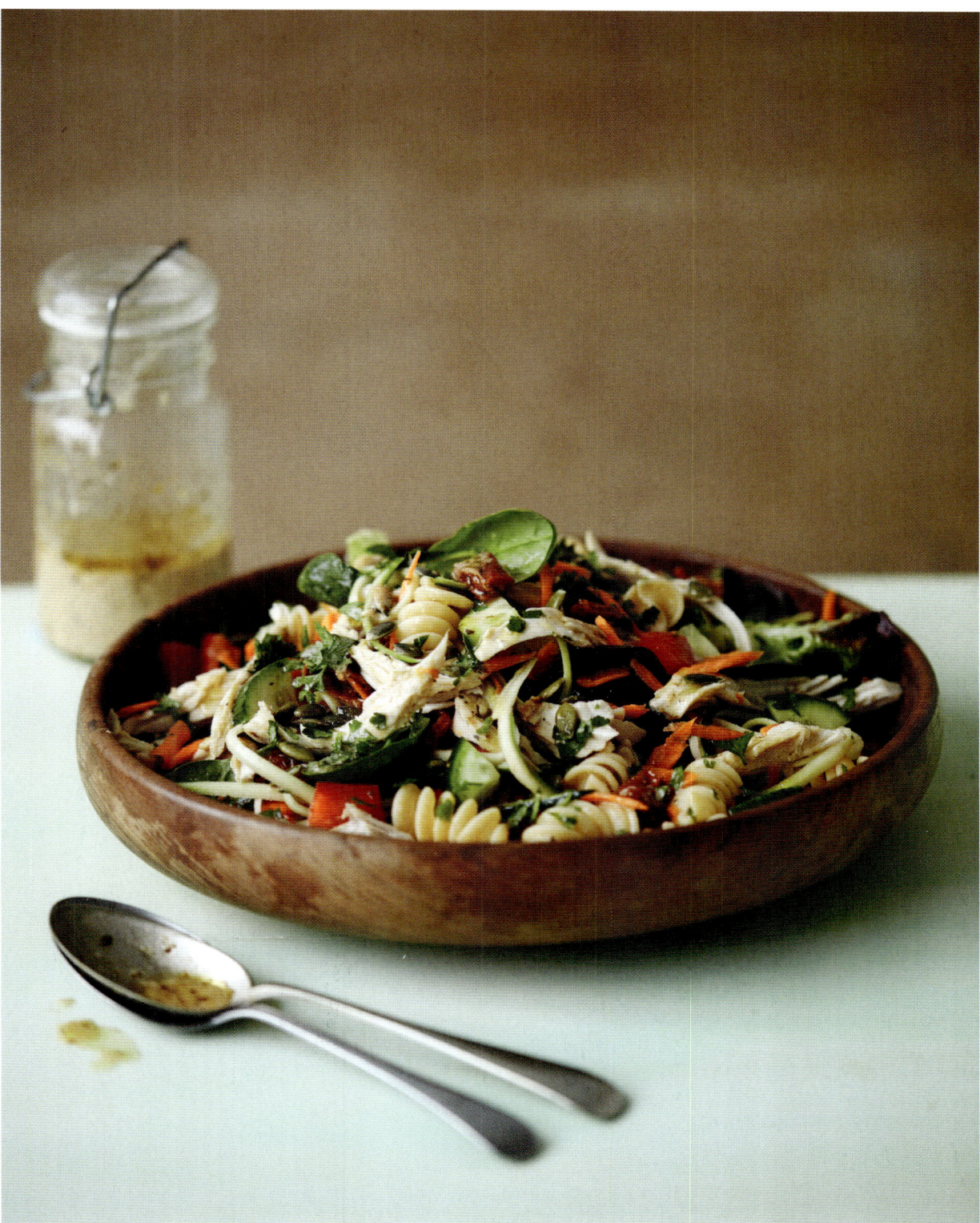

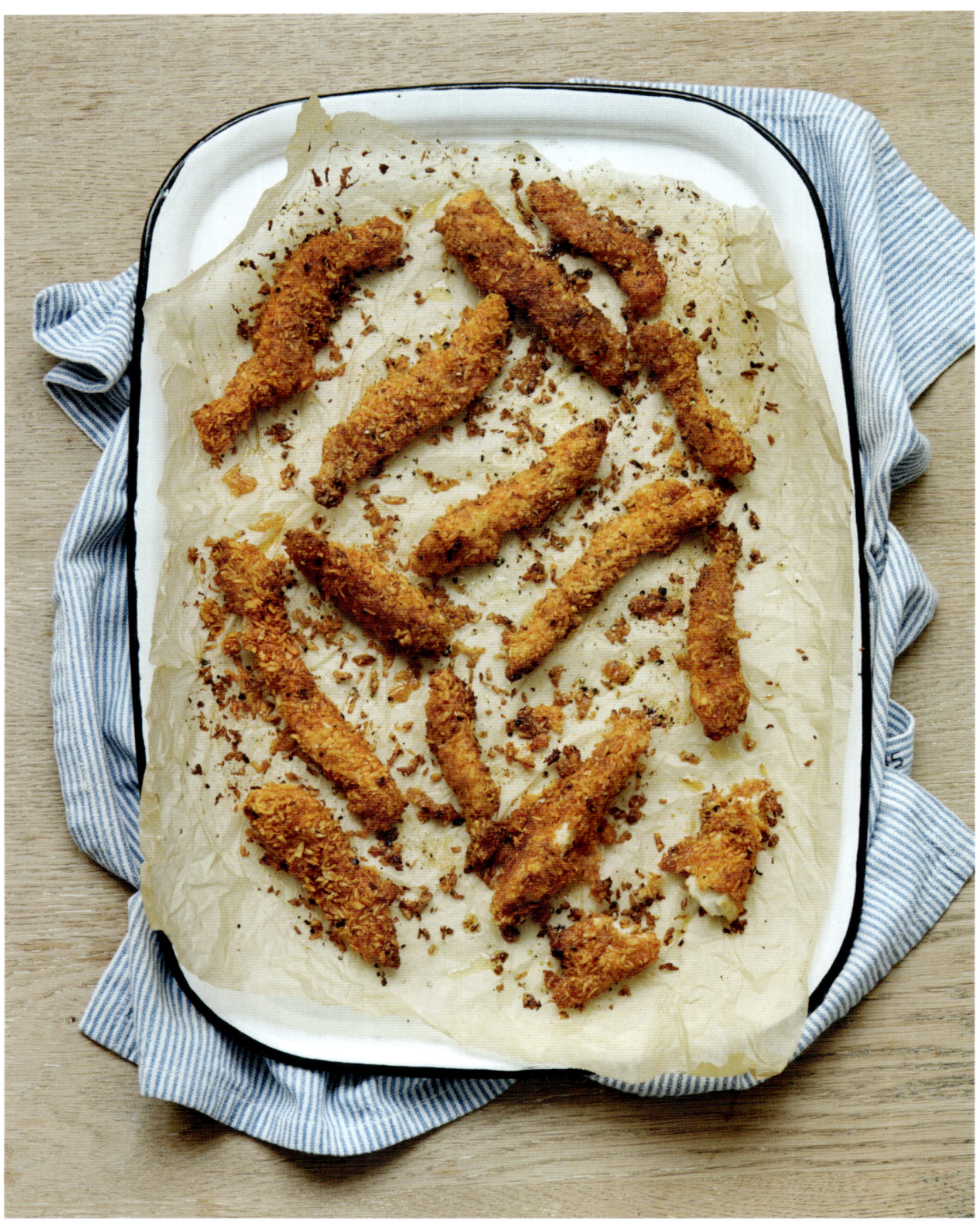

Hähnchen-Sticks in Kokospanade

Das ist meine Variante der klassischen Hähnchen-Sticks. Die Kokosraspel machen sie besonders knusprig und liefern zudem eine gute Portion Fett, das Ihr Körper liebt. Servieren Sie sie mit zuckerfreiem Tomatenketchup, einem Kräutersalat und Süßkartoffel-Pommes.

2 Portionen

1 großes Bio-Ei
4 EL Kokosmehl
6 EL Kokosraspel
2 TL Paprikapulver
1 Knoblauchzehe, gehackt
¾ TL Steinsalz
1 TL zerstoßener schwarzer Pfeffer
300 g Bio-Hähnchenbrust aus Freilandhaltung, in Streifen geschnitten

Als Beilage
Blumenkohlpüree (siehe Seite 150)
Gemischter Kräutersalat (siehe Seite 191)

Den Backofen auf 180 °C vorheizen. Ein Backblech mit Backpapier auslegen.

Das Ei verschlagen und beiseitestellen. Das Kokosmehl in eine Schüssel geben und die Kokosraspel in eine andere.

Paprikapulver, Knoblauch, Salz und schwarzen Pfeffer unter die Kokosraspel mischen.

Jeweils einen Hähnchenstreifen zuerst in dem Kokosmehl, dann in dem verschlagenen Ei und schließlich in den Kokosraspeln wenden. Alle Fleischstreifen auf das vorbereitete Blech legen, nach Belieben noch etwas mehr Pfeffer darüberstreuen. Die Hähnchen-Sticks 18 Minuten backen, bis das Fleisch gar ist.

Die Sticks in zwei Portionen aufteilen. Eine Portion mit Blumenkohlpüree und Gemischtem Kräutersalat zum Abendbrot essen und die andere für das Mittagessen am nächsten Tag aufheben.

Lammcurry

Wer braucht teures Take-away-Essen, wenn man ein leckeres Curry so einfach zu Hause zubereiten kann? Kurkuma ist eines meiner Lieblingsgewürze. Sie wirkt entzündungshemmend und verleiht diesem Curry ein wunderbares Aroma.

<u>2 Portionen</u>

500 g Lammfleisch, in Würfel geschnitten
1 TL aluminium- und glutenfreies Backpulver
2 große Zwiebeln, gehackt
4 Knoblauchzehen
15 g Koriandergrün, gehackt
3 frische Chilischoten, von den Samen befreit und gehackt
2 EL natives Olivenöl extra
30 g frischer Ingwer
1 EL Kokosöl
1 EL gemahlene Kurkuma
1 EL Garam Masala
3 EL gemahlener Kreuzkümmel
1 EL gemahlener Koriander
1 EL Chilipulver
6–8 Kardamomkapseln
5 große Tomaten, blanchiert und püriert oder 400 g Tomaten-Passata
500 ml heiße Lammbrühe (ersatzweise Gemüse- oder Hühnerbrühe; siehe Seite 166)
400 ml Kokosmilch
1 Zimtstange
1 große Handvoll Grünkohl
1 Karotte, grob gehackt
100 g Zuckerschoten
2 große Handvoll Spinat
1 Zucchini, grob gehackt
Meersalz und schwarzer Pfeffer aus der Mühle
Blumenkohlreis (siehe Seite 155), als Beilage

Das Lammfleisch mit dem Backpulver und etwas Pfeffer bestreuen und in den Kühlschrank stellen.

Zwiebeln, Knoblauch, Koriandergrün, Chili, Olivenöl und Ingwer im Multihacker zerkleinern, bei Bedarf bis zu 150 ml Wasser hinzufügen.

Das Kokosöl in einer Pfanne erhitzen und das Fleisch darin rundherum anbraten, dann mit einem Schaumlöffel herausheben und beiseitestellen. (Je nach Größe der Pfanne das Fleisch portionsweise anbraten.)

Die Zwiebel-Chili-Mischung in die Pfanne geben und 5 Minuten köcheln lassen, bis die gesamte Flüssigkeit verdampft ist. Die Gewürze hinzufügen und alles weitere 5 Minuten garen. Regelmäßig umrühren, um ein Ansetzen zu verhindern.

Nun die Tomaten und die Brühe hinzufügen. Nach weiteren 5 Minuten die Kokosmilch unterrühren, die Zimtstange hineinlegen und das Lammfleisch wieder hineingeben. Das Curry zugedeckt bei niedriger Temperatur 1 ½–2 Stunden köcheln lassen, bis das Fleisch zart ist.

Nun den Grünkohl und die Karotte hinzufügen und das Curry noch einmal 20 Minuten köcheln lassen. Von Zeit zu Zeit umrühren, damit sich nichts am Boden ansetzt.

Abschließend die Zuckerschoten, den Spinat und die Zucchini in das Curry geben und 5–8 Minuten köcheln lassen, bis das Gemüse weich ist.

Das Curry, falls nötig, bei hoher Temperatur 5–10 Minuten ohne Deckel einkochen lassen. Nun die Zimtstange und die Kardamomkapseln entfernen.

Eine Portion mit dem Blumenkohlreis auf einem Teller anrichten, die andere für das Mittagessen am nächsten Tag aufheben.

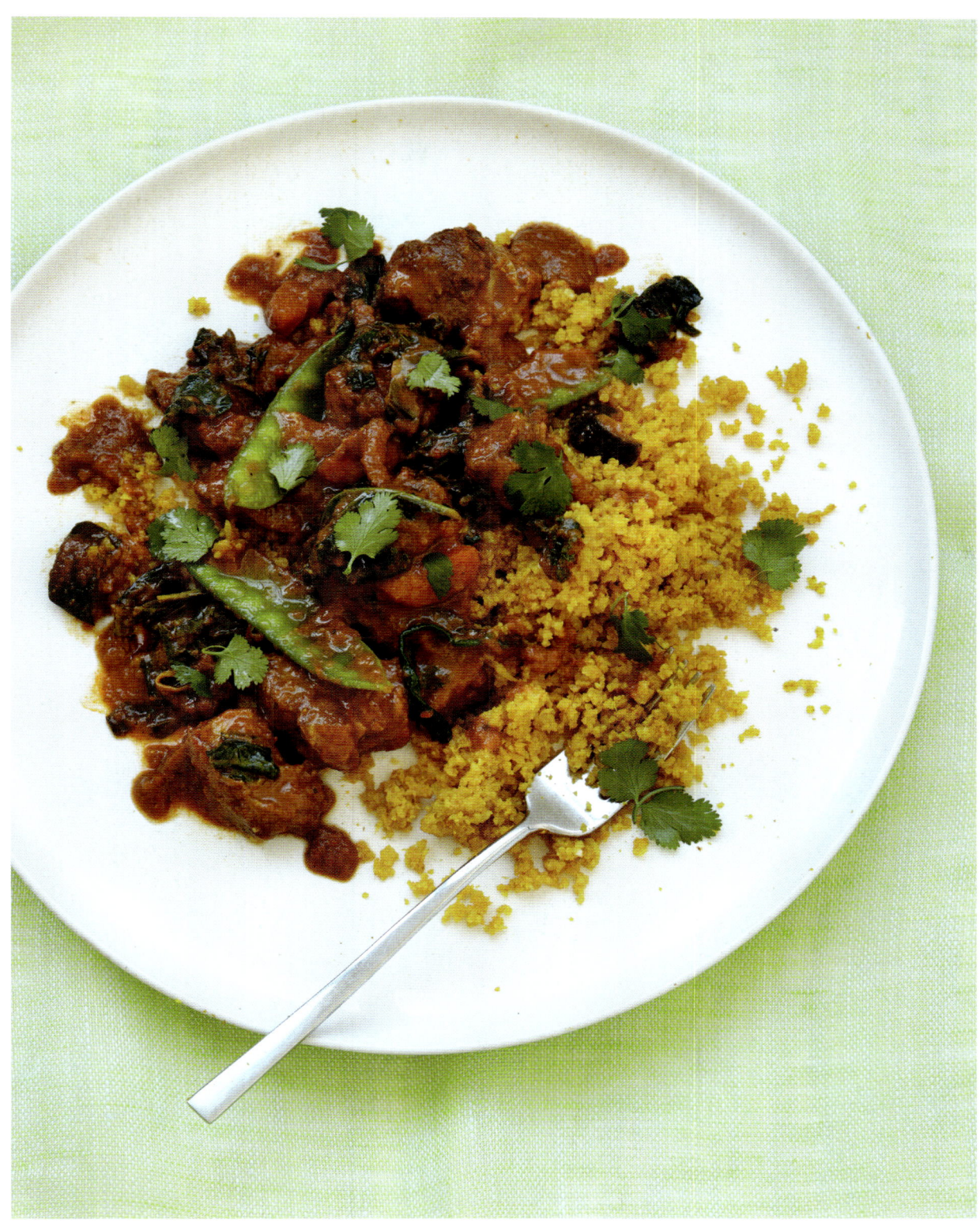

Langsam gegartes Lamm mit Wurzelgemüse

Dieses Gericht serviere ich gerne, wenn ich Freunde oder Verwandte zu Besuch habe: Das Lammfleisch ist wunderbar zart und schmeckt himmlisch.

<u>4–6 Portionen</u>

1 kg Lammschulter
7 Knoblauchzehen, 2 halbiert, der Rest zerdrückt
2 EL natives Olivenöl extra
2 große Karotten, gehackt
2 große Pastinaken, gehackt
1 Zwiebel, geviertelt
1 große Stange Lauch, geputzt und in Scheiben geschnitten
450 ml heiße Brühe
3 Zweige Rosmarin
Meersalz und zerstoßener schwarzer Pfeffer

Als Beilage
Cremiger Salat (siehe Seite 176)
Gedämpftes grünes Gemüse (siehe Seite 196 und 198)

Das Lammfleisch für das Würzen vorbereiten: Mit der Spitze eines scharfen Messers kreuz und quer Linien auf dem Fleisch ziehen und beide Seiten der Lammschulter flach einritzen.

An vier verschiedenen Stellen die Messerspitze tiefer einstechen und drehen. In jeden dieser Einschnitte eine halbe Knoblauchzehe stecken. Sie sollte vollständig im Fleisch verschwinden.

Das Lammfleisch rundherum mit Öl und dem zerdrückten Knoblauch einreiben und mit Salz und Pfeffer würzen.

Die Lammschulter mittig in einen nicht zu großen Bräter legen. Die Karotten, Pastinaken, Zwiebel und den Lauch um das Fleisch herum verteilen. Das Gemüse mit der Brühe übergießen und die Rosmarinzweige auf dem Fleisch verteilen.

Den Bräter mit Folie abdecken und das Lamm etwa 3 Stunden im Backofen garen. Dann die Folie abnehmen und den Bräter noch einmal für 30–40 Minuten in den Backofen stellen, bis das Fleisch den gewünschten Gargrad hat.

In der Zwischenzeit die gewählten Beilagen zubereiten.

Das fertige Lamm aus dem Ofen nehmen, leicht mit der Folie abdecken und 30–40 Minuten ruhen lassen. Dann in dem Bräter mit Salat und Gemüse als Beilage servieren. Denken Sie daran, sich Fleisch, Salat und Gemüse für das Mittagessen am nächsten Tag zu reservieren.

Weitere Reste können für Wraps mit Lammfleisch (siehe Seite 176) verwendet oder eingefroren werden.

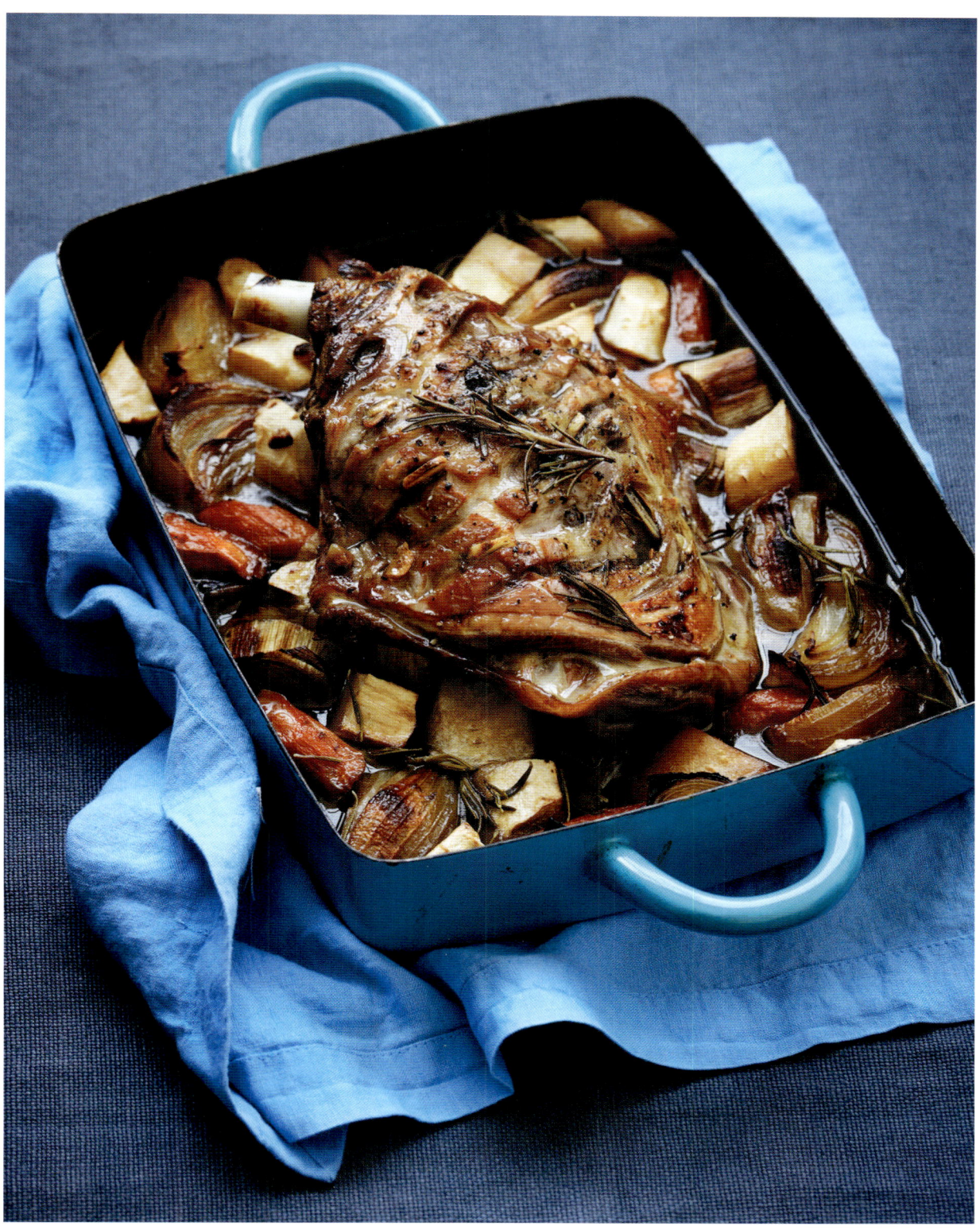

Wraps mit Lammfleisch und Cremigem Salat

Dieser Wrap mit Lammfleisch ist sehr aromatisch und hält den Blutzuckerspiegel im Gleichgewicht, während der gemischte Salat entgiftend wirkt.

2 Portionen

120 g gekochtes Lammfleisch, in Scheiben geschnitten oder zerpflückt
4 glutenfreie Maistortillas (Fertigprodukt)
5 EL Cremiger Salat (siehe unten)

Für den Salat
1 großer Kopf Romana- oder Kopfsalat, gehackt
1 kleine Handvoll Brunnenkresse
½ Gurke, in Scheiben geschnitten
1 rote Paprikaschote, von den Samen befreit und gehackt
1 große Karotte, geraspelt
1 Stange Sellerie, fein gewürfelt
1 kleine Handvoll glatte Petersilie
50 g Walnusskerne, grob zerbrochen
2 EL Sonnenblumenkerne

Für das cremige Dressing
½ TL Dijonsenf
2 EL Apfelessig
2 EL natives Olivenöl extra
2 EL rohes Tahin
1 TL gemahlene Kurkuma
½ TL Steinsalz
zerstoßener schwarzer Pfeffer, nach Geschmack

Für den Salat die Salatblätter, die Kresse, das Gemüse, die Petersilie, die Walnüsse und die Sonnenblumenkerne in einer Schüssel vermischen.

Alle Zutaten für das Dressing mit 3 EL Wasser vermischen, über den Salat geben und gut untermengen. Der Salat schmeckt am besten, wenn er zunächst 30 Minuten im Kühlschrank ruht. Er ist aber auch sehr lecker, wenn er sofort serviert wird.

Auf zwei Wraps Lammfleisch und Salat verteilen. Die Füllung nicht ganz mittig auftragen und auch nicht zu viel verwenden. Zwei Seiten des Wraps zur Mitte hin falten, sodass sie sich fast berühren, dann den Wrap von einer der offenen Seiten aus zusammenrollen.

Für das Mittagessen unterwegs das Fleisch, den Salat und zwei Wraps einzeln mitnehmen und erst kurz vor dem Essen zusammenfügen, da die Wraps ansonsten durchweichen.

Reste vom Fleisch und vom Salat, die in den Wraps keinen Platz mehr finden, können für eine spätere Mahlzeit aufgehoben werden.

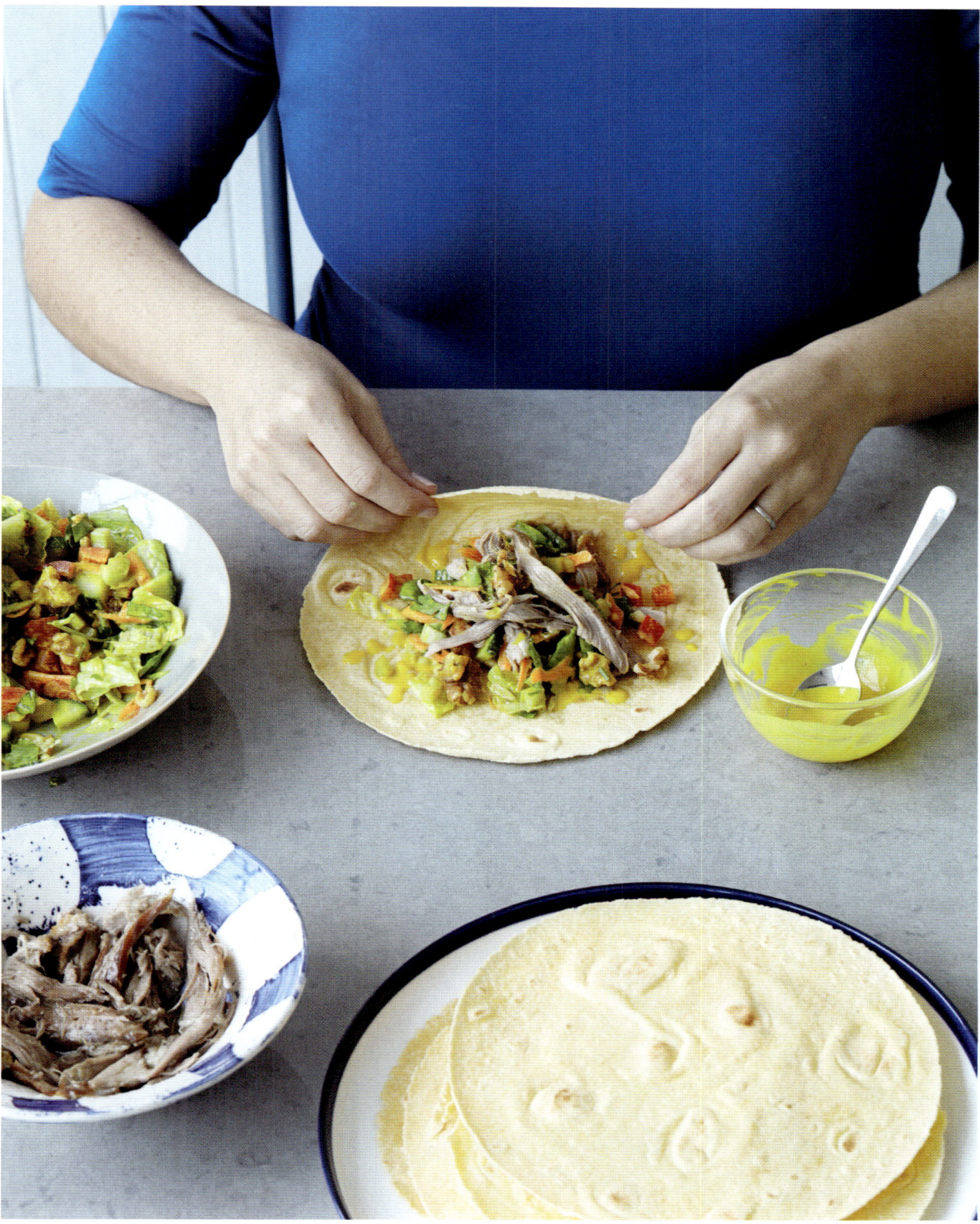

Langsam gegartes Hähnchen mit Gemüse

Gibt es etwas Köstlicheres und Schöneres als ein Sonntagsbraten im Kreis der Familie? Bereiten Sie, wenn möglich, dieses Hähnchen am Abend vorher zu.

<u>4 Portionen</u>

1 Bio-Hähnchen aus Freilandhaltung (etwa 1,8 kg)
natives Olivenöl extra
1 Knoblauchknolle, Zehen abgetrennt und abgezogen
2–3 große unbehandelte Zitronen
25 g Thymianzweige
25 g Rosmarinzweige
200 g Karotten, in Stifte geschnitten
200 g Pastinaken, in Stücke geschnitten
200 ml Hühnerbrühe (siehe Seite 166)
Meersalz und zerstoßener Pfeffer
Regenbogensalat als Beilage (siehe Seite 192)

Das Hähnchen innen und außen mit reichlich Salz und schwarzem Pfeffer einreiben. Zugedeckt über Nacht in den Kühlschrank stellen.

Am nächsten Tag 2 EL Öl, sechs zerdrückte Knoblauchzehen und den Saft von einer Zitrone vermischen. Das Fruchtfleisch der ausgepressten Zitrone herauskratzen. Das Hähnchen mit der Ölmischung einreiben, das Zitronenfruchtfleisch auf dem Hähnchen verteilen und dieses erneut sorgfältig abgedeckt für 1 Stunde in den Kühlschrank stellen.

Den Backofen auf 190 °C vorheizen.

Wasser in einem kleinen Topf zum Kochen bringen. Etwas Salz, ein bis zwei eingestochene Knoblauchzehen und eine ganze Zitrone hineingeben und 5–10 Minuten kochen lassen.

Die Zitrone aus dem Topf nehmen und 10–15-mal einstechen (da sie sehr heiß ist, bitte Handschuhe anziehen oder eine Gabel verwenden). Das Hähnchen mit der Zitrone, den gekochten Knoblauchzehen, weiteren drei bis vier eingestochenen Knoblauchzehen sowie je der Hälfte des Thymians und des Rosmarins füllen.

Das Hähnchen in einen Bräter legen und die Karotten und Pastinaken darum verteilen. Den restlichen Rosmarin, Thymian und Knoblauch auf dem Fleisch verteilen. Alles salzen und pfeffern und 45 Minuten backen.

Den Bräter aus dem Backofen nehmen, das Hähnchen herausnehmen. Das Gemüse in dem Bratensaft und den Kräutern wenden. Das Hähnchen wieder in den Bräter legen, mit etwas extra Zitronensaft einpinseln und die Hühnerbrühe angießen. Das Hähnchen weitere 45 Minuten im Backofen garen, bis das Fleisch gar und der austretende Saft klar ist.

Das Geflügel aus dem Ofen holen, die Füllung entfernen und das Fleisch tranchieren.

Eine Portion Fleisch und Gemüse mit Regenbogensalat servieren, eine weitere für das Mittagessen am nächsten Tag aufbewahren (siehe Hähnchensalat auf Seite 157). Die Reste einfrieren oder für ein anderes Gericht wie eine Gemüse-Hühnersuppe verwenden (siehe Seite 166).

Limabohnen-Zucchini-Salat

Ein Salat muss nicht langweilig sein. Aufgrund ihres feinen Geschmacks ergänzen die Limabohnen hervorragend kräftigere Aromen und zugleich versorgen sie uns mit Ballaststoffen, Phytonährstoffen, Eiweiß und Eisen.

<u>2 Portionen</u>

1 Dose (300 g) Limabohnen, abgetropft und abgespült
200 g Zucchini
1 Kopf Romanasalat, klein geschnitten
2 Schalotten, fein gewürfelt
3 EL Sonnenblumenkerne
Meersalz und zerstoßener schwarzer Pfeffer

Für das Dressing
50 g Basilikum
Saft von 2 Zitronen
50 g Pinienkerne
4 EL natives Olivenöl extra

Die Limabohnen in einen Topf mit heißem Wasser geben und zum Kochen bringen. Die Temperatur reduzieren und die Bohnen 2–3 Minuten köcheln lassen, dann abgießen und abkühlen lassen.

Mit einem Spiralschneider Spaghetti aus den Zucchini schneiden. Wenn kein Spiralschneider vorhanden ist, können auch mit einem Sparschäler dünne Schreiben von den Zucchini abgeschnitten werden, ähnlich wie Tagliatelle.

Wasser in einem Topf aufkochen lassen. Die Zucchini-Nudeln hineingeben und 1–2 Minuten köcheln lassen, dann abgießen und abkühlen lassen.

Salat, Schalotten, Limabohnen und Zucchini-Nudeln in eine große Salatschüssel geben.

Für das Dressing Basilikumblätter, Zitronensaft, Pinienkerne und Öl in einem Mixer zu einer weichen cremigen Masse zerkleinern.

Das Dressing über den Salat geben, diesen mit den Sonnenblumenkernen bestreuen und mit Salz und Pfeffer abschmecken.

Den Salat in zwei Portionen aufteilen. Eine Portion zum Abendessen servieren und die andere Portion für das Mittagessen am nächsten Tag im Kühlschrank aufbewahren.

Rindfleisch-Wok

Dieses einfache Wok-Gericht ist voller Geschmack und schnell und einfach zubereitet. Zusammen mit entgiftendem Blattgemüse und eiweißhaltiger Quinoa hat es eine wirklich kraftvolle Wirkung und ist die perfekte Mahlzeit nach einem Workout.

<u>2 Portionen</u>

- 90 g Quinoa (optional)
- 230 ml Gemüsebrühe (für die Quinoa; selbst gemacht; siehe Seite 166)
- 3 EL natives Olivenöl extra
- 1 Knoblauchzehe, zerdrückt
- 1 rote Zwiebel, geachtelt
- 250 g Rindfleischsteak (wenn möglich aus Weidehaltung), in Scheiben geschnitten
- 1 TL aluminium- und glutenfreies Backpulver
- 1 rote Paprikaschote, von den Samen befreit und in dünne Scheiben geschnitten
- 2 Zucchini, in dünne Scheiben geschnitten
- 2 große Karotten, geraspelt
- 100 g Grünkohl, grob gehackt
- 150 g Spinat, gehackt
- 80 g Spargelbrokkoli, gehackt
- 1 TL Chilipulver
- 1 TL getrockneter Oregano
- 1 TL Paprikapulver
- 1 TL gemahlener Kreuzkümmel
- 2 EL Sonnenblumenkerne
- 1 Spritzer Zitronensaft (optional)
- Meersalz und zerstoßener schwarzer Pfeffer

Bei Verwendung von Quinoa, diese mit 230 ml Wasser und der Gemüsebrühe in einen Topf geben und bei hoher Temperatur zum Kochen bringen. Die Temperatur verringern und die Quinoa 5–7 Minuten köcheln lassen, bis sie leicht und luftig ist; in ein Sieb geben, abbrausen, abtropfen lassen und beiseitestellen.

2 EL Öl in einem großen Wok erhitzen. Knoblauch und Zwiebel hineingeben und leicht anbraten, bis sie goldbraun sind.

Die Steakstreifen hinzufügen, mit dem Backpulver bestreuen und mit einem Holzlöffel beständig Rühren. Wenn das Fleisch rundherum angebraten ist, das Gemüse und noch 1 EL Öl hinzufügen und alles unter beständigem Rühren und Wenden braten. Chilipulver, Oregano, Paprika und Kreuzkümmel sowie Salz und Pfeffer hineingeben und ständig weiter rühren.

Sobald das Gemüse weich und das Fleisch gar ist, die gekochte Quinoa in den Wok geben und erwärmen. Das Gericht vom Herd nehmen und die Hälfte davon auf einen Teller geben. Die andere Hälfte für das Mittagessen am nächsten Tag aufbewahren.

Jede Portion mit Sonnenblumenkernen bestreuen und nach Geschmack mit Zitronensaft beträufeln.

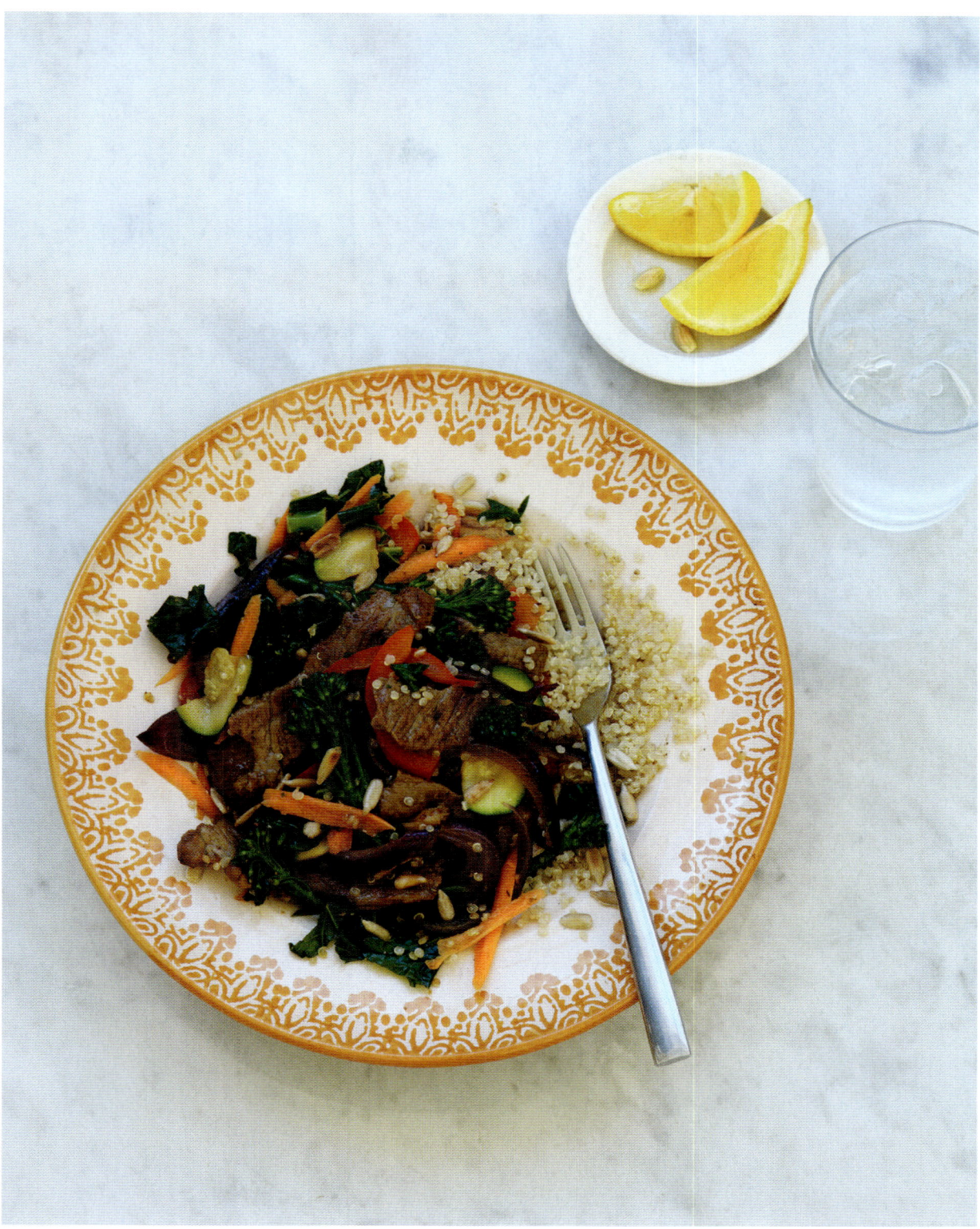

Putenfrikadellen und Tandoori-Blumenkohl

Pute ist eine gute Eiweißquelle und schmeckt in diesen Frikadellen hervorragend. Spinat versorgt uns mit Eisen sowie Vitamin A, C, E und K. Der Tandoori-Blumenkohl ist reich an entzündungshemmenden Gewürzen und perfekt für jeden, der es gern etwas schärfer mag.

2 Portionen

Für die Frikadellen
1 rote Zwiebel, gehackt
2 kleine Knoblauchzehen, fein gehackt
1 TL getrockneter Rosmarin
1 TL gemahlene Kurkuma
1 TL Paprikapulver
3 Basilikumblätter, gehackt
2 kleine Handvoll Babyspinat
1 kleine Handvoll Brunnenkresse
abgeriebene Schale von 1 unbehandelten Zitrone
1 TL Chia-Samen
1 Prise grobes Meersalz
½ TL schwarzer Pfeffer aus der Mühle
500 g Putenhackfleisch (bevorzugt aus dem Putenschenkel)
2 EL natives Olivenöl extra
Gemischter Kräutersalat als Beilage (siehe Seite 191)

Für den Tandoori-Blumenkohl
1 großer Blumenkohl, in Scheiben geschnitten
120 g Kokosmilchjoghurt
2 Knoblauchzehen, zerdrückt
½ TL gemahlener Ingwer
½ TL gemahlener Kreuzkümmel
½ TL gemahlener Koriander
½ TL Paprikapulver
½ TL Kurkuma
½ TL Cayennepfeffer (für weniger Schärfe weglassen)
½ TL Salz
1 Prise zerstoßener schwarzer Pfeffer
Saft von ½ Zitrone

Die Zutaten für den Tandoori-Blumenkohl in eine große Schüssel geben und mit den Händen vermischen, bis der Blumenkohl von allen Seiten mit den Gewürzen bedeckt ist. Die Schüssel zudecken und für mindestens 1 Stunde, am besten jedoch über Nacht, in den Kühlschrank stellen.

Die Zutaten für die Frikadellen, außer dem Putenhackfleisch und dem Öl, in einer Küchenmaschine zu einer gleichmäßigen Masse verarbeiten. Diese in eine große Schüssel geben und gut mit dem Hackfleisch vermischen. Aus dem Hackfleisch vier gleichgroße Frikadellen formen und 1 Stunde im Kühlschrank ruhen lassen.

Den Backofen auf 200 °C vorheizen. Ein Backblech mit Backpapier auslegen. Den Blumenkohl auf das Blech legen und 25–35 Minuten im Ofen backen, bis er goldbraun und leicht weich ist.

Eine beschichtete Bratpfanne bei mittlerer Temperatur 1 Minute erhitzen, dann 1 TL Öl hineingeben und dieses leicht erwärmen. Die Frikadellen in die Pfanne legen und 8–10 Minuten auf jeder Seite braten, bis sie braun und durchgegart sind.

Zwei Frikadellen mit der Hälfte des Tandoori-Blumenkohls und dem Gemischten Kräutersalat zum Abendessen reichen. Die zweite Portion für das Mittagessen am nächsten Tag aufbewahren.

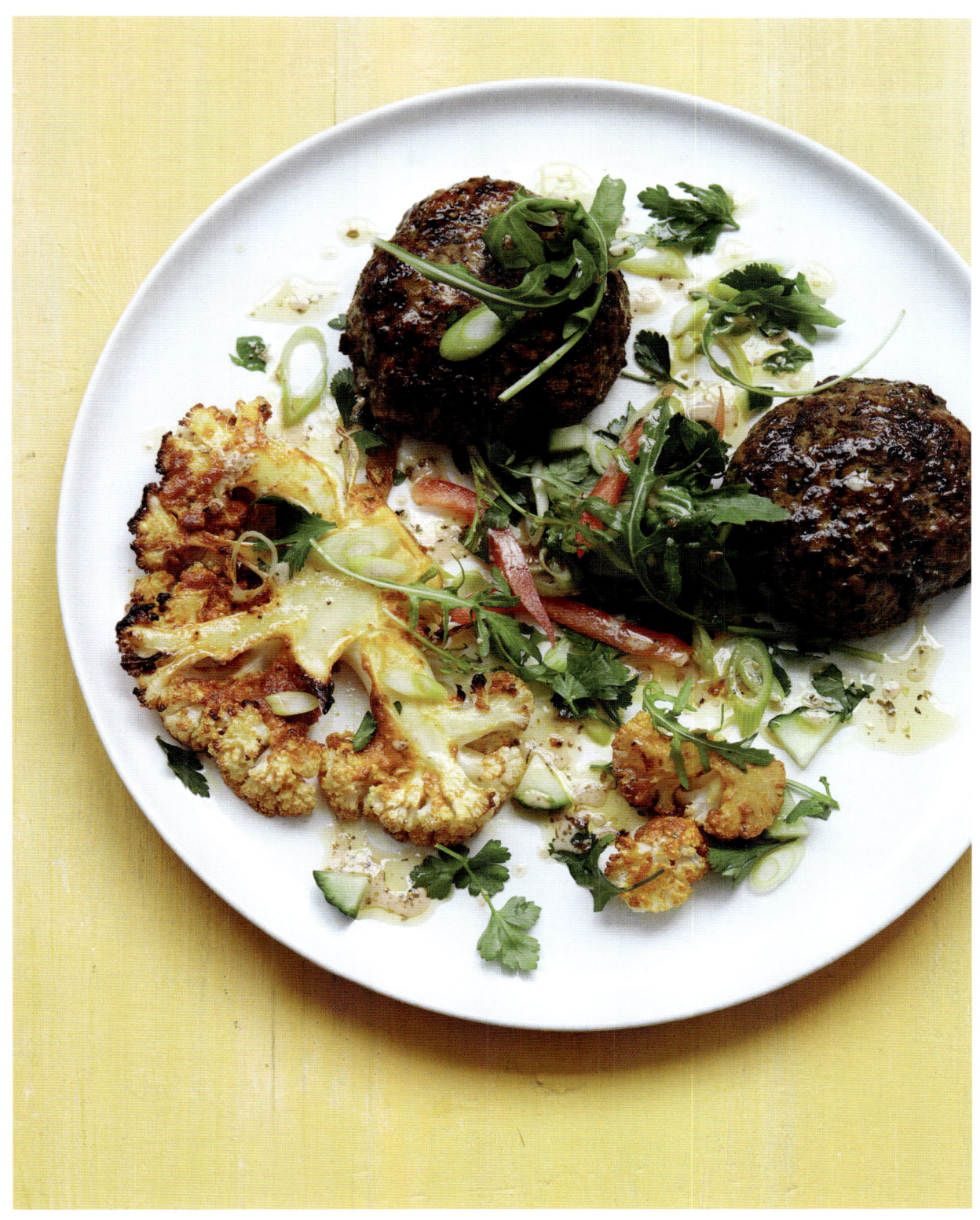

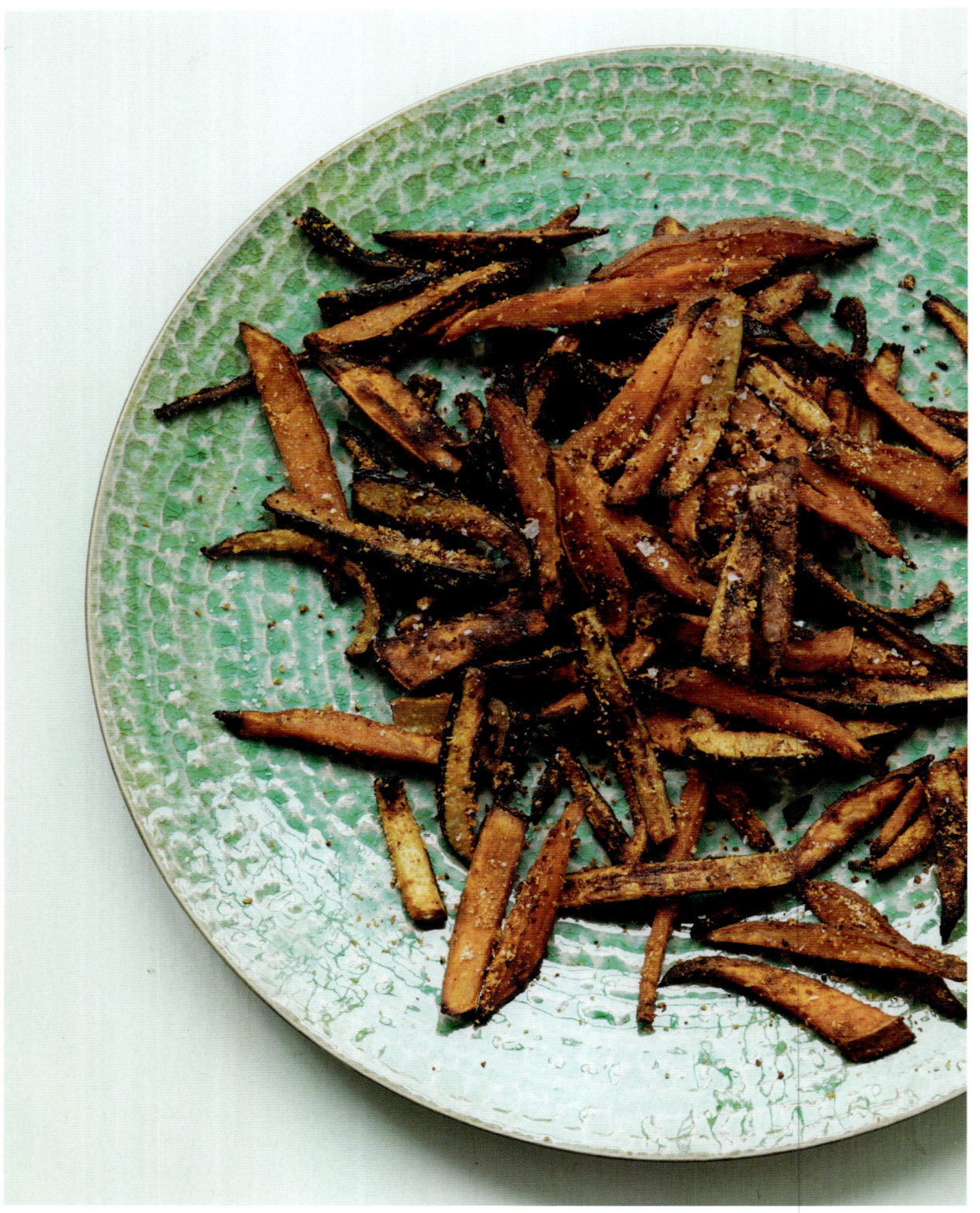

Beilagen & Snacks

Gebackene Süßkartoffel- und Zucchini-Sticks

Diese leckere Beilage ist wesentlich gesünder als Pommes frites. Süßkartoffeln haben viele Vitamine und Mineralstoffe sowie Ballaststoffe, die gut für den Körper sind. Darum gehören sie zu den gesunden Kohlenhydraten, die ich favorisiere.

<u>2 Portionen</u>

1 mittelgroße Süßkartoffel
1 große Zucchini
2 EL natives Olivenöl extra
2 TL Paprikapulver
1 TL Knoblauchgranulat oder zerdrückter Knoblauch
1 TL grobes Salz
zerstoßener schwarzer Pfeffer
etwas gemahlene Mandeln

Den Backofen auf 220 °C vorheizen. Ein Backblech mit Backpapier auslegen.

Die Süßkartoffel und die Zucchini ganz nach persönlicher Vorliebe in Stifte schneiden (ich schneide sie immer 5 mm dick).

Öl, Paprikapulver, Knoblauch, Salz und Pfeffer in einer großen Schüssel vermengen. Die Süßkartoffel- und Zucchini-Stifte in die Schüssel geben und umrühren, sodass sie gleichmäßig von der Gewürzmischung überzogen sind.

Ein wenig Öl auf das vorbereitete Blech träufeln und die Gemüse-Stifte in einer Lage auf dem Blech ausbreiten.

Die Sticks 25–30 Minuten backen. Währenddessen das Gemüse zweimal wenden, damit es von allen Seiten gleichmäßig gart.

Die Sticks etwa 5 Minuten vor Ende der Garzeit mit den gemahlenen Mandeln bestreuen. Wenn sie knusprig werden, das Blech aus dem Ofen nehmen.

Das Gemüse vor dem Servieren mit etwas grobem Salz bestreuen.

Geröstete Kichererbsen

Geröstete Kichererbsen sind reich an Phytonährstoffen und eine gesunde Alternative für den nachmittäglichen Snack. Probieren Sie verschiedene Kräuter und Gewürze aus, um sie ganz nach Ihrem Geschmack zuzubereiten.

4–6 Portionen

- 1 Glas Bio-Kichererbsen (400 g), abgetropft und abgespült
- 1 EL natives Olivenöl extra oder geschmolzenes Kokosöl
- ½ TL Meersalz
- ½ EL Paprikapulver
- ½ EL gemahlener Kreuzkümmel

Den Backofen auf 200 °C vorheizen. Ein großes Backblech mit Backpapier auslegen.

Die Kichererbsen vollständig trockentupfen – seien Sie geduldig und entfernen Sie wirklich alle Feuchtigkeit, da die Erbsen ansonsten nicht knusprig werden.

Die Kichererbsen in eine große Schüssel geben und mit dem Öl und dem Meersalz vermischen, sodass sie vollständig davon überzogen sind.

Die Hülsenfrüchte auf dem vorbereiteten Blech verteilen und 25 Minuten backen, bis sie goldbraun und knusprig sind. Alle 5 Minuten wenden.

Die Kichererbsen aus dem Ofen nehmen und mit den Gewürzen vermischen. Abkühlen lassen und in einem luftdichten Behälter aufbewahren. So halten sie sich etwa 1 Woche.

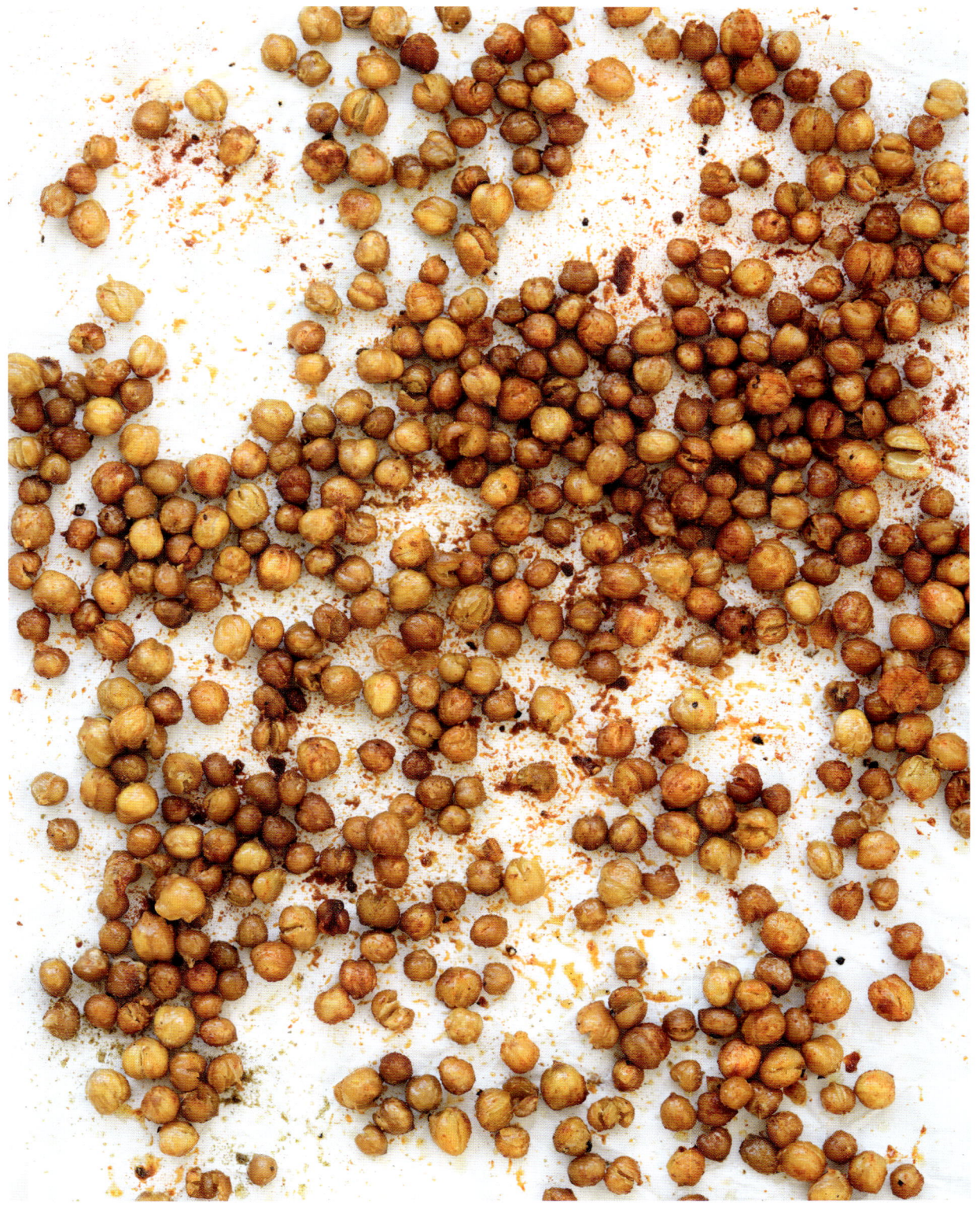

Hummus

Wenn Ihnen die Ideen für einen gesunden Snack am Nachmittag ausgehen, probieren Sie dieses leckere klassische Hummus aus und servieren Sie es mit Ihrem Lieblingsgemüse.

<u>4 Portionen</u>

1 Glas Bio-Kichererbsen (400 g), abgetropft und abgespült
2 EL natives Olivenöl extra, plus etwas zum Garnieren
5–6 EL rohes Tahin
1 Knoblauchzehe
1 TL gemahlener Kreuzkümmel
Saft von 1 Zitrone
Meersalz

Alle Zutaten im Mixer oder in der Küchenmaschine zu einer Paste verarbeiten.

Bei der Verwendung eines Mixers muss vielleicht etwas Wasser hinzugegeben werden. Beginnen Sie mit 100 ml kaltem Wasser und fügen Sie das Wasser dann nach und nach teelöffelweise hinzu, bis die Masse die richtige Konsistenz hat. Wird zu viel Flüssigkeit hinzugegeben, kann das Hummus wässrig werden.

Das Hummus in eine kleine Schüssel geben und mit einigen Tropfen Olivenöl garnieren.

Gekühlt servieren und frisch geschnittene Gemüse-Sticks Ihrer Wahl dazu reichen.

Rotes Paprika-Hummus (im Bild)

Diese Variante könnte Ihr Lieblingssnack werden. Der rote Paprika bringt Antioxidantien und Vitamin C in das Gericht.

<u>4 Portionen</u>

1 rote Paprikaschote, halbiert, von den Samen befreit
1 Glas Bio-Kichererbsen (400 g), abgetropft und abgespült
3–4 EL natives Olivenöl extra, plus etwas zum Garnieren
5–6 EL rohes Tahin
1 Knoblauchzehe
Saft von ½ Zitrone
½ TL Paprikapulver, plus etwas zum Garnieren
Meersalz

Den Backofengrill auf mittlerer bis hoher Temperatur vorheizen.

Die Paprikahälften mit der Schnittfläche nach unten auf ein Backblech legen. Das Blech unter den Grill schieben und die Schoten etwa 15 Minuten grillen, bis die Haut schwarz geworden ist.

Die Paprika in eine Glasschüssel geben, abdecken und 15–20 Minuten abkühlen lassen. Der freiwerdende Dampf löst die Haut.

Wenn die Paprikaschote kalt genug sind, um sie anzufassen, die Haut abziehen. Es können ruhig einige kleinere schwarze Stellen zurückbleiben, da dies dem Gericht zusätzlich Aroma verleiht.

Die Paprika mit den übrigen Zutaten im Mixer oder der Küchenmaschine zu einer Paste verarbeiten. Eventuell etwas Wasser hinzufügen, aber aufpassen, dass das Hummus nicht wässrig wird.

Das Hummus in eine kleine Schüssel geben und mit einigen Tropfen Olivenöl und ein wenig Paprikapulver garnieren.

Gekühlt servieren und frisch geschnittene Gemüse-Sticks Ihrer Wahl dazu reichen.

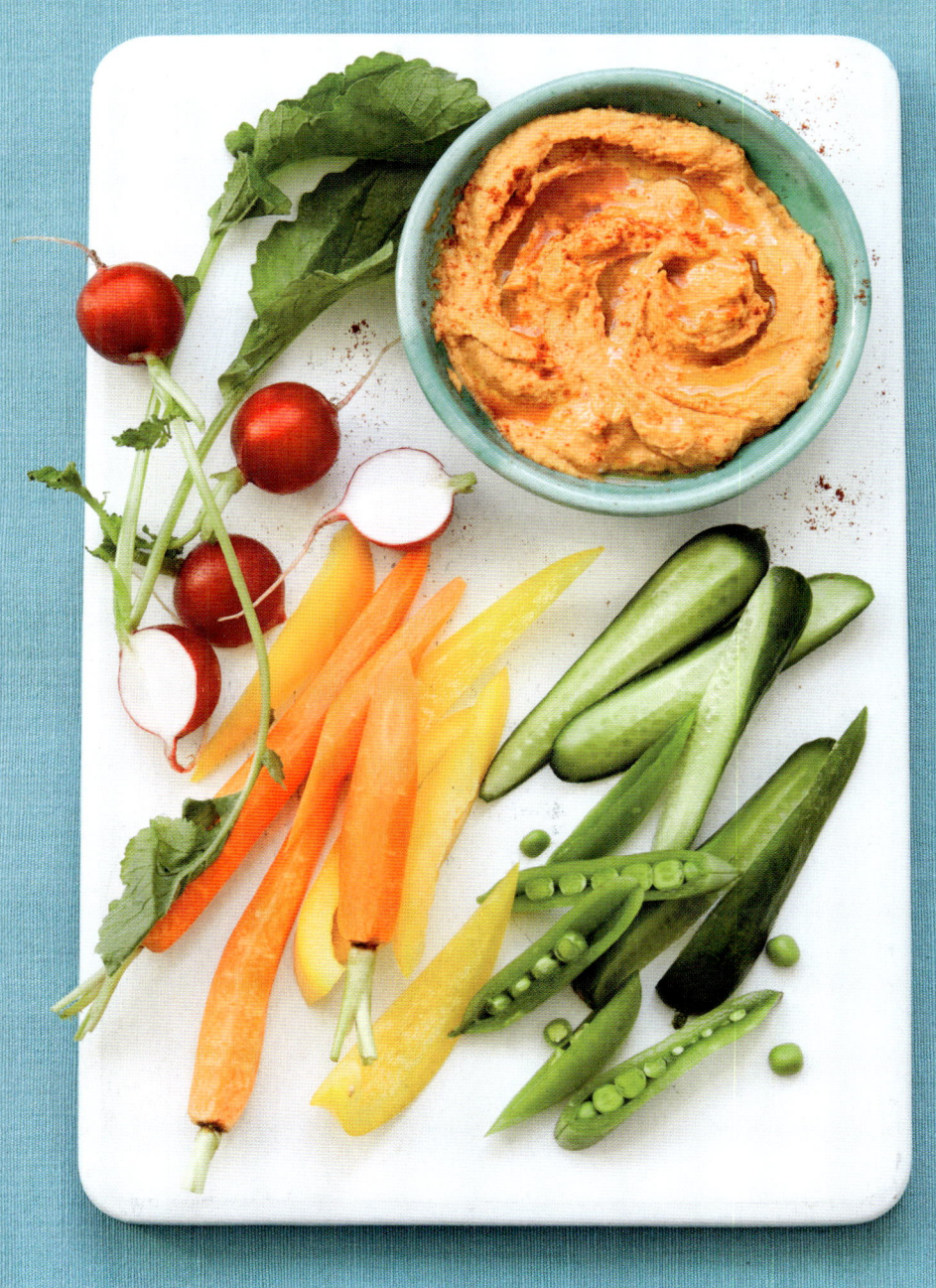

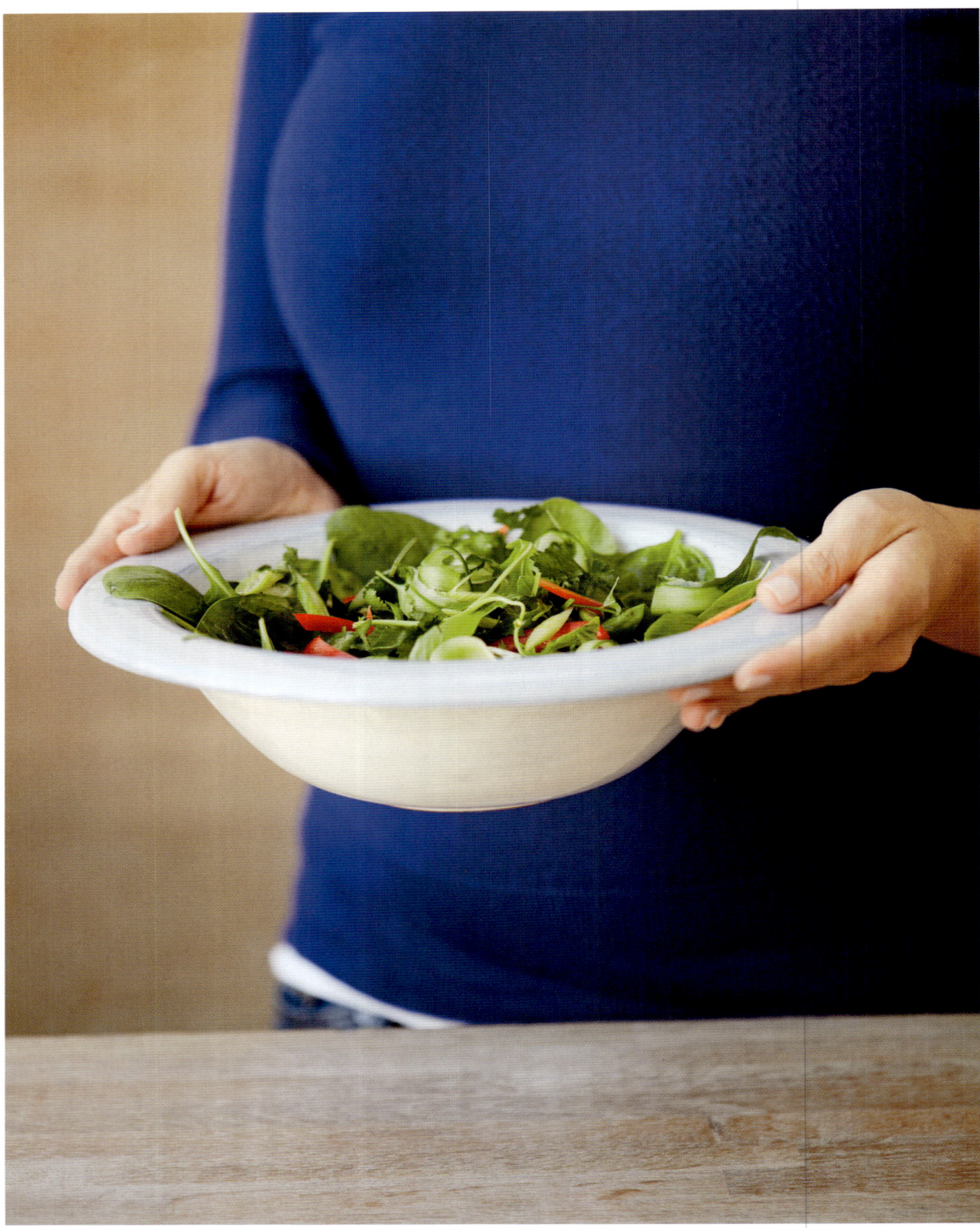

Gemischter Kräutersalat

Diesen Kräutersalat voller Geschmack, Ballaststoffe und Antioxidantien können Sie als Beilage zu gegrilltem Fleisch servieren, aber er ist auch pur ein Genuss.

<u>2 Portionen</u>

Für den Salat
1 Handvoll Babyspinat
1 Handvoll Rucola
1 kleine Handvoll Basilikum
1 kleine Handvoll Koriandergrün
1 kleine Handvoll glatte Petersilie
1 kleines Bund Frühlingszwiebeln, gehackt
1 rote Paprikaschote, von den Samen befreit und in dünne Scheiben geschnitten
½ kleine Gurke, in dünne Streifen geschnitten oder gehackt

Für das Dressing
3 ½ EL natives Olivenöl extra
2 EL Rotweinessig
1 EL Dijonsenf
1 EL Zitronensaft
1 Knoblauchzehe, gehackt
½ TL getrockneter Oregano
Salz und Pfeffer aus der Mühle

Alle Zutaten für den Salat in eine große Salatschüssel geben.

Die Zutaten für das Dressing in eine Glasschüssel oder ein Glas geben und gut verrühren. Ich gebe sie am liebsten in ein Glas mit Deckel, das ich dann schüttele, um alles gut zu vermischen.

Das Dressing über den Salat gießen, unterheben und den leckeren Salat genießen. Reste des Dressings können in einem Glas im Kühlschrank aufbewahrt werden.

Chop Chop-Salat (im Bild)

Wenn Sie es eilig haben, nehmen Sie schnell je eine Handvoll dieser fantastischen Zutaten, vermischen Sie sie und servieren Sie diesen schnellen, köstlichen Salat, der alle Erwartungen erfüllt.

<u>1 Portion</u>

2 Handvoll gemischte Salatblätter, gehackt
¼ Gurke, gehackt
1 rote Paprikaschote, von den Samen befreit und gehackt
1 große Strauchtomate, gehackt
½ mittelgroße reife Avocado, geschält und gehackt
1 kleine Handvoll Koriandergrün, gehackt
1 kleine Handvoll glatte Petersilie, gehackt
½ Glas Bio-Kichererbsen (200 g), abgetropft und abgespült
1 TL natives Olivenöl extra
frisch gepresster Zitronensaft, nach Geschmack
je 1 Prise Meersalz und zerstoßener schwarzer Pfeffer

Alle Zutaten in eine große Salatschüssel geben und gut vermengen.

Den Salat pur servieren oder als Beilage zu Ihrem Lieblingsgericht.

Regenbogensalat

Dieser Salat macht es Ihnen leicht, die Farben des Regenbogens in Ihre Ernährung zu integrieren. Essen Sie ihn solo oder als Beilage zu Ihrem Lieblingsgericht.

<u>2 Portionen</u>

1 Kopf Romanasalat, gehackt
½ Gurke, in Scheiben geschnitten
10 Kirschtomaten, halbiert
½ rote Zwiebel, in dünne Scheiben geschnitten
1 grüne Paprikaschote, in dünne Scheiben geschnitten
Saft von 1 Zitrone
1 EL natives Olivenöl extra
je 1 Prise Salz und zerstoßener schwarzer Pfeffer

Alle Zutaten in eine große Salatschüssel geben, vermischen und servieren. Einfacher geht es nicht!

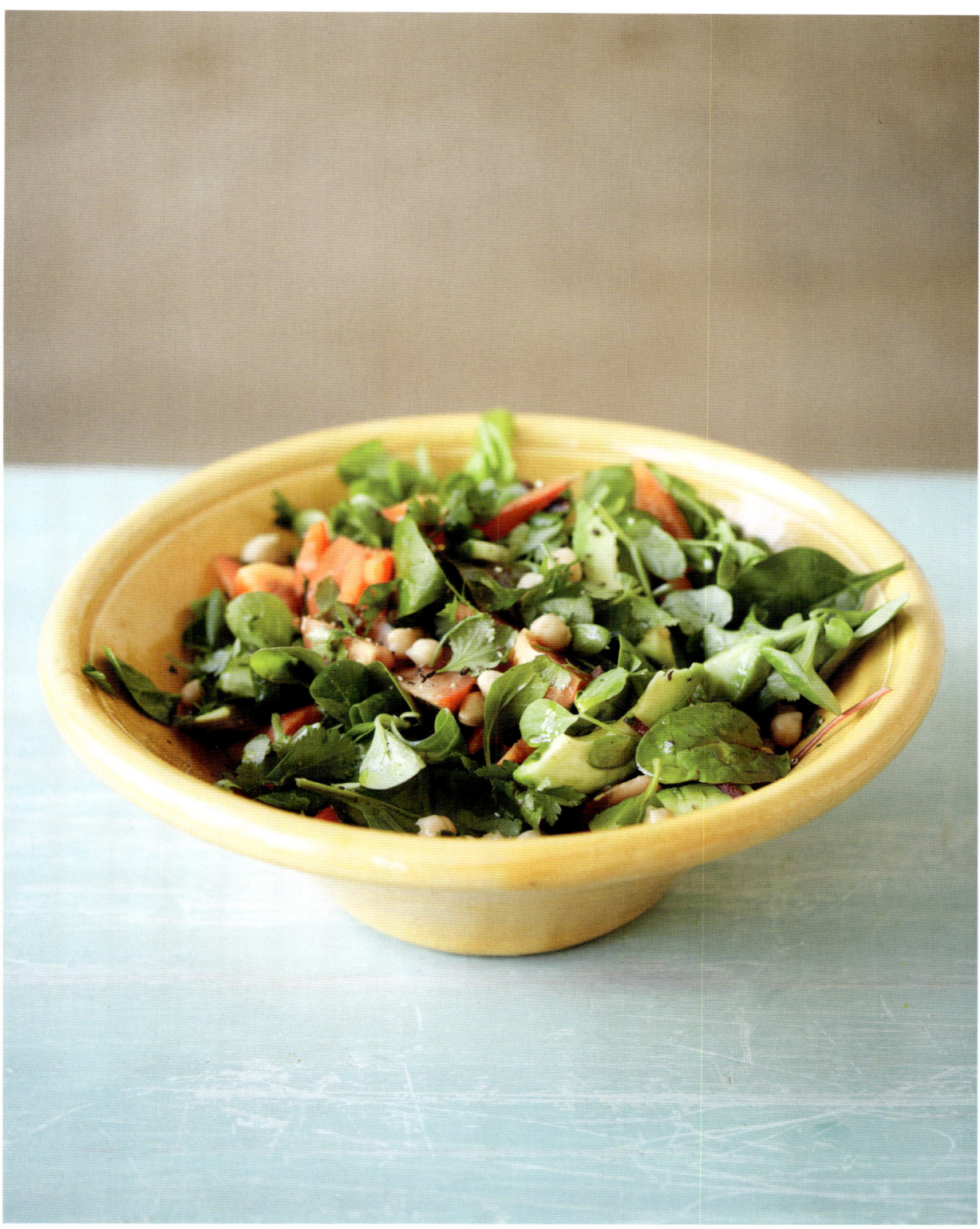

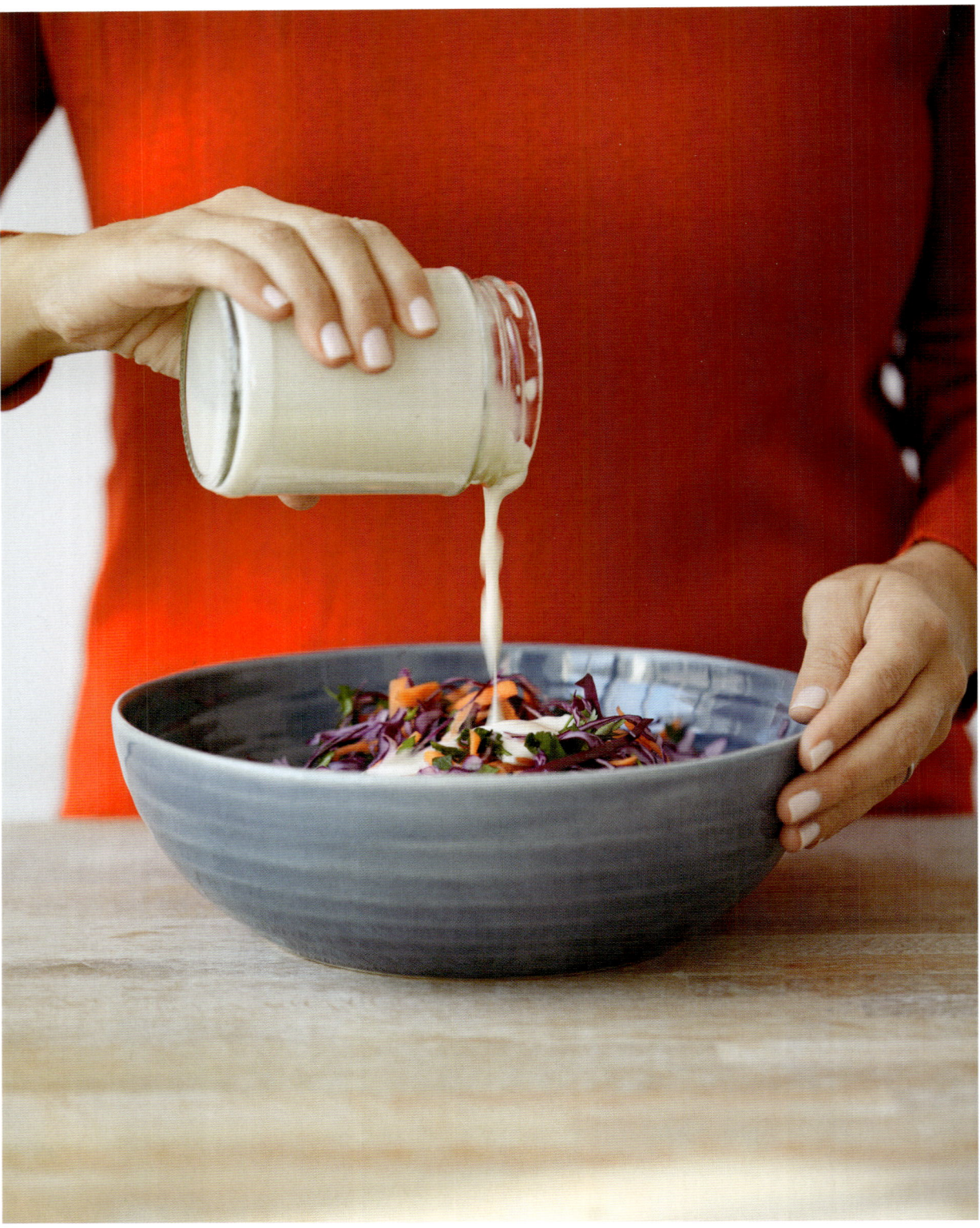

Lila Kohlsalat

Seit jeher liebe ich Kohlsalat. Meine Version enthält frische Limette und Kräuter, um kraftvolle Phytonährstoffe hinzuzufügen. Zudem bringt die herrliche Farbe jede Lunchbox und jeden Salat zum Leuchten.

<u>4–6 Portionen</u>

1 Kopf Rotkohl, gehobelt
2 große Karotten, geraspelt
½ Bund Koriandergrün, gehackt
¼ Bund glatte Petersilie, gehackt
200 g vegane Mayonnaise
7 EL Limettensaft
1 ½ EL Bio-Rohhonig (optional)
Meersalz und schwarzer Pfeffer aus der Mühle

Das Gemüse und die Kräuter in eine große Salatschüssel geben und vermischen.

Die Mayonnaise, den Limettensaft und den Honig (falls verwendet) in einer kleinen Schüssel verrühren. Mit Salz und Pfeffer abschmecken, über das Gemüse geben und gut unterrühren.

Das Dressing kann auch im Voraus zubereitet, in einem Glas aufbewahrt und bei Bedarf verwendet werden.

Den Kohlsalat in einem luftdichten Behälter im Kühlschrank aufbewahren. So hält er sich bis zu 5 Tage.

Sesam-Chili-Brokkoli (im Bild)

Brokkoli ist einer der stärksten Detox-Krieger für das hormonelle Gleichgewicht. Dieses Gericht enthält nicht nur exotische Aromen, sondern hilft auch Ihrem Körper bei der Regulierung des Östrogenspiegels und hält alles im Gleichgewicht.

<u>2 Portionen</u>

250 g Spargelbrokkoli
1 EL Sesam
1 frische rote Chilischote, fein gehackt
1 EL Sesamöl
Meersalz und zerstoßener schwarzer Pfeffer

Den Brokkoli etwa 15 Minuten dämpfen. Diese Zeit kann auch verkürzt oder verlängert werden, je nachdem wie bissfest der Brokkoli sein soll. Wenn nötig, vorhandenes Wasser abgießen, dann den Brokkoli in einem Durchschlag 2–3 Minuten ausdampfen lassen.

Das Gemüse in eine Schüssel geben und mit Sesam, Chili und Sesamöl vermischen. Mit Salz und Pfeffer würzen.

Gedämpfter Spitzkohl

Mit Spitzkohl integrieren Sie auf leckere und leichte Art und Weise nährstoff- und ballaststoffreiches Gemüse in Ihre Ernährung. Darüber gestreute Kerne machen das Gericht knusprig und fügen gesunde Fette hinzu.

<u>2 Portionen</u>

400 g Spitzkohl
1 EL Sesam
1 EL Sonnenblumenkerne
1 EL Kürbiskerne
2 EL natives Olivenöl extra
Saft von 1 Zitrone
Meersalz und zerstoßener schwarzer Pfeffer

Den Kohl in 5 cm breite Streifen schneiden, die harten Stiele entfernen.

Das Gemüse etwa 5 Minuten dämpfen. Dann in einem Durchschlag abtropfen lassen und beiseitestellen, sodass es ausdampfen kann, bevor es in die Servierschale gelegt wird.

Den Kohl in eine Schüssel füllen und die Kerne darüber streuen. Man kann sie roh verwenden oder zunächst einige Minuten in der Pfanne ohne Fett rösten. Beim Rösten regelmäßig umrühren, damit sie nicht anbrennen.

Öl, Zitronensaft, Salz und schwarzen Pfeffer in ein Glas geben, dieses verschließen und schütteln, bis sich alles gut verbunden hat.

Das Dressing über das Gemüse geben und unterheben.

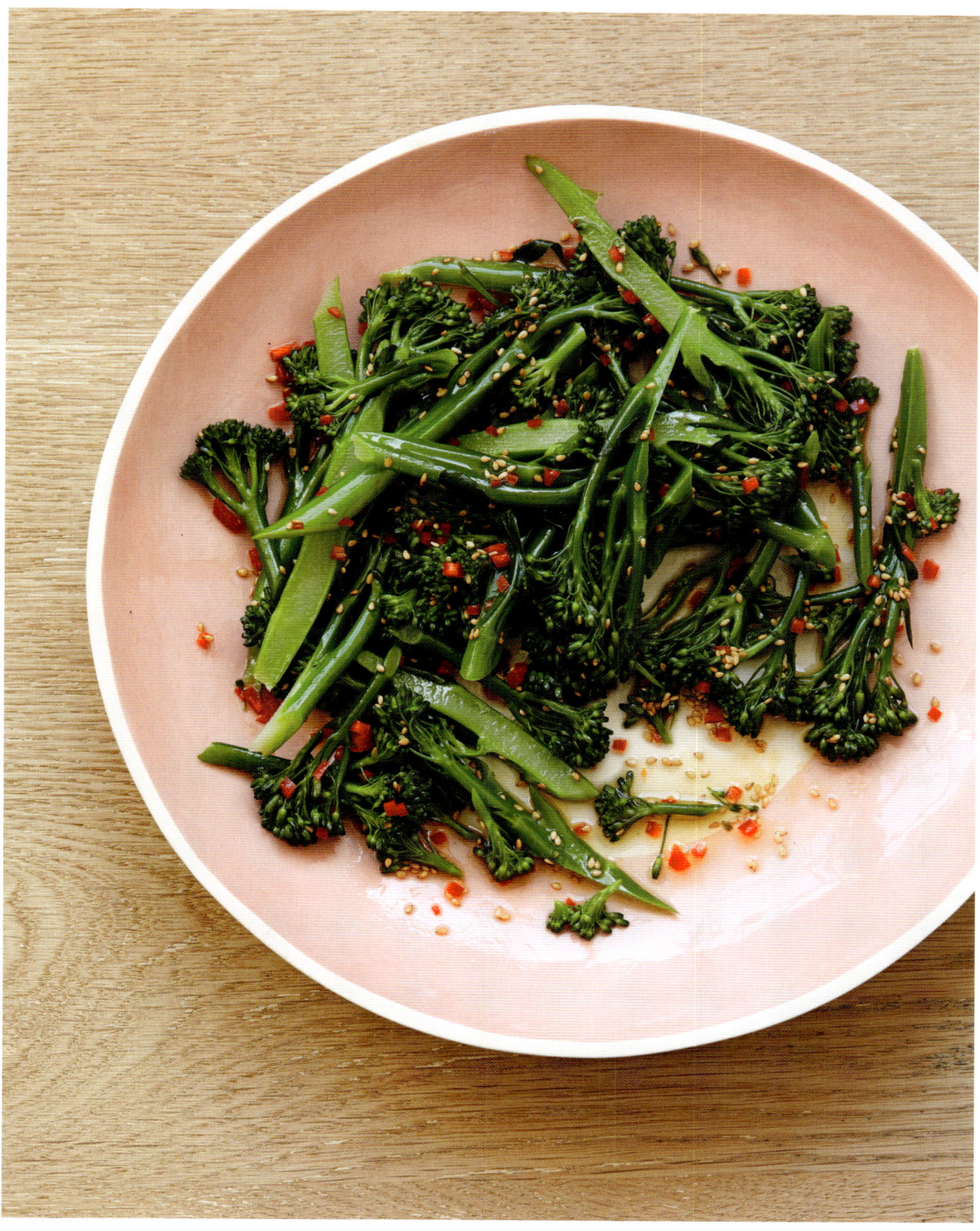

Gedämpftes grünes Gemüse

Brokkoli strotzt vor Ballaststoffen, Vitaminen, Kalzium und Eisen und wird von Ihrem Körper geliebt. Er ist reich an Glucosinolaten und unterstützt die Entgiftung der Leber, die wiederum die Hormone ins Gleichgewicht bringt und bei der Ausleitung von Giftstoffen hilft.

2 Portionen

200 g Spargelbrokkoli
200 g grüne Bohnen, geputzt
1 EL natives Olivenöl extra
2 Knoblauchzehen, zerdrückt
2 EL Tamari
1 EL Sesam

Das Gemüse etwa 5 Minuten dämpfen, bis es weich ist.

In der Zwischenzeit das Öl in einer Pfanne erhitzen, dann den Knoblauch hinzufügen und goldgelb anbraten.

Das gekochte Gemüse auf den Knoblauch geben, Tamari darüberträufeln und alles einige weitere Minuten braten.

Den Sesam über das Gemüse streuen und dieses sofort servieren.

Gedämpftes Chili-Gemüse

Um ein Gleichgewicht im Körper herzustellen, empfehle ich, viel Blattgemüse zu essen. Grünkohl ist ein echtes Superfood und unterstützt unseren Körper bei der Ausleitung aller potenziellen Giftstoffe und verbrauchten Hormone.

2 Portionen

200 g Spargelbrokkoli
200 g grüne Bohnen, geputzt
150 g Grünkohl
1 EL natives Olivenöl extra
2 Knoblauchzehen, zerdrückt
1 frische rote Chilischote, fein gehackt
2 EL Tamari
1 Prise Chiliflocken
1 EL Sesam

Das Gemüse 5–8 Minuten dämpfen, bis es weich ist.

In der Zwischenzeit das Öl in einer Pfanne erhitzen, den Knoblauch und den frischen Chili hinzufügen und goldgelb anbraten.

Das gekochte Gemüse dazugeben, Tamari darüberträufeln und alles einige weitere Minuten braten.

Das Gemüse mit den Chiliflocken und dem Sesam bestreuen. Sofort servieren.

Pistazien-Pesto

Eines meiner Lieblingskräuter ist Basilikum, das reich an Antioxidantien ist. Wahrscheinlich liebe ich deshalb Pesto. Dieses Pistazien-Pesto ist reich an Kalium und Vitamin K.

<u>4–6 Portionen</u>

100 g Pistazienkerne
3 große Handvoll Basilikum
1 Handvoll Spinat
2 Knoblauchzehen, fein gehackt
Saft von ½ Zitrone
100 ml natives Olivenöl extra
2 EL Hefeflocken (Nährhefe; optional)
Meersalz und zerstoßener schwarzer Pfeffer

Die Pistazien in einem Mixer zerkleinern, bis sie fast die Konsistenz von Mehl haben (oder lassen Sie sie etwas gröber, wenn Sie möchten).

Die restlichen Zutaten hinzufügen und mixen, bis eine weiche Masse entsteht; zwischendurch das Pesto von den Rändern des Mixbechers abschaben. Bei Bedarf etwas zusätzliches Öl hinzufügen, bis die gewünschte Konsistenz erreicht ist. Nach Geschmack würzen.

Das Pesto hält sich in einem fest verschlossenen Glas im Kühlschrank bis zu 1 Woche. Es lässt sich auch einfrieren und kann dann bis zu 2 Monate verwendet werden.

Spinat-Cashew-Pesto

Durch den Spinat enthält dieses Pesto eine große Dosis Phytonährstoffe und Ballaststoffe. Zudem schmeckt es wesentlich besser als gekaufte Sorten.

<u>4–6 Portionen</u>

1 Bund Basilikum
abgeriebene Schale und Saft von 1 unbehandelten Zitrone
120 ml natives Olivenöl extra
1 Knoblauchzehe, zerdrückt
120 g eingeweichte Cashewkerne, abgegossen und trockengetupft
150 g Babyspinat, gewaschen und grob gehackt
Meersalz und schwarzer Pfeffer aus der Mühle

Alle Zutaten im Mixer zerkleinern, bis ein stückiges Püree entstanden ist. Das Pesto nach Geschmack salzen und pfeffern.

Das Pesto ist in einem verschlossenen Glas im Kühlschrank bis zu 1 Woche haltbar. Es kann auch portionsweise auf mehrere Gefrierbeutel verteilt und tiefgekühlt werden. So hält es sich bis zu 2 Monate.

Einfaches Sauerkraut

Sauerkraut ist fermentierter Kohl und gilt als eines der gesündesten probiotischen Nahrungsmittel der Welt. Dieses wunderbare Lebensmittel ist reich an Vitamin C und K, Kalzium und Kalium und unterstützt die Darmheilung.

Ergibt ein 1-Liter-Glas

1 Weißkohl, in dünne Streifen geschnitten
1 ½ EL Salz

Den Kohl in eine große Schüssel geben und das Salz darüberstreuen. Das Salz 5–10 Minuten mit den Händen in den Kohl einmassieren, bis dieser etwas schlaff und weicher wird.

Jeweils eine Handvoll von dem Kohl fest in ein sterilisiertes 1-Liter-Schraubglas pressen. Wenn sich sämtlicher Kohl in dem Glas befindet, die beim Einmassieren des Salzes in den Kohl entstandene Flüssigkeit ebenfalls in das Glas geben und den Deckel zuschrauben.

Während des kommenden Tages das Glas mindestens viermal aufschrauben und den Kohl zusammendrücken. Er sollte stets weicher werden, und nach einer gewissen Zeit sollte er von der Flüssigkeit bedeckt sein. Wenn nach 24 Stunden immer noch nicht genügend Flüssigkeit im Glas ist, sodass sie über dem Kohl steht, 1 EL Salz in 200 ml Wasser auflösen und so viel davon in das Glas gießen, dass der Kohl bedeckt ist.

Den Kohl mindestens 3 Tage an einem kühlen, dunklen Ort fermentieren lassen. Das Sauerkraut probieren, und wenn es Ihnen schmeckt, das Glas in den Kühlschrank stellen und das Kraut als Beilage zu den Mahlzeiten essen. Wenn der Kohl länger fermentieren soll, stellt man ihn wieder an einen dunklen, kühlen Ort.

Das Sauerkraut hält sich mehrere Monate lang im Kühlschrank.

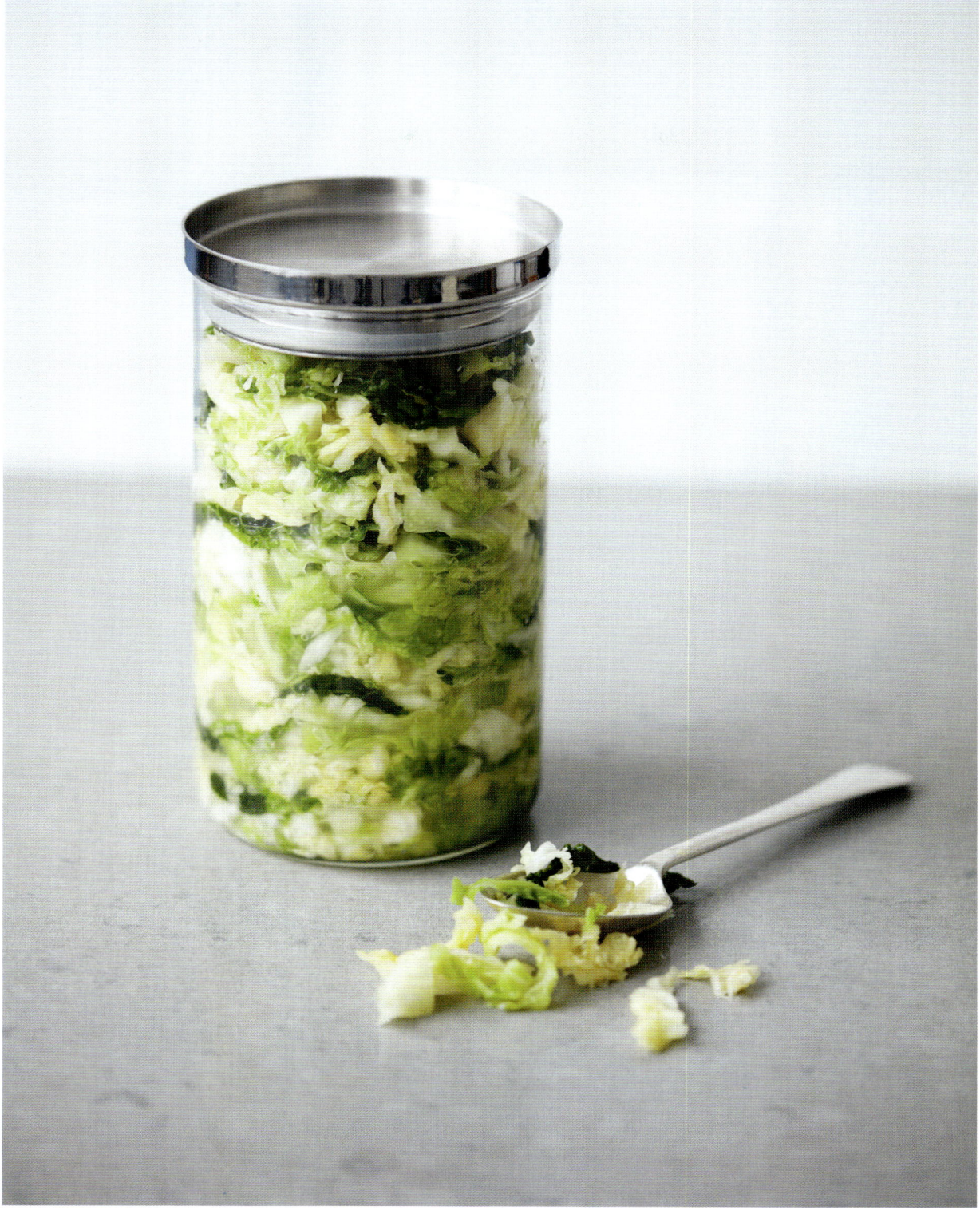

Süßes

Mandel-Cashew-Proteinkugeln

Diese leckeren Proteinkugeln sind voller Ballaststoffe und gesunder Fette und halten lange satt. Sie sind der ideale, gesunde Snack zum Mitnehmen.

12–15 Stück

50 g rohe Mandelkerne
100 g rohe Cashewkerne
3 EL Kokosöl, geschmolzen
30 g gemahlene Mandeln
30 g ungesüßte Kokosraspel, plus etwas zum Wälzen (optional)
¾ TL gemahlener Zimt
1 TL reiner Vanilleextrakt oder Vanillepulver
90 g getrocknete, ungesüßte Aprikosen, gehackt

Mandel- und Cashewkerne in eine große Schüssel geben. Mit heißem Wasser übergießen und darin 30 Minuten einweichen, dann abgießen und trockentupfen.

Die eingeweichten Kerne in den Mixer oder die Küchenmaschine geben und zu einer dicken Paste zerkleinern. Zwischendurch die Paste von den Seiten des Mixers herunterschaben.

Das geschmolzene Kokosöl in den Mixer geben und die Mischung weiter zerkleinern, bis die Konsistenz an Nussmus erinnert.

Die restlichen Zutaten, außer den Aprikosen, hinzufügen und alles zusammen weiter mixen. Dann die Aprikosen hinzufügen und nur noch so lange mixen, bis sie in die Masse eingearbeitet sind. Für jede Kugel 1 EL der Mischung in die Hand nehmen und rollen. Insgesamt 12–15 Kugeln herstellen. Die Kugeln lassen sich leichter rollen, wenn die Hände angefeuchtet sind.

Wer mag, kann die Kugeln abschließend in Kokosraspeln wälzen.

Die Proteinkugeln halten in einem luftdicht verschlossenen Behälter im Kühlschrank bis zu 1 Woche, im Tiefkühlschrank bis zu 3 Monate.

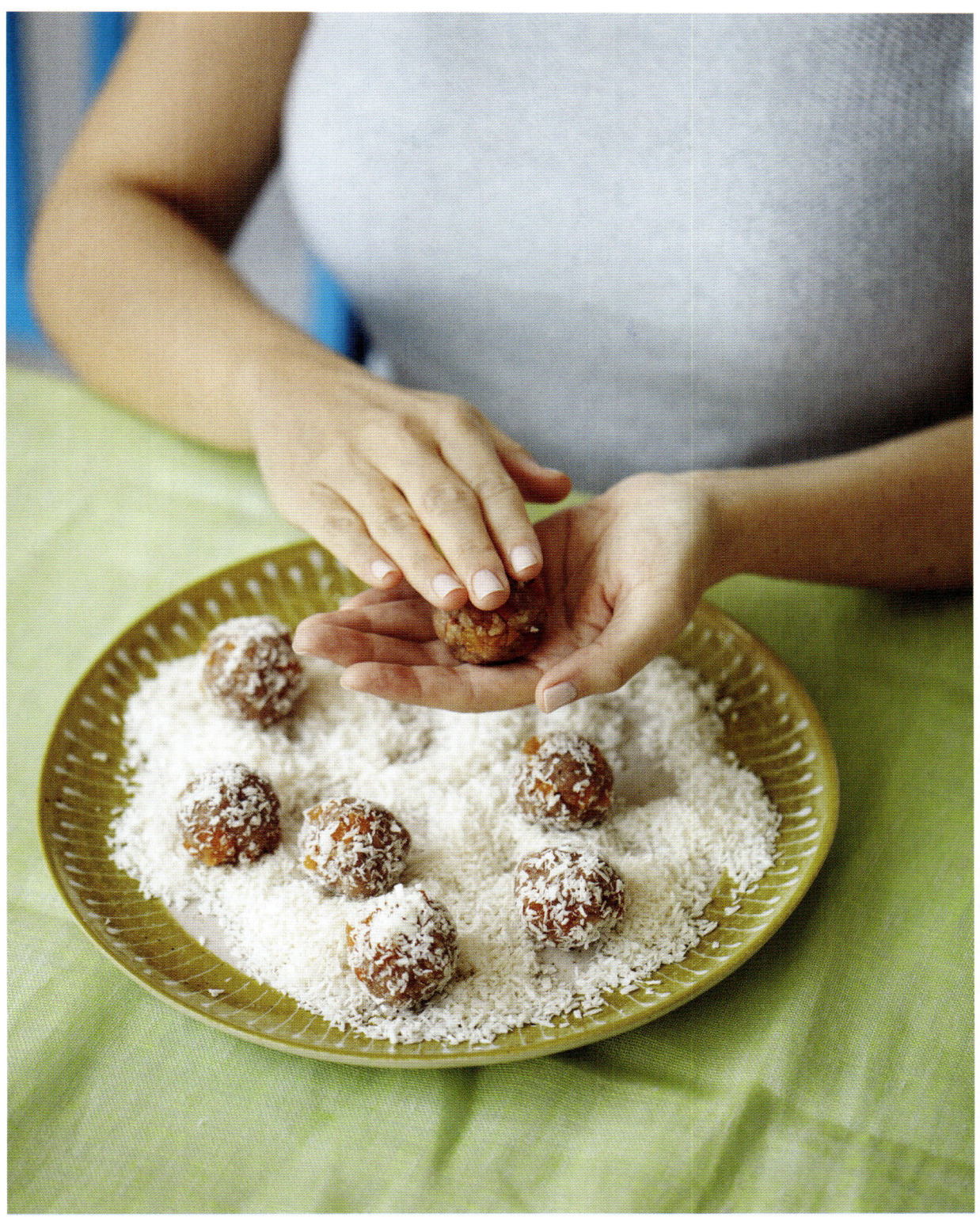

Bratäpfel mit Cashew-Vanillecreme

Ein süßer Bratapfel hat etwas so Tröstliches. Besonders gut schmeckt er mit einigen Löffeln meiner Cashew-Vanillecreme. Dieses Gericht steckt voller Vitamine, Mineralstoffe und gesunder Fette und ist eine hervorragende Möglichkeit, ältere Äpfel zu verbrauchen.

<u>2 Portionen</u>

2 große Äpfel nach Wahl
1 ½ TL Rohhonig
1 Spritzer Zitronensaft
½ TL Kokosöl, geschmolzen
¼ TL gemahlener Zimt
4 EL gehackte Walnusskerne zum Garnieren

Für die Cashew-Vanillecreme
140 g Cashewkerne, 3–4 Stunden in Wasser eingeweicht und abgegossen
1 Dattel (optional)
3 ½ EL Kokosmilch (oder Wasser)
Saft von ¼ Zitrone
Mark von 1 Vanilleschote oder 1 EL zuckerfreier Vanilleextrakt
1 Prise Meersalz

Den Backofen auf 180 °C vorheizen. Ein Backblech mit Backpapier auslegen.

Mit einem scharfen Messer vorsichtig einen Deckel von jedem Apfel abschneiden. Die Äpfel auf das vorbereitete Backblech stellen, Honig, Zitronensaft und Kokosöl darüber träufeln und mit Zimt bestreuen. Die Äpfel 20–30 Minuten backen, bis sie weich sind und Saft austritt.

In der Zwischenzeit die Cashew-Vanillecreme herstellen. Dazu alle Zutaten in einen Mixer geben und zu einer weichen Masse verarbeiten, von Zeit zu Zeit die Masse von den Seiten des Mixers herunterschaben. Bei Bedarf etwas mehr Wasser oder Kokosmilch hinzufügen, bis die gewünschte Konsistenz erreicht ist.

Vor dem Servieren einige Löffel Cashew-Vanillecreme über die Äpfel geben und mit den gehackten Walnüssen bestreuen.

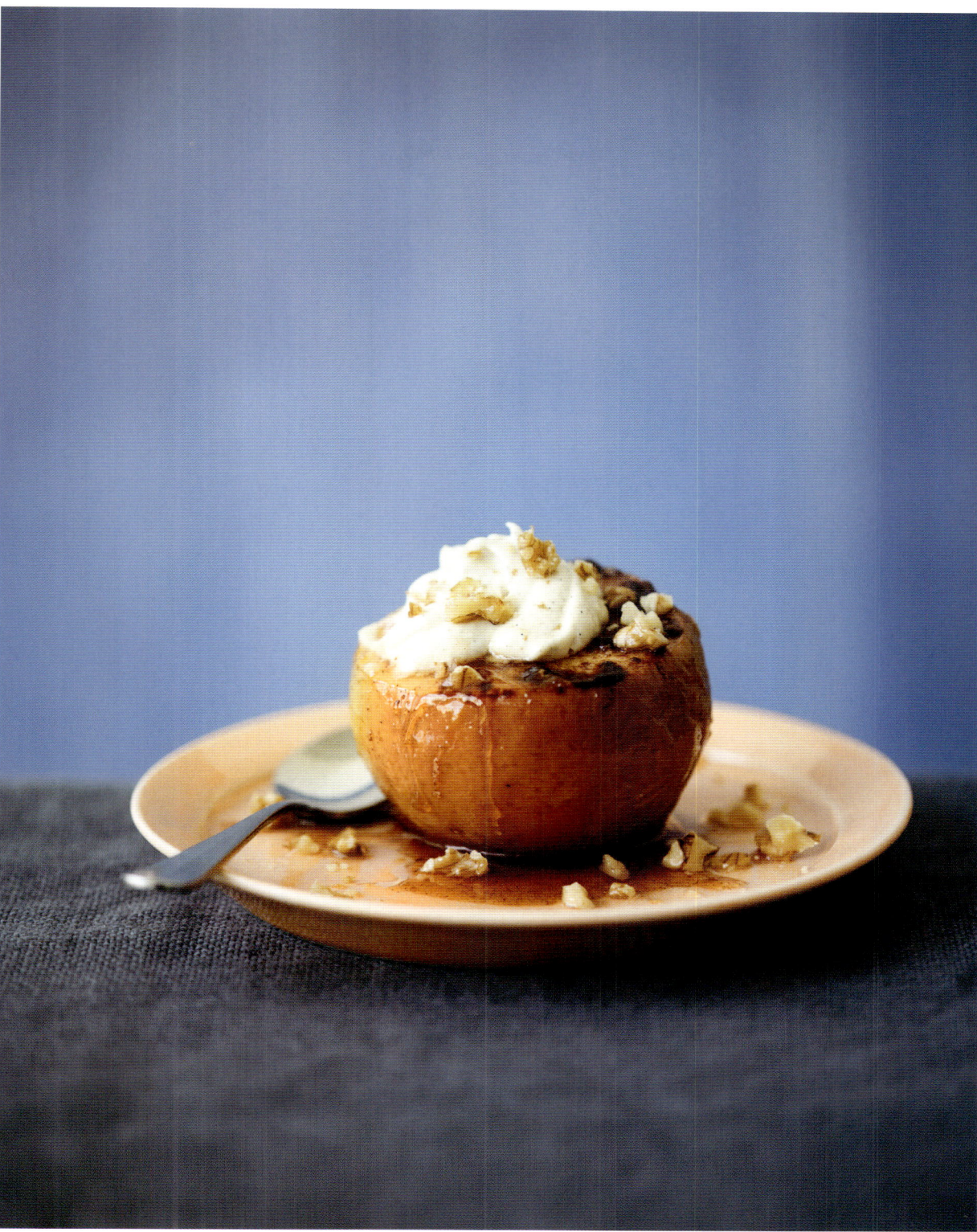

Bananen-Eiscreme

Viele meiner Klienten haben mir erzählt, dass es für sie nichts Besseres gibt als süßes Schokoladeneis. Daran habe ich gedacht, als ich diese Eiscreme entwickelt habe. Sie schmeckt hervorragend und versorgt den Körper mit gesunden Fetten für eine hormonelle Balance.

<u>6 Portionen</u>

Für die Eiscreme
1 Dose (400 ml; BPA-frei) Vollfett-Kokosmilch, über Nacht im Kühlschrank gelagert
3 Bananen, klein geschnitten und tiefgekühlt
1 ½ TL Vanillepaste oder zuckerfreier Vanilleextrakt

Für den Schokoladenüberzug
200 g dunkle Schokolade (mind. 75 % Kakao), fein gehackt
2 TL Kokosöl

Zunächst die Eiscreme zubereiten. Alle Zutaten in einem Mixer pürieren und in Eisformen aus Silikon füllen. Einen Eisstiel mittig in jede Form stecken und die Formen für 6 Stunden oder über Nacht in den Gefrierschrank stellen.

Wenn die Eiscreme fest geworden ist, den Schokoladenüberzug herstellen. Die dunkle Schokolade und das Kokosöl in einem Wasserbad zerlassen. Regelmäßig umrühren, bis die Masse geschmolzen ist, dann vom Herd nehmen und leicht abkühlen lassen.

Das Eis aus dem Gefrierschrank nehmen und einzeln in die geschmolzene Schokolade tauchen, sodass es ganz damit überzogen ist. Jedes Eis so lange in der Hand halten, bis der Überzug fest geworden ist (das dauert nicht sehr lange). Dann das Eis auf ein Backblech legen und das nächste überziehen. Die Eiscremes entweder sofort essen oder bis zum Verzehr im Tiefkühlschrank aufbewahren.

Schokoladen-Kokoscreme

Diese Creme macht süchtig, man könnte sie direkt aus dem Tiefkühlschrank essen. Glücklicherweise ist sie auch gesund, denn die Süße liefern ballaststoffreiche Datteln, während der Kakao Ihrem Körper Antioxidantien zukommen lässt und das Glückshormon Endorphin freisetzt.

<u>4–6 Portionen</u>

1 Dose (400 g; BPA-frei) Vollfett-Kokosmilch, über Nacht im Kühlschrank gelagert
4 ½ EL Rohkakaopulver
6 Medjool-Datteln, entkernt, oder 3 EL reiner Ahornsirup
½ TL Vanilleextrakt
1 Prise Salz
100 g Schokoladen-Tropfen (mind. 75 % Kakao) oder Kakao-Nibs

Toppings (optional)
getreidefreies Granola
frische Beeren

Eine Kastenkuchenform mit Folie auskleiden.

Alle Zutaten, außer den Kakao-Nibs, in einem Mixer zu einer weichen, cremigen Masse verarbeiten.

Die Creme abschmecken und bei Bedarf mehr Datteln oder Ahornsirup hinzufügen. Dann die Kakao-Nibs unterrühren.

Die Masse in die vorbereitete Kastenkuchenform (oder in Eiscremeformen) füllen und mit Folie bedecken. Die Form in den Gefrierschrank stellen und die Creme dort mindestens 4–6 Stunden, idealerweise über Nacht, fest werden lassen.

15 Minuten vor dem Servieren aus dem Tiefkühlschrank nehmen, dann genießen.

Obstsalat mit Kokosmilchjoghurt

Ich liebe dieses Dessert mit der natürlichen Süße der Früchte und gesundem Fett in Form von Kokosmilchjoghurt und Samen.

<u>1 Portion</u>

5 gehäufte EL Kokosmilchjoghurt
5 Himbeeren
2 Erdbeeren, in Scheiben geschnitten
5–10 Blaubeeren
½ Pflaume, in Scheiben geschnitten
½ kleiner Apfel, in Würfel geschnitten
1 TL Sonnenblumenkerne
1 EL gemahlene Leinsamen
1 TL gemahlener Zimt

Den Joghurt in eine Schüssel füllen und die Früchte daraufgeben.

Beides mit den Samen und dem Zimt bestreuen und servieren.

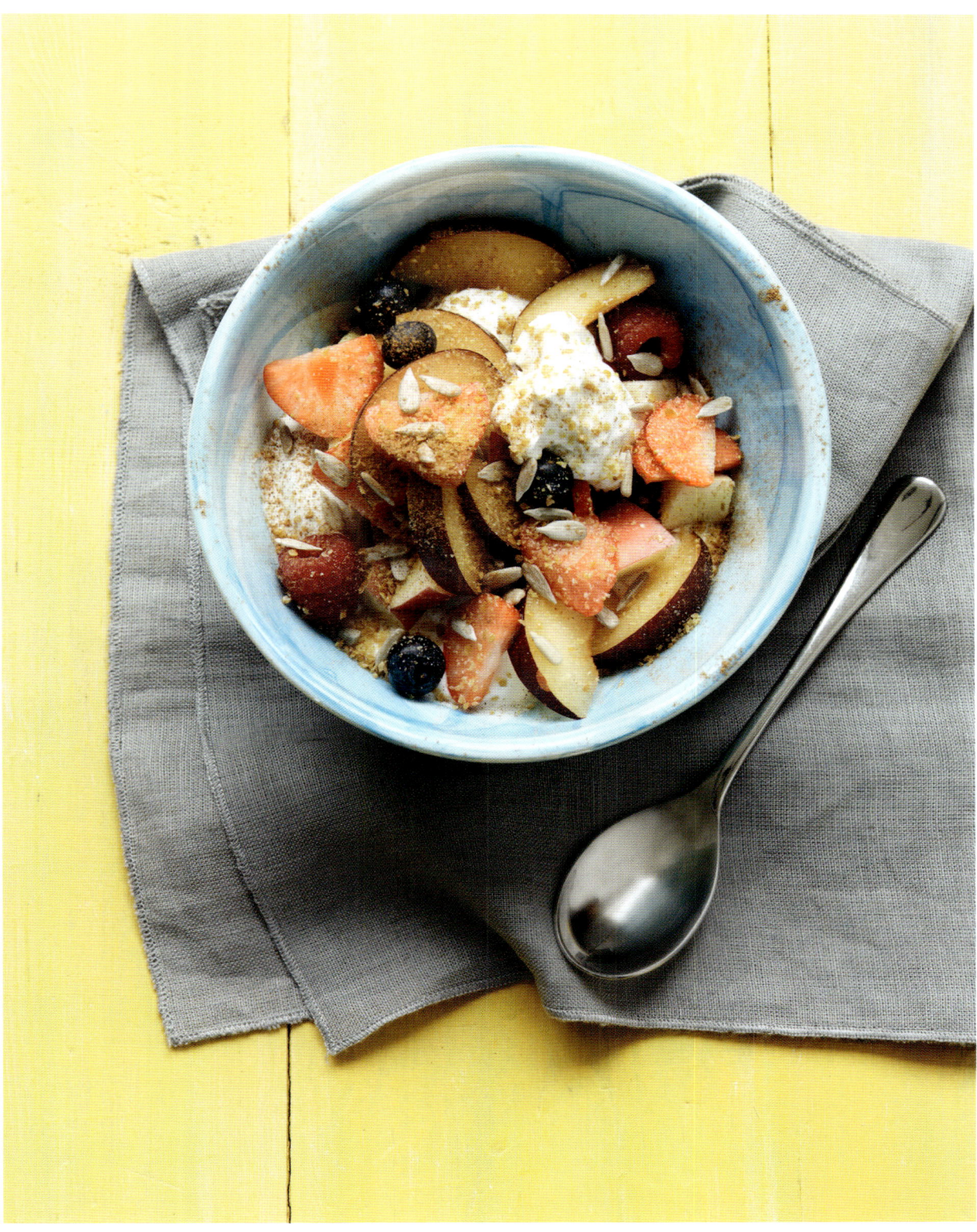

Tartes au citron

Fans des leichten, luftigen französischen Puddings werden diese im Mund zergehenden leckeren Pasteten mit der Zitronenfüllung lieben. Es könnte durchaus Liebe auf den ersten Biss werden.

<u>4 Portionen</u>

Für den Teig
280 g gemahlene Mandeln
2 EL Pfeilwurzelmehl
2 EL Kokosöl, plus etwas zum Einfetten
1 EL Ahornsirup oder Rohhonig
1 Ei
2 EL Maca-Pulver (optional)
1 Prise Salz

Für die Füllung
3 Eier
3 EL Rohhonig
6 EL Zitronensaft (oder mehr)
4 EL Kokosöl
abgeriebene Schale von 1 unbehandelten Zitrone, plus etwas zum Servieren (optional)
½ TL gemahlene Kurkuma
einige Tropfen Zitronenextrakt (optional)
2 EL Maca-Pulver (optional)
1 Prise Meersalz

Den Backofen auf 180 °C vorheizen. Vier kleine Tarteformen einfetten.

Alle Zutaten für den Teig verkneten und diesen in die Formen drücken. Die Teigböden mit einer Gabel mehrfach einstechen und dann in 8 Minuten goldgelb backen.

Alle Zutaten für die Füllung in einer Schüssel vorsichtig miteinander verrühren. Die Mischung in einen Topf geben und bei niedriger Temperatur unter ständigem Rühren 5 Minuten erwärmen, bis sie dick wird (nicht aufhören zu rühren, da sonst das Ei gerinnt).

Die Zitronencreme abschmecken und bei Bedarf mehr Zitronensaft hinzufügen. Vom Herd nehmen und falls nötig noch einmal glatt rühren.

Die Creme abkühlen lassen und dann auf die Teigböden geben. Die Tartes zum vollständigen Abkühlen in den Kühlschrank stellen oder sofort essen. Vor dem Servieren nach Belieben mit einigen Zitronenzesten bestreuen.

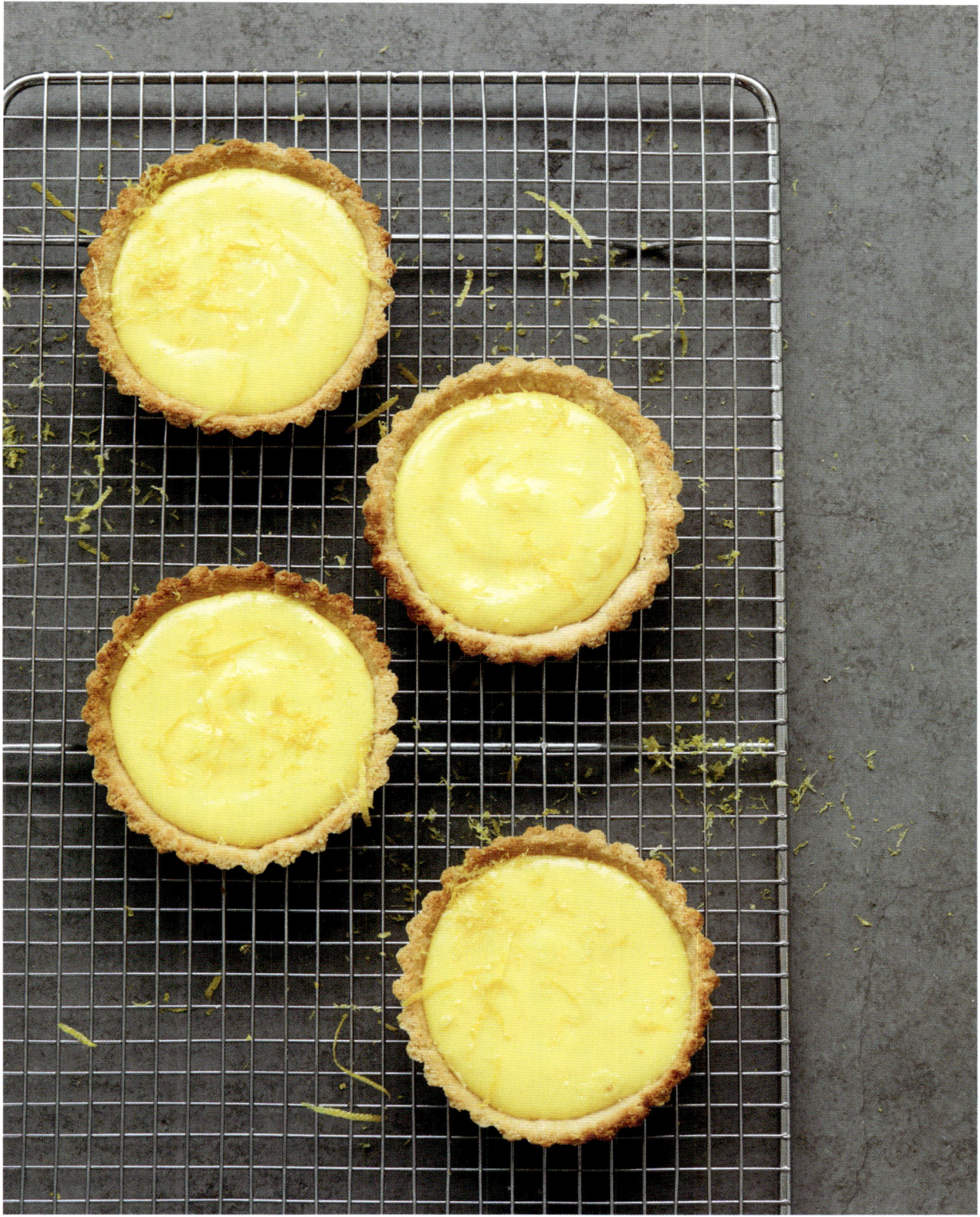

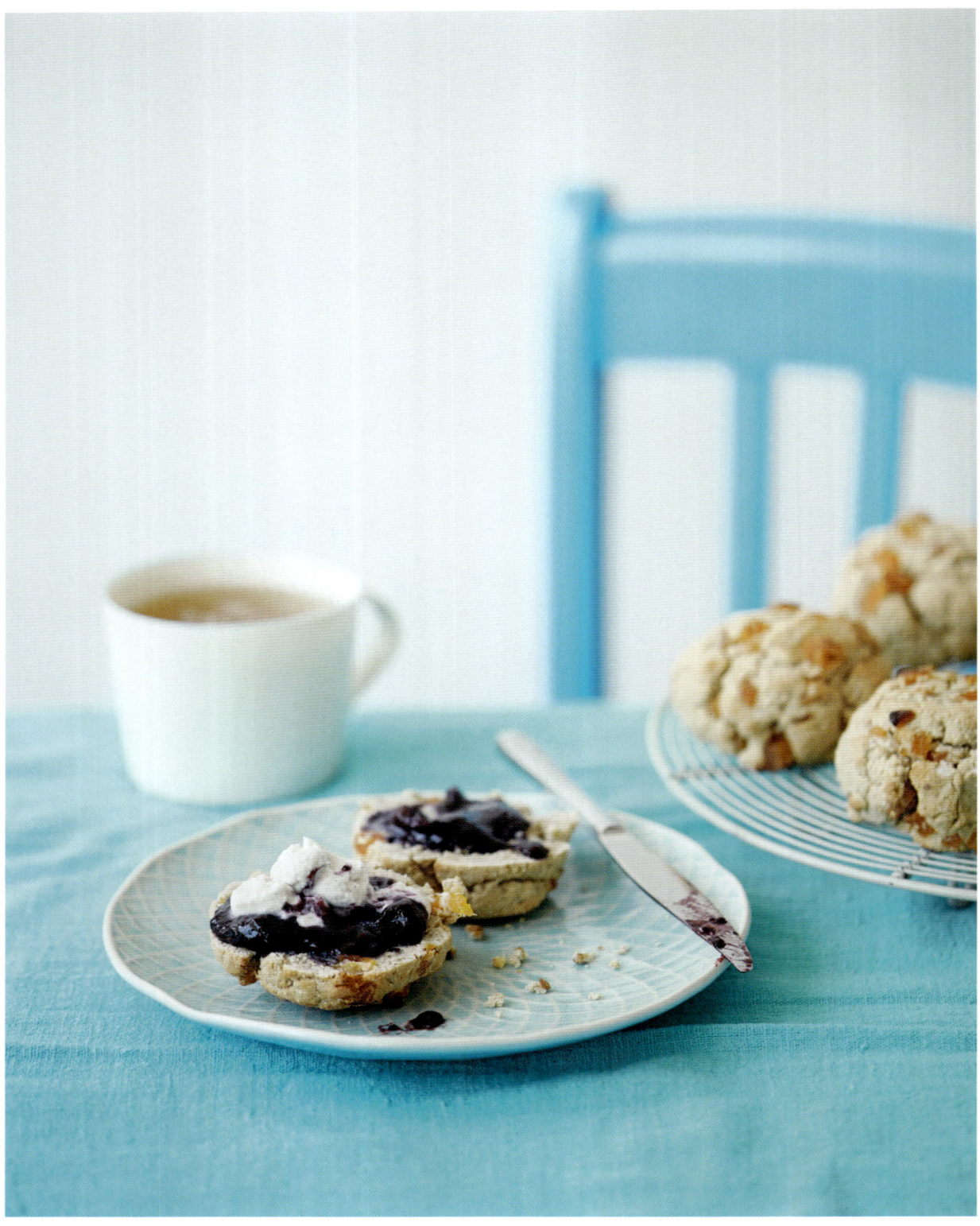

Scones mit Cashewcreme und Chia-Konfitüre

Diese glutenfreien Scones sind mit ballaststoffreichem Kokosmehl sowie mit Mandelmehl hergestellt, das ein Gleichgewicht in der Hormonproduktion fördern kann. Ich serviere sie gerne mit Cashewcreme und fruchtiger Blaubeer-Chia-Konfitüre für einen perfekten englischen Afternoon-Tea.

<u>8 Portionen</u>
(ergibt 4 Scones)

175 g gemahlene Mandeln
3 EL Kokosmehl
1 EL Pfeilwurzelmehl
½ TL Natron
1 Prise Salz
1 großes Bio-Ei
3 EL Ahornsirup oder Rohhonig
1 ½ TL Vanillepaste
1 EL Mandelmilch, plus 1 EL zum Bestreichen
80 g getrocknete, ungesüßte Aprikosen, gehackt (optional)

Als Beilage
Blaubeer-Chia-Konfitüre (siehe Seite 119)
Cashew-Vanillecreme (siehe Seite 204)

Den Backofen auf 170 °C vorheizen. Ein Backblech mit Backpapier auslegen.

Alle trockenen Zutaten in einer großen Schüssel vermischen.

In einer weiteren Schüssel das Ei mit dem Ahornsirup, der Vanillepaste und 1 EL Mandelmilch verschlagen.

Die feuchten Zutaten in die trockenen Zutaten rühren, bis ein Teig entsteht. Wenn die Mischung zu trocken ist, etwas mehr Milch oder Wasser hinzufügen. Wenn gewünscht, zum Schluss die getrockneten Aprikosen hineingeben.

Aus dem Teig vier Scones formen, diese mit 1 EL Mandelmilch bestreichen und in 20–30 Minuten im Backofen goldgelb backen.

Die Scones abkühlen lassen und lauwarm oder kalt servieren.

Jede Hälfte mit einem Klecks Cashew-Vanillecreme, Blaubeer-Chia-Konfitüre und einer guten Tasse Kräutertee genießen.

Literaturangaben

Teil 1 – Wie Hormone funktionieren

Hiller-Sturmhöfel S. und Bartke A. (1998) »The endocrine system: An overview«, Alcohol Health Research World, Bd. 22, S. 153–64

»Hypothyroidism: symptoms« (8. Oktober 2014) Pub Med Health: Glossary

»Overactive thyroid: overview« (9. Oktober 2014) Pub Med Health: Glossary

Davis S. (2001) »Testosterone deficiency in women«, Journal of Reproductive Medicine, Bd. 46, S. 291–96

Riedel-Baima B. und Riedel A. (2008) »Female pattern hair loss may be triggered by low oestrogen to androgen ratio«, Endocrine Regulations, Bd.42, S. 14–16

Vallee M. (2016) »Neurosteroids and potential therapeutics: Focus on pregnenolone«, Journal of Steroid Biochemistry and Molecular Biology, Bd. 160, S. 78–87

Wilcox G, (2005) »Insulin and insulin resistance«, Clinical Biochemist Reviews, Bd. 26, S. 19–39

Progesteron

Kondoru L. (2012) »Biomarkers of chronic stress«, Master's Thesis, University of Pittsburgh

Seifert-Klauss V. und Prior J. C. (2010) »Progesterone and bone: Actions promoting bone health in women«, Journal of Osteoporosis, Bd. 2010, S. 1–18

Testosteron

Panzer C. et al (2006) »Impact of oral contraceptives on sex hormone-binding globulin and androgen levels: a retrospective study in women with sexual dysfunction«, Journal of Sexual Medicine, Bd. 3, S. 104–13

Zimmerman Y. et al (2014) »The effect of combined oral contraception on testosterone levels in healthy women: a systematic review and meta-analysis« Human Reproduction Update, Bd. 20, S. 76–105

Östrogen

Bretveld R. W. et al (2006) »Pesticide exposure: the hormonal system of the female reproductive system disrupted?« Reproductive Biology and Endocrinology, Bd. 4, S. 30

Lokuge S. et al (2011) »Depression in women: windows of vulnerability and new insights into the link between estrogen and serotonin«, Journal of Clinical Psychiatry, Bd. 72, S. 1563–69

Rossignol A. M. (1985) »Caffeine-containing beverages and premenstrual syndrome in young women«, American Journal of Public Health, Bd. 75, S. 1335–37

Williams G. P. (2010) »The role of oestrogen in the pathogenesis of obesity, type 2 diabetes, breast cancer and prostate disease«, European Journal of Cancer, Bd. 19, S. 256–71

Usdan L. S. et al (2008) »The endocrinopathies of anorexia nervosa« Endocrine Practice, Bd. 14, S. 1055–63

Cortisol

Barron M. L. (2007) »Light exposure, melatonin secretion, and menstrual cycle parameters: an integrative review«, Biological Research for Nursing, Bd. 9, S. 49–69

Kollipaka R. et al (2013) »Does psychosocial stress influence menstrual abnormalities in medical students?«, Journal of Obstetrics and Gynaecology, Bd. 33, S. 489–93

Kyrou I. et al (2006) »Stress, visceral obesity and metabolic complications«, Annals of the New York Academy of Sciences, Bd. 1083, S. 77–110

Torres S. J. und Nowson C A (2007) »Relationship between stress, eating behavior, and obesity«, Nutrition, Bd. 23, S. 887–94

Yamamoto K. et al (2009) »The relationship between premenstrual symptoms, menstrual pain, irregular menstrual cycles, and psychosocial stress among Japanese college students«, Journal of Physiological Anthropology, Bd. 28, S. 129–36

Schilddrüsenhormone

Brent G. A. (2010) »Environmental exposures and autoimmune thyroid disease«, Thyroid, Bd. 20, S. 755–61

Tsigos C. und Chrousos G. P. (2002) »Hypothalamic-pituitaryadrenal axis, neuroendocrine factors and stress«, Journal of Psychosomatic Research, Bd. 53, S. 865–71

Insulin

Ahmad J. et al (2006) »Inflammation, insulin resistance and carotid IMT in first degree relatives of north Indian type 2 diabetic subjects«, Diabetes Research in Clinical Practice, Bd. 73, S. 205–10

Bergman B. C. et al (2012) »Novel and reversible mechanisms of smoking-induced insulin resistance in humans«, Diabetes, Bd. 61, S. 3156–66

Triplitt C. L. (2012) »Examining the mechanisms of glucose regulation«, American Journal of Managed Care, Bd. 18, S. S4–10

Teil 2 – Störfaktoren

Bretveld R. W. et al (2006) »Pesticide exposure: the hormonal system of the female reproductive system disrupted?« Reproductive Biology and Endocrinology, Bd. 4, S. 30

Gallo M. V. et al (2016) »Endocrine disrupting chemicals and ovulation: Is there a relationship?« Environmental Research, Bd. 151, S. 410–18

Kuch H. M. und Ballschmiter K. (2001) »Determination of endocrine-disrupting phenolic compounds and estrogens in surface and drinking water by HRGC-(NCI)-MS in the picogram per liter range«, Environmental Science and Technology, Bd. 35, S. 3201–06.

Lopez-Carrillo et al (2010) »Exposure to phthalates and breast cancer risk in Northern Mexico«, Environmental Health Perspectives, Bd. 118.4, S. 539–44

Lorber M. et al (2015) »Exposure assessment of adult intake of bisphenol A (BPA) with emphasis on canned food dietary exposures«, Environment International, Bd. 77, S. 55–62

Michalowicz J. (2014) »Bisphenol A: sources, toxicity and biotransformation«, Environmental Toxicity and Pharmacology, Bd. 37, S. 738–58

Roy J. R. et al (2009) »Estrogen-like endocrine disrupting chemicals affecting puberty in humans – a review«, Medical Science Monitor, Bd. 15, S. 137–45

Prämenstruelles Syndrom (PMS)

Greene R. und Dalton K. (1953) »The premenstrual syndrome«, British Medical Journal, Bd. 1 (4818)

Yonkers K. A. et al (2008) »Premenstrual syndrome«, The Lancet, Bd. 371, S. 1200–10

Die moderne Ernährung

Liska D A. J. (1998) »The detoxification enzyme systems«, Alternative Medicine Review, Bd. 3, S. 187–98

Macintosh A. und Ball K. (2000) »The effects of a short program of detoxification in disease free individuals«, Alternative Therapies in Health and Medicine, Bd. 6.4, S. 70–76

Chronischer Stress

Grandi G. et al (2016) »Inflammation influences steroid hormone receptors targeted by progestins in endometrial stromal cells from women with endometriosis«, Journal of Reproductive Immunology, Bd. 117, S. 30–38

Schlechte Verdauung

Collins S. M. et al (2012) »The interplay between the intestinal microbiota and the brain«, Nature Reviews Microbiology, Bd. 10, S. 735–42

PCOS & Endometriose

Bulun S. E. et al (2002) »Mechanisms of excessive estrogen formation in endometriosis«, Journal of Reproductive Immunology, Bd. 55, S. 21–33

»Endometriosis symptoms« (7. Mai 2014), Pub Med Health

Kitawaki J. et al (2002) »Endometriosis: The pathophysiology as an estrogen dependent disease«, Journal of Steroid Biochemistry and Molecular Biology, Bd. 83, S. 149–55

Straub R. H. (2006) »The complex role of estrogens in inflammation«, Endocrine Reviews, Bd. 28, S. 521–74

Tremellen K., Pearce K. (2012) »Dysbiosis of gut microbiota (DOGMA) – a novel theory for the development of polycystic ovarian syndrome«, Medical Hypotheses, Bd. 79, S. 104–12

Teil 3 – Die sechs Säulen des hormonellen Gleichgewichts

Säule eins: Ernährung/Essen Sie vollwertig, kein verarbeitetes Junkfood

Miles I. A. (2014) »Fast food fever: Reviewing the impacts of the Western diet on immunity«, Nutrition Journal, Bd. 13:61.

Säule eins: Ernährung/Essen Sie die richtigen Kohlenhydrate

Chavarro J. E. et al (2009) »A prospective study of dietary carbohydrate quantity and quality in relation to risk of ovulatory infertility«, European Journal of Clinical Nutrition, Bd. 63, S. 78–86

Collier B. et al (2008) »Glucose control and the inflammatory response«, Nutrition in Clinical Practice, Bd. 23, S. 3–15

Gross L. S. et al (2004) »Increased consumption of refined carbohydrates and the epidemic of type 2 diabetes in the United States: an ecologic assessment«, American Journal of Clinical Nutrition, Bd. 79, S. 774–79

Johnson R. K. et al (2009) »Dietary sugars intake and cardiovascular health: a scientific statement from the American Heart Association«, Circulation, Bd. 120, S. 1011–20

Säule eins: Ernährung/Essen Sie Gemüse in den Regenbogenfarben

Aune D. et al (2017) »Fruit and vegetable intake and the risk of cardiovascular disease, total cancer and all-cause mortality – a systematic review and dose-response meta-analysis of prospective studies«, International Journal of Epidemiology.

Slavin J. L. und Lloyd B. (2012) »Health benefts of fruits and vegetables«, Advances in Nutrition, Bd. 3, S. 503–16

Säule eins: Ernährung/Trinken Sie täglich einen grünen Smoothie

Long S. und Romani A. M. P. (2015) »Role of cellular magnesium in human diseases«. Austin Journal of Nutrition and Food Science, Bd. 2, S. 1051

Säule eins: Ernährung/Ausreichende Flüssigkeitszufuhr

Jequier E. und Constant F. (2010) »Water as an essential nutrient: the physiological basis of hydration«, European Journal of Clinical Nutrition, Bd. 64, S. 115–23

Säule eins: Ernährung/Koffein, Alkohol und Stimulanzien vermeiden

Bergmann M.M., et al (2011) »The association of lifetime alcohol use with measures of abdominal and general adiposity in a large-scale European cohort«, European Journal of Clinical Nutrition, Bd. 65, S. 1079–87

Emanuele N. and Emanuele M. A. (1997) »The endocrine system: alcohol alters critical hormonal balance«, Alcohol Health Research World, Bd. 21, S. 53–64

Gold E. B., et al (2007) »Diet and lifestyle factors associated with premenstrual symptoms in a racially diverse community sample: Study of Women's Health Across the Nation (SWAN)«, Journal of Women's Health, Bd. 16, S. 641–56

Rachdaoui N. und Sarkar D. K. (2013) »Effects of alcohol on the endocrine system«, Endocrinology and Metabolism Clinics of North America, Bd. 42, S. 593–615

Rossignol A. M. (1985) »Caffeine-containing beverages and premenstrual syndrome in young women«, American Journal of Public Health, Bd. 75, S. 1335–37

Sarkola T. et al (1999) »Acute effect of alcohol on estradiol, estrone, progesterone, prolactin, cortisol, and luteinizing hormone in premenopausal women«, Alcoholism Clinical and Experimental Research, Bd. 23, S. 976–82

Suez J. et al (2014) »Artificial sweeteners induce glucose intolerance by altering the gut microbiota«, Nature, Bd. 514, S. 181–86

Säule eins: Ernährung/Kaufen Sie so viel Bio wie möglich

Leifert C. et al (2014) »Higher antioxidant and lower cadmium concentrations and lower incidence of pesticide residues in organically grown crops: a systematic literature review and meta-analyses«, British Journal of Nutrition, Bd. 112, S. 794–811

Säule eins: Ernährung/Verabschieden Sie sich von Gluten …

Antvorskov J. C. et al (2012) »Dietary gluten alters the balance of pro-inflammatory and anti-inflammatory cytokines in T cells of BALB/c mice«, Immunology, Bd. 138, S. 23–33

Herfarth H. H. et al (2014) »Prevalence of a gluten free diet and improvement of clinical symptoms in patients with inflammatory bowel diseases«, Inflammatory Bowel Disease, Bd. 20, S. 1194–97

Soares F. L. et al (2013) »Gluten-free diet reduces adiposity, inflammation and insulin resistance associated with the induction of PPAR-alpha and PPAR-gamma expression«, Journal of Nutritional Biochemistry, Bd. 24, S. 1105–11

Säule eins: Ernährung/… und Milchprodukten

Ganmaa D., Sato A (2005) »The possible role of female sex hormones in milk from pregnant cows in the development of breast, ovarian and corpus uteri cancers«, Medical Hypotheses, Bd. 65, S. 1028–37

Malekinejad M. und Rezabakhsh A. (2015) »Hormones in dairy foods and their impact on public health: A narrative review article«, Iran Journal of Public Health, Bd. 44, S. 742–58

Säule zwei: Gleichgewicht/Zwölf Schritte, um von der Blutzucker-Achterbahn abzuspringen

Essen Sie zu jedem Gericht oder Snack hochwertiges Eiweiß

Cannon M. C. et al (2003) »An increase in dietary protein improves the blood glucose response in persons with type 2 diabetes«, American Journal of Clinical Nutrition, Bd. 78, S. 734–41

Vermeiden Sie Zucker und künstliche Süßstoffe

Anderson R. A. (2008) »Chromium and polyphenols from cinnamon improve insulin sensitivity«, Proceedings of the Nutrition Society, Bd. 67, S. 48–53

Mang B. et al (2006) »Effects of a cinnamon extract on plasma glucose, HbA, and serum lipids in diabetes mellitus type 2«, European Journal of Clinical Investigation, Bd. 36, S. 340–44

Yang Q. (2010) »Gain weight by going diet? Artificial sweeteners and the neurobiology of sugar cravings«, Yale Journal of Biology and Medicine, Bd. 83, S. 101–08

Bewegen Sie sich

Bourghouts L. B. und Keizer H. A. (2000) »Exercise and insulin sensitivity: A review«, International Journal of Sports Medicine, Bd. 21, S. 1–12

Vermeiden Sie Stimulanzien

Lovallo W. R. et al (2006) »Cortisol responses to mental stress, exercise, and meals following caffeine intake in men and women«, Pharmacological Biochemistry and Behaviour, Bd. 83, S. 441–47

Säule zwei: Gleichgewicht/Darmgesundheit

Bae S. H. (2014) »Diets for constipation«, Paediatric, Gastroenterology, Hepatology & Nutrition, Bd. 17, S. 203–08

Gold E. B. et al (2016) »The association of inflammation with premenstrual symptoms«, Journal of Women's Health, Bd. 25, S. 865–74

Jungbauer A. und Mediakovic S. (2012) »Anti-inflammatory properties of culinary herbs and spices that ameliorate the effects of metabolic syndrome« Maturitas, Bd. 71, S. 227–39

Kiecolt-Glaser J. K. (2010) »Stress, food, and inflammation: Psychoneuroimmunology and nutrition at the cutting edge«, Psychosomatic Medicine, Bd. 72, S. 365–69

West C. E. et al (2015) »The gut microbiota and inflammatory noncommunicable diseases: associations and potentials for gut microbiota therapies«, Journal of Allergy and Clinical Immunology, Bd. 135, S. 3–13

Säule zwei: Gleichgewicht/Acht Tipps für eine bessere Verdauung

Öko-Krieger

Vermorken A. J. M. et al (2016) »Bowel movement frequency, oxidative stress and disease prevention«, Molecular and Clinical Oncology, Bd. 5, S. 339–42

Ballaststoffe

Anderson J. W. et al (2009) »Health benefts of dietary fiber«, Nutrition Reviews, Bd. 67, S. 188–205

Säule drei: Fürsorge/Achten Sie auf ausreichend Schlaf

AlDabal L. und BaHammam A. S. (2011) »Metabolic, endocrine, and immune consequences of sleep deprivation«, Open Respiratory Medicine Journal, Bd. 5, S. 31–43

Jung C. M. et al (2010) »Acute effects of bright light exposure on cortisol levels«, Journal of Biological Rhythms, Bd. 25, S. 208–16

Säule drei: Fürsorge/Lachen Sie mehr

Ghodsbin F. et al (2015) »The effects of laughter therapy on general health of elderly people Referring to Jahandidegan Community Center in Shiraz, Iran, 2014: A randomized controlled trial«, International Journal of Community based Nursing and Midwifery, Bd. 3, S. 31–38

Säule drei: Fürsorge/Verändern Sie Ihre Stressreaktion

Tsigos C. und Chrousos G. P. (2002) »Hypothalamic-pituitary-adrenal axis, neuroendocrine factors and stress«, Journal of Psychosomatic Research, Bd. 53, S. 865–71

Säule drei: Fürsorge/Werden Sie aktiver

Ciloglu F. et al (2005) »Exercise intensity and its effects on thyroid hormones«, Neuro Endocrinology Letters, Bd. 26, S. 830–34

Williams-Orlando C. (2013) »Yoga therapy for anxiety: A case report«, Advances in Mind–Body Medicine, Bd. 27, S. 18–21

Säule drei: Fürsorge/Unterstützen Sie Ihre Schilddrüse

Zimmermann M. B. und Kohrle J. (2002) »The impact of iron and selenium deficiencies on iodine and thyroid metabolism: biochemistry and relevance to public health«, Thyroid, Bd. 12, S. 867–78

Säule vier: Reinigung/Reinigen Sie Ihren Körper

Beginnen Sie Ihren Tag mit einem Glas warmem Wasser mit Zitronensaft

Fukuchi Y. et al (2008) »Lemon polyphenols suppress diet-induced obesity by up-regulation of mRNA Levels of the enzymes involved in ß-oxidation in mouse white adipose tissue«, Journal of Clinical Biochemistry and Nutrition, Bd. 43, S. 201–09

Essen Sie jeden Tag gemahlene Leinsamen

Goyal A. et al (2014) »Flax and flaxseed oil: an ancient medicine and modern functional food«, Journal of Food Science Technology, Bd. 51, S. 1633–53

Schwitzen Sie

Genuis S. et al (2016) »Human elimination of organochlorine pesticides: blood, urine, and sweat study«, Biomed Research International.

Genuis S. J. et al (2011) »Blood, urine, and sweat (BUS) study: Monitoring and elimination of bioaccumulated toxic elements«, Archives of Environmental Contamination and Toxicology, Bd. 61, S. 344–57

Genuis S. et al (2012) »Human excretion of bisphenol A: Blood, urine, and sweat (BUS) study«, Journal of Environmental and Public Health.

Säule vier: Reinigung/Reinigen Sie Ihre Umwelt

Verwenden Sie keine Kunststoffe

La Merrill M. A. (2016) »The economic legacy of endocrine disrupting chemicals«, The Lancet Diabetes and Endocrinology, Bd. 12, S. 961–62

Bewältigen Sie Ihren Zyklus ethisch

Scranton A. (2013) »Potential health effects of toxic chemicals in feminine care products«, Chem Fatale Report. November 2013. Women's Voices for the Earth

Säule fünf: Bewegung

Brooks K. A. und Carter J. G. (2013) »Overtraining, exercise and adrenal insufficiency«, Journal of Novel Physiotherapies, Bd. 3.

Warburton D. E. R. et al (2006) »Health benefits of physical activity: the evidence«, Canadian Medical Association Journal, Bd. 174, S. 801–09

Säule sechs: Stärkung/Richten Sie den Fokus auf Dankbarkeit

Kini P. et al (2016) »The effects of gratitude expression on neural activity«, NeuroImage, Bd. 128, S. 1–10

Wood A. M. et al (2008) »Gratitude uniquely predicts satisfaction with life: Incremental validity above the domains and facets of the five-factor model«, Personality and Individual Differences, Bd. 45, S. 49–54

Register

A
Abraham, Guy 36
Achtsames Essen 63
ADHD 40
Adipös 22, 43
Adrenalin 44
Akne 19
Alkohol 6, 25, 39, 62, 78, 97
Amenorrhö 21
Ananas
   Green Boost-Smoothie 109
   Tropischer Kurkuma-
     Smoothie 108
Androgene 19, 22
Anorexie 21
Antibiotika 38, 48
Antioxidanzien 66, 93
Apfel
   Bratäpfel mit Cashew-
     Vanillecreme 204
   Green Nutrition 110
   Mini-Haferpfannkuchen 127
   Rote-Bete-Smoothie 110
   Wake-up-Smoothie 110
Aprikose, getrocknet
   Scones mit Cashewcreme und
     Chia-Konfitüre 213
Artischocke
   Gebackener Heilbutt mit
     Artischocken und
     Brokkoli 146
Asthma 45
Atem, schlechter 66
Atmen, richtig 44, 68
   4-7-Atemtechnik 68
Autoimmunerkrankung 45
Avocado
   Buchweizenpfannkuchen mit
     Räucherlachs 124
   Der Beste Brunch 126
   Eier, Avocado und Tomaten auf
     warmem Spinat 122
   Energie-Eier 128
   Gefüllte Süßkartoffel 135
   Gemüse-Frittata & Schneller
     Salat 130
   Green Boost-Smoothie 109
   Green Machine 110
   Green Nutrition 110
   Hähnchen-Romana-Fajita 165
   Hähnchensalat 157
   Lachs-Sandwich 142
   Wake-up-Smoothie 110

B
Bakterien 47, 48
Ballaststoffe 60, 61, 67
Banane
   Bananen-Eiscreme 206
   Mini-Haferpfannkuchen 127
Basilikum, Pistazien-Pesto 199
Bauchfett 42
Bauchspeicheldrüse 16
Beeren
   Beeren-Minze-Fizz 111
   Frühstücksbrei mit Beeren 114
   Overnight-Oats mit Obst und
     Nüssen 114
   Quinoa-Brei mit Beeren 116
Bewegung 58, 70, 76
Biolebensmittel 62, 75
Bisphenol A (BPA) 38, 40, 73, 74, 75
Bittersalz 74
Blähungen 7, 10, 17, 48, 66
Blasenentzündungen 12
Blattsalat
   Thailändischer Mangosalat 132
Blaubeere
   Blaubeer-Chia-Konfitüre 119
   Blaubeer-Macadamia-
     Smoothie 108
   Obstsalat mit Kokosmilch-
     joghurt 208
Blumenkohl
   Blumenkohl-Rote-Bete-Wraps
     mit Kichererbsen 136
   Blumenkohl-Pizza 160
   Hähnchen nach Satay-Art mit
     Blumenkohlreis 155
   Putenfrikadellen und
     Tandoori-Blumenkohl 182
   Zitronen-Dill-Lachs mit Blumen-
     kohlpüree 150
Blutdruck 44
Blutzucker 30, 44, 65, 92
   Blutzucker-Achterbahn 64
Bohne
   Gedämpftes Chili-Gemüse 198
   Gedämpftes grünes
     Gemüse 198
   Gefüllte Süßkartoffel 135
   Limabohnen-Zucchini-
     Salat 179
Brokkoli
   Garnelen-Muschel-Wok
     thailändische Art 153
   Gebackener Heilbutt mit
     Artischocken und
     Brokkoli 146
   Gedämpftes Chili-
     Gemüse 198
   Gedämpftes grünes
     Gemüse 198
   Hähnchen-Gemüse-Wok 162
   Sesam-Chili-Brokkoli 196
   Vegetarisches Pad Thai 143
Brunnenkresse
   Energie-Eier 128
Brust, Empfindsamkeit 19
Brustkrebs 19
Buchweizen
   Buchweizenpfannkuchen mit
     Räucherlachs 124
   Lachs-Sandwich 142

C
Candida 35
Cashewkern
   Bratäpfel mit Cashew-
     Vanillecreme 204
   Mandel-Cashew-Protein-
     kugeln 202
   Spinat-Cashew-Pesto 199
Chia-Samen
   Blaubeer-Chia-Konfitüre 119
   Kokos-Chia-Brei 119
Cholesterin 17
   schlechtes (siehe LDL)
Cortisol 16, 20, 26, 27, 44

D

Darmflora 47, 66
Darmfunktion 46
Darmgesundheit 66
Darmhirn 46
Dattel
   Blaubeer-Chia-Konfitüre 119
   Schokoladen-Kokoscreme 207
Dehydroepiandrosteron (DHEA) 26
Demenz 45
Depression 10, 31, 45
Detox-Krieger 61, 73
Diabetes 19, 31, 45
Diarrhö 49
Dicke Bohne
   Garnelen-Muschel-Wok thailändische Art 153
   Gegrillter Lachs mit Dicke-Bohnen-Pesto-Mus 144
Dioxine 40
Dysmenorrhö 52
Dyspareunie 52

E

Ei
   Avocado und Tomaten auf warmem Spinat 122
   Brunch, Der Beste 126
   Energie-Eier 128
   Gemüse-Frittata & Schneller Salat 130
   Mini-Haferpfannkuchen 127
Eierstock 7, 16, 18, 19
Eierstockzysten 12
Eiweiß 61
Endometriose 10, 12, 50, 52
Energie, zelluläre 16, 19
Entzündungen 44, 61
Erbse
   Kabeljau mit Pesto-Mandel-Kruste und Minze-Erbsen 140
Erdbeere
   Obstsalat mit Kokosmilchjoghurt 208
Ernährung 42, 58, 60
   80/20-Regel 64
   Ernährungstagebuch 84–91
Erschöpfung 7, 9, 10

F

Fehlgeburt 10
Fette 60
Fettsäuren, essenzielle 93
Fettverbrennung 76
Fibrome 10, 12
Flüssigkeitszufuhr, ausreichende 61, 62
Follikelphase 18
Fruchtbarkeitsprobleme 12
Frühstück, Vorrang einräumen 64, 94
FSH-Hormon 18
Fürsorge 58, 68

G

Garnele
   Garnelen-Muschel-Wok thailändische Art 153
Gemüse 60
Gewichtszunahme 12
Ghrelin 43
Giftstoffe 38
Gleichgewicht 58, 64
Gluten 62
Gonadoliberin (GnRH) 18
Grünkohl
   Gedämpftes Chili-Gemüse 198
   Green Machine 110
   Green Nutrition 110
   Rindfleisch-Wok 180
   Tropischer Kurkuma-Smoothie 108
Gurke
   Green Boost-Smoothie 109
   Green Nutrition 110
   Minze-Gurke-Cooler 111

H

Haferflocke
   Frühstücksbrei mit Beeren 114
   Mini-Haferpfannkuchen 127
   Overnight-Oats mit Obst und Nüssen 114
Hähnchen
   Gemüse-Hühnersuppe 166
   Hähnchen nach Satay-Art mit Blumenkohlreis 155
   Hähnchen-Gemüse-Wok 162
   Hähnchen-Romana-Fajita 165
   Hähnchen-Sticks in Kokospanade 171
   Hähnchensalat 157
   Hühnerbrühe 166
   Langsam gegartes Hähnchen mit Gemüse 178
   Zitronen-Rosmarin-Hähnchen 156
Haselnuss
   Overnight-Oats mit Obst und Nüssen 114
Hashimoto-Thyreoiditis 7, 28
HCG-Hormon 19
Heilbutt, Gebackener, mit Artischocken und Brokkoli 146
Himbeere
   Obstsalat mit Kokosmilchjoghurt 208
Hirse
   Hirsebrei mit Zimt 116
Hoden 16
Hormone 16
   Hormonaktivität 18
   Hormonersatztherapie 55
   Hormonersatztherapie, Bioidentische 55
   Tanz der Hormone 18, 19
Hypophyse 16, 18
Hypothalamus 16, 18, 43
Hypothalamus-Hypophysen-Nebennieren-Achse (HPA) 26
Hypothyreose 28

I, J

Immunsystem 61, 67, 76
Insektizide 38
Ingwer
   Green Boost-Smoothie 109
   Green Nutrition 110
   Rote-Bete-Smoothie 110
Insulin 16, 24
   Resistenz 31
   Rezeptoren 31
   Ungleichgewicht 30
Junkfood 6, 60, 61, 78, 94

K

Kabeljau mit Pesto-Mandel-Kruste und Minze-Erbsen   140
Kamillentee   79
Kapern
  Gebackener Heilbutt mit Artischocken und Brokkoli   146
  Wolfsbarsch-Pakete mit Dill und Kapern   148
Karotte
  Gemüse-Frittata & Schneller Salat   130
  Gemüse-Hühnersuppe   166
  Langsam gegartes Hähnchen mit Gemüse   178
  Langsam gegartes Lamm mit Wurzelgemüse   174
  Lila Kohlsalat   195
  Linsen-Süßkartoffel-Bratlinge   138
  Puten-Nudelsalat   168
  Rote-Bete-Smoothie   110
  Thailändischer Mangosalat   132
  Vegetarisches Pad Thai   143
  Würziges Süßkartoffel-Karotten-Granola   120
Kauen, gründlich   63, 66
Kefir   66, 96
Kichererbsen
  Blumenkohl-Rote-Bete-Wraps mit Kichererbsen   136
  Chop Chop-Salat   192
  Geröstete Kichererbsen   186
  Hummus   188
  Rotes Paprika-Hummus   188
Kimchi   66
Klimakterium   12
Knochenabbau   12
Knochengesundheit   12, 20, 21, 24, 76
Koffein   10, 25, 38, 39, 62, 94, 97
Kohlenhydrate   38, 94
  komplexe   60, 65, 92
Kokosmilch
  Bananen-Eiscreme   206
  Frühstücksbrei mit Beeren   114

Hähnchen nach Satay-Art mit Blumenkohlreis   155
Hirsebrei mit Zimt   116
Lammcurry   172
Quinoa-Brei mit Beeren   116
Schokoladen-Kokoscreme   207
Tropischer Kurkuma-Smoothie   108
Würziger Matcha-Latte   112
Kokosnuss
  Kokos-Chia-Brei   119
  Würziges Süßkartoffel-Karotten-Granola   120
Kollagen   61
Kombucha   66
Kopfschmerzen   12
Kosmetika   75
Krebs   19, 45
Kunststoff   75
Kürbis
  Putenfleischklößchen und Kürbis-Spaghetti   158

L

Lachen   70
Lachs
  Buchweizenpfannkuchen mit Räucherlachs   124
  Brunch, Der Beste   126
  Gegrillter Lachs mit Dicke-Bohnen-Pesto-Mus   144
  Lachs-Sandwich   142
  Zitronen-Dill-Lachs mit Blumenkohlpüree   150
Lamm
  Lammcurry   172
  Langsam gegartes Lamm mit Wurzelgemüse   174
  Wraps mit Lammfleisch und Cremigem Salat   176
LDL   17, 19
Leber   38
Leinsamen   74
Libido, niedrige   12
Linsen-Süßkartoffel-Bratlinge   138
Lipide   17
Lufterfrischer   75

Luteinisierendes Hormon (LH)   19

M

Macadamia
  Blaubeer-Macadamia-Smoothie   108
Maistortilla
  Wraps mit Lammfleisch und cremigem Salat   176
Mandel
  Blumenkohl-Pizza   160
  Kabeljau mit Pesto-Mandel-Kruste und Minze-Erbsen   140
  Kokos-Chia-Brei   119
  Mandel-Cashew-Proteinkugeln   202
  Scones mit Cashew-Creme und Chia-Konfitüre   213
  Tartes au Citron   210
  Würziges Süßkartoffel-Karotten-Granola   120
Mandelmilch
  Blaubeer-Macadamia-Smoothie   108
  Frühstücksbrei mit Beeren   114
  Overnight-Oats mit Obst und Nüssen   114
  Quinoa-Brei mit Beeren   116
Mango
  Thailändischer Mangosalat   132
Matcha
  Wake-up-Smoothie   110
  Würziger Matcha-Latte   112
Medikamente, entzündungshemmende   48, 66, 73
Meditation   81
Menopause   54
Menstruation   12
  Menstruationszyklus   6, 7, 10 18, 19
Mikrobiom   35, 47
Milchprodukte   62
Müdigkeit, extreme   12, 19, 48
Muschel
  Garnelen-Muschel-Wok thailändische Art   153

N

Nahrungsmittelunverträglichkeit 66
Nebenniere 13, 16, 22, 24, 44, 76
Neurotransmitter 46
Nudel
    Puten-Nudelsalat 168

O

Obst 61
    Obstsalat mit Kokosmilchjoghurt 208
Öko-Krieger 61
Östrogen 16, 18, 24
Ovulationsphase 19

P

Pak Choi
    Hähnchen-Gemüse-Wok 162
    Vegetarisches Pad Thai 143
Paprika
    Chop Chop-Salat 192
    Garnelen-Muschel-Wok thailändische Art 153
    Gemischter Kräutersalat 191
    Gemüse-Frittata & Schneller Salat 130
    Hähnchen-Gemüse-Wok 162
    Hähnchen-Romana-Fajita 165
    Hähnchensalat 157
    Linsen-Süßkartoffel-Bratlinge 138
    Puten-Nudelsalat 168
    Putenfleischklößchen und Kürbis-Spaghetti 158
    Regenbogensalat 192
    Rindfleisch-Wok 180
    Rotes Paprika-Hummus 188
    Thailändischer Mangosalat 132
    Vegetarisches Pad Thai 143
    Wraps mit Lammfleisch und Cremigem Salat 176
Parabene 40
Pastinake
    Langsam gegartes Hähnchen mit Gemüse 178
    Langsam gegartes Lamm mit Wurzelgemüse 174

PCOS 50
Pekannuss
    Overnight-Oats mit Obst und Nüssen 114
    Würziges Süßkartoffel-Karotten-Granola 120
Perimenopause 12, 54
Phthalate 40
Pille, die 35
Pinienkern
    Limabohnen-Zucchini-Salat 179
Pistazie
    Pistazien-Pesto 199
PMS 12
Polyzystisches Ovarialsyndrom (PCOS) 7, 10, 12, 50
Prämenstruelles Syndrom (PMS) 36
Pregnenolon 17, 20
Progesteron 16, 20
Pute
    Putenfleischklößchen und Kürbis-Spaghetti 158
    Putenfrikadellen und Tandoori-Blumenkohl 182
    Puten-Nudelsalat 168

Q

Quinoa
    Blumenkohl-Pizza 160
    Linsen-Süßkartoffel-Bratlinge 138
    Quinoa-Brei mit Beeren 116
    Rindfleisch-Wok 180

R

Reinigung 58, 73
Rind
    Rindfleisch-Wok 180
Romanasalat
    Hähnchen-Romana-Fajita 165
    Hähnchensalat 157
    Limabohnen-Zucchini-Salat 179
    Regenbogensalat 192
    Wraps mit Lammfleisch und cremigem Salat 176
Rote Bete
    Blumenkohl-Rote-Bete-Wraps mit Kichererbsen 136

    Rote-Bete-Smoothie 110
Rotkohl
    Lila Kohlsalat 195
Rucola
    Gemischter Kräutersalat 191
    Gemüse-Frittata & Schneller Salat 130
    Lachs-Sandwich 142
Rückenschmerzen 76
Rülpsen 66

S

Schilddrüse 13, 16, 28, 54, 71
Schilddrüsenfunktion 7, 13, 16, 35
Schilddrüsenhormon 16, 28
Schlaf 43, 70, 78, 79
Schlaflosigkeit 12
Schokolade
    Bananen-Eiscreme 206
    Schokoladen-Kokoscreme 207
Schwitzen 74
Sellerie
    Gemüse-Hühnersuppe 166
    Green Machine 110
    Green Nutrition 110
Serotonin 24, 46
Sexualhormon-bindendes Globulin (SHBG) 22, 23
Shiitakepilz
    Hähnchen-Gemüse-Wok 162
Smoothie
    Blaubeer-Macadamia-Smoothie 108
    Green Boost-Smoothie 109
    Green Machine 110
    Green Nutrition 110
    Rote-Bete-Smoothie 110
    Tropischer Kurkuma-Smoothie 108
    Wake-up-Smoothie 110
Spinat
    Blaubeer-Macadamia-Smoothie 108
    Der Beste Brunch 126
    Eier, Avocado und Tomaten auf warmem Spinat 122
    Energie-Eier 128
    Gemischter Kräutersalat 191

Green Boost-Smoothie 109
Green Machine 110
Lammcurry 172
Pistazien-Pesto 199
Puten-Nudelsalat 168
Rindfleisch-Wok 180
Rote-Bete-Smoothie 110
Spinat-Cashew-Pesto 199
Tropischer Kurkuma-Smoothie 108
Wake-up-Smoothie 110
Spitzkohl, Gedämpfter 196
Sprossen
    Garnelen-Muschel-Wok thailändische Art 153
Stärkung 58, 78
Steroidhormone 17
Stimmungsschwankungen 12
Stimulanzien 62
Stoffwechsel 28, 38, 43, 65
Störfaktoren 32, 33, 34
Stress, chronischer 44, 48
Stressreaktion 70
Stuhlformen-Skala 48
Stuhlgang 47, 48
Süßkartoffel
    Gebackene Süßkartoffel- und Zucchini-Sticks 185
    Gefüllte Süßkartoffel 135
    Linsen-Süßkartoffel-Bratlinge 138
    Würziges Süßkartoffel-Karotten-Granola 120
    Zitronen-Rosmarin-Hähnchen 156
Süßstoffe, künstliche 38, 60, 65

T

Tempeh
    Vegetarisches Pad Thai 143
Testosteron 16, 22
Thyreoidea-stimulierendes Hormon (TSH) 28
Thyreotropin-Releasing-Hormon (TRH) 28
Thyroxin 28
Tomate
    Buchweizenpfannkuchen mit Räucherlachs 124
    Chop Chop-Salat 192
    Der Beste Brunch 126
    Energie-Eier 128
    Gefüllte Süßkartoffel 135
    Gemüse-Frittata & Schneller Salat 130
    Hähnchen-Romana-Fajita 165
    Hähnchensalat 157
    Kabeljau mit Pesto-Mandel-Kruste und Minze-Erbsen 140
    Regenbogensalat 192
    Wolfsbarsch-Pakete mit Dill und Kapern 148
Toxine 38, 40
Trijodthyronin 28
Trockenbürsten 74

U, V

Umweltgifte 25
Unfruchtbarkeit 10
Vegetatives Nervensystem 44, 46
Verdauung 46, 49, 66, 67
Verstopfung 10, 19, 25, 35, 49, 66
Verwegene Sechs 16
Viszeralfett 25

W

Walnuss
    Wraps mit Lammfleisch und cremigem Salat 176
Wasserkastanie
    Hähnchen-Gemüse-Wok 162
Weißkohl
    Einfaches Sauerkraut 200
Wochenbett 12
Wohlbefinden-Konto 45
Wolfsbarsch
    Wolfsbarsch-Pakete mit Dill und Kapern 148

X

Xenoöstrogene 40

Z

Zimt, Bedeutung von 65
Zitrone
    Langsam gegartes Hähnchen mit Gemüse 178
    Tartes au Citron 210
    warmes Wasser mit Zitronensaft 73
    Zitronen-Dill-Lachs mit Blumenkohlpüree 150
    Zitronen-Rosmarin-Hähnchen 156
Zucchini
    Gebackene Süßkartoffel- und Zucchini-Sticks 185
    Gemüse-Hühnersuppe 166
    Lammcurry 172
    Limabohnen-Zucchini-Salat 179
    Linsen-Süßkartoffel-Bratlinge 138
    Puten-Nudelsalat 168
    Rindfleisch-Wok 180
Zucker 31
Zuckermais
    Gefüllte Süßkartoffel 135
    Hähnchen nach Satay-Art mit Blumenkohlreis 155
Zuckerschote
    Garnelen-Muschel-Wok thailändische Art 153
    Hähnchen nach Satay-Art mit Blumenkohlreis 155
    Hähnchen-Gemüse-Wok 162
    Lammcurry 172
    Vegetarisches Pad Thai 143
Zyklus 34
Zyste 12, 16, 34

Hinweise

In allen Rezepten wird eine Standardgröße für die angegebenen Löffelmaße verwendet.

1 Esslöffel = 15 ml
1 Teelöffel = 5 ml

Wenn nicht anders angegeben, sollten Bio-Eier aus Freilandhaltung Größe M verwendet werden. Einige Ärzte raten vom Verzehr roher Eier ab. Dieses Buch enthält Gerichte, die mit rohen oder leicht gekochten Eiern zubereitet werden. Besonders empfindliche Personen wie Schwangere und Stillende, Körperbehinderte, Ältere, Babys und Kleinkinder sollten aus Sicherheitsgründen mit Eiern hergestellte ungekochte oder leicht gekochte Gerichte meiden. Diese Gerichte sollten nach der Zubereitung gekühlt aufbewahrt und möglichst schnell verzehrt werden.

Wenn nicht anders angegeben, sind frische Kräuter zu verwenden. Sind diese nicht erhältlich, können getrocknete Kräuter in der Hälfte der angegebenen Menge verwendet werden.

Der Backofen ist stets auf die angegebene Temperatur vorzuheizen. Beachten Sie bei Verwendung eines Umluftofens die Hinweise des Herstellers zur Anpassung von Zeit und Temperatur.

Sofern nicht anders angegeben, sollte immer frisch gemahlener Pfeffer verwendet werden.

Wenn in den Rezepten Salz angegeben ist, ist darunter Meersalz zu verstehen. In diesem Buch gibt es Rezepte, die mit Nüssen und Nussprodukten hergestellt werden. Personen mit bekannten allergischen Reaktionen auf Nüsse und Nussprodukte sowie Personen, die möglicherweise empfindlich auf solche Produkte reagieren können, wie Schwangere und Stillende, Körperbehinderte, Ältere, Babys und Kleinkinder, sollten mit Nüssen oder Nussöl hergestellte Gerichte meiden. Es ist auch angeraten, die Inhaltsstoffe fertig gekaufter Zutaten auf mögliche Nussprodukte zu kontrollieren.

Die Autorin

Angelique Panagos ist leidenschaftlicher Foodie, ausgebildete Ernährungsberaterin und führt in London seit sieben Jahren erfolgreich eine private klinische Praxis, in der sie Kunden mit allerlei Beschwerden individuellen Rat bietet. Im Bereich Ernährung ist sie Vorreiterin in Bezug auf hormonelle Gesundheit sowie Stress- und Gewichtsmanagement. Sie ist überzeugt von der Heilkraft der Nahrung und möchte insbesondere Frauen zu einem gesünderen, beschwerdefreien Leben voller Lebensfreude und Energie verhelfen.

Danksagung

Ich bin außerordentlich dankbar für diese Gelegenheit, meine Botschaft mit anderen zu teilen, und möchte allen Menschen danken, die mir dabei geholfen haben. Dieses Buch ist das Ergebnis meines Wissens und meiner Leidenschaft, die ich durch die große Unterstützung der fantastischen Menschen in meinem Leben umsetzen konnte. Vielen Dank an all diejenigen, die mich unterstützt haben, mit denen ich Ideen austauschen und Diskussionen führen konnte, die Kommentare geschrieben und gelesen haben, Rezepte getestet haben, wissenschaftliche Abhandlungen recherchiert haben und beim Bearbeiten, Korrekturlesen und Gestalten dieses Buchs geholfen haben. Ohne sie wäre dieses Projekt nicht möglich gewesen.

Mein besonderer Dank gilt meinem lieben Mann Ryan für seine unendliche Liebe und dafür, dass er mich stets unterstützt und ermutigt und immer an mich geglaubt hat, wenn ich selbst gezweifelt habe. Ohne dich würde ich heute nicht da sein, wo ich bin. Du hast mir geholfen, mich aus meinem Kokon zu befreien und meine Stimme zu finden – ich liebe dich.

Voller Liebe möchte ich auch unserer wunderschönen Tochter Isabella Rose danken. Du bist zwar gerade erst zu uns gekommen, aber der Weg, den wir gegangen sind, bevor wir dich in die Arme schließen konnten, hat meine Leidenschaft für das hormonelle Gleichgewicht geformt. Schon vor deiner Geburt hast du mich so viel gelehrt, und ich freue mich darauf, noch mehr von dir zu lernen.

Danken möchte ich auch meiner fantastischen Familie für ihre uneigennützige Unterstützung bei meiner Ausbildung zur Ernährungsberaterin, bei der Gründung meiner Klinik und beim Schreiben dieses Buchs. Besonders erwähnen möchte ich meine Mutter Rosetta, die mein Fels in der Brandung war, meine Vertraute und mein größter Fan. Es waren ihre Neugier und ihr Wissen zu Fragen von Gesundheit und Ernährung, die mich auf diesen Weg gebracht haben. Mein großer Dank gilt auch meiner wunderbaren Schwester Michaela, die mich auf meinem Weg begleitet hat, die mir mit ihrem unglaublichen kulinarischen Fingerspitzengefühl bei der Entwicklung der Rezepte geholfen hat und die alles getestet und probiert hat (außer den Fischgerichten, daran arbeiten wir noch).

Vielen Dank auch an das Team meiner Management-Firma Crown Talent Group, Del Conboy, Sarah Walsh, Nicola Ibison, Deborah sowie Mark Hargreaves, Jonny Hurcombe und Amanda Preston von meiner Literaturagentur.

Mein Dank gilt auch den Mitarbeitern der Octopus Publishing Group, die mir diese Möglichkeit gegeben und an meine Arbeit geglaubt haben – Stephanie Jackson und Polly Poulter, eure Geduld und eure Hilfe waren unglaublich, und vielen Dank auch dafür, dass ihr meine Stuhlformen-Skala mit aufgenommen habt. Juliette Norsworthy und Lizzie Ballantyne – eure hervorragenden künstlerischen Fähigkeiten haben dieses Buch zum Leben erweckt. Jen, Emily und Clare, danke für euer Food-Styling und die fantastischen Bilder, die meine Rezepte so lebendig gemacht haben, dass sie auch andere Leute inspirieren, sich in die Küche zu stellen. Ian, dir möchte ich danken, dass du den Tag mit mir verbracht und Bilder von mir gemacht hast, wenn ich am entspanntesten war.

Mein Dank gilt auch meiner Gemeinschaft starker Frauen, die mich jeden Tag unterstützen und Farbe in mein Leben bringen. Wie das Sprichwort sagt: »Hinter jeder erfolgreichen Frau steht eine Gemeinschaft erfolgreicher Frauen, die sie unterstützt.« Ich habe das Glück, Teil einer solchen Gemeinschaft zu sein, und bin dankbar dafür, dass es euch gibt. Ich kann euch leider nicht alle namentlich aufführen, aber ihr wisst, dass ich euch alle in meinem Herzen trage.

An meine Mentoren, Kollegen und Lehrer – danke für eure Ermutigung und eure Wissensvermittlung. Mandy Lehto, dir danke ich für die Bearbeitung meines Entwurfs und dafür, dass du mir geholfen hast, die Botschaft zu entwickeln, die ich vermitteln wollte.

Danken möchte ich auch meinen Klienten und Followern, die mich auf dieser Reise begleitet haben. Dass ihr meine Ratschläge angenommen habt, gibt mir die Kraft weiterzumachen. Ich hoffe, ihr werdet etwas aus diesem Buch mitnehmen und euer weiteres Gleichgewicht finden.

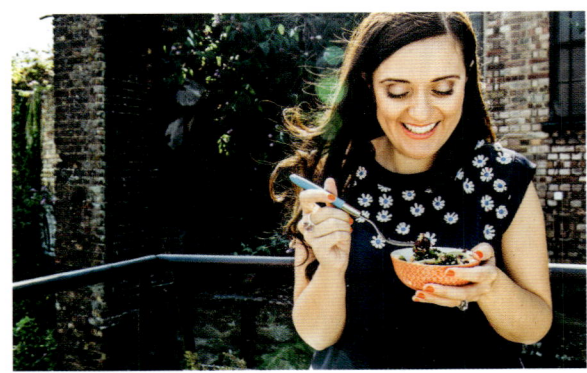